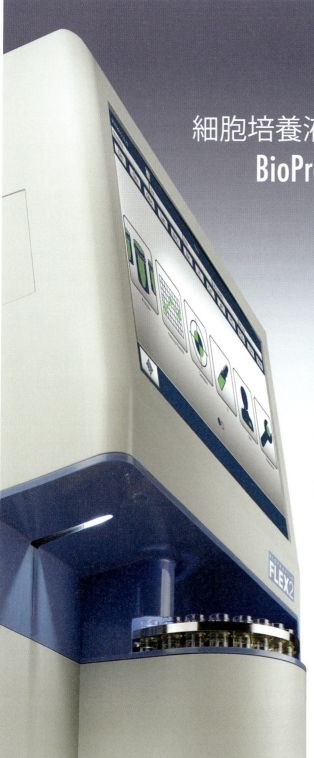

細胞培養液自動分析装置
BioProfile FLEX2

4種類のモジュール構成で最大16項目を測定
- Gluc, Lac, Gln, Glu, NH$_4^+$, Na$^+$, K$^+$, Ca^{++}
  《メンテナンスフリー・センサー採用》
- pH, PCO$_2$, PO$_2$
  《メンテナンスフリー・センサー採用》
- 浸透圧
- セル密度、生存セル密度、生存率、セルサイズ

微量検体
僅か265μlのサンプル量で全16項目を測定可能

迅速測定
全16項目を4分30秒で測定完了

様々なサンプリング・オプションに対応
- シリンジ
- 24検体用サンプルトレー
- 96ウェルプレート
- リアクターからのオンライン・オートサンプリング

GMPに準拠したIQ/OQ

nova® biomedical
ノバ・バイオメディカル株式会社
〒108-0073 東京都港区三田3-13-16
TEL:03-5418-4141 FAX:03-5418-4676
MAIL:novabio@novabiomedical.co.jp
www.novabiomedical.com

実験医学 2018 Vol.36 No.11 7

CONTENTS

特集

次世代抗体医薬の衝撃
新たな標的・新たな機序によりいま再び盛り上がる抗体創薬

企画／津本浩平

- 1818 ■ 概論—現代の創薬における抗体医薬の位置づけ ……… 津本浩平
- 1823 ■ バイスペシフィック抗体の技術開発と医薬品の創製 ……… 井川智之
- 1830 ■ ここまできた次世代抗体薬物複合体（ADC）の創製と開発
  ……… 中田 隆，阿部有生，我妻利紀
- 1836 ■ 免疫寛容を標的とした抗体医薬によるがん免疫療法
  ……… 岡崎 拓，岡崎一美
- 1841 ■ 糖タンパク質を標的とした革新的がん特異的抗体の開発
  ……… 加藤幸成，金子美華
- 1849 ■ 小型抗体の作製技術 ……… 有森貴夫，高木淳一
- 1854 ■ 親和性ペプチドを用いた部位特異的修飾法による抗体の高機能化技術 ……… 伊東祐二，金山洋介，林 良雄
- 1859 ■ コンピュータ技術による抗体分子設計 ……… 黒田大祐，津本浩平
- 1867 ■ 標的に抗体が結合できる部位はいくつあるか？
  ……… 永田諭志，伊勢知子，鎌田春彦
- 1875 ● 特集関連書籍のご案内
- 1876 ● 特集関連バックナンバーのご案内

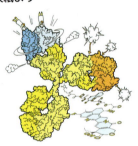

表紙より

2種の抗原結合部位をもつバイスペシフィック抗体や，低分子医薬品を付加したADCなど，従来の抗体医薬に高機能を付与する技術開発が進められている．

連載

カレントトピックス

- 1886 ● コンピューターシミュレーションによる幹細胞状態遷移の予測
  ……… 谷内江綾子
- 1890 ● 細胞極性，Patronin，微小管ネットワークによる上皮折りたたみ形成機構 ……… 武田美智子，Mustafa M. Sami，Yu-Chiun Wang
- 1894 ● 活性化CD8$^+$T細胞から放出されるエクソソームはがん間質の間葉系細胞に働きかけ，がんの進行を抑制する ……… 瀬尾尚宏，珠玖 洋

News & Hot Paper Digest

- 1878 ■イタコン酸によるマクロファージ免疫代謝制御系の解明（神崎 展）■非構造生物学の時代（田口英樹）■細菌から発見されたセルロースの新規な修飾（杉本真也）■科学の発展には何が必要か？（佐々木 努）■国際ヒトゲノム会議が13年ぶり日本開催（間馬彬大）

［編集顧問］
井村裕夫／宇井理生／笹月健彦／
高久史麿／堀田凱樹／村松正實

［編集幹事］
新井賢一／清水孝雄／高井義美／
竹縄忠臣／野田 亮／御子柴克彦／
矢崎義雄／山本 雅

［編集委員］
今井眞一郎／上田泰己／牛島俊和／
岡野栄之／落谷孝広／川上浩司／
小安重夫／菅野純夫／瀬藤光利／
田中啓二／宮園浩平

（五十音順）

2018 Vol.36 No.11
Experimental Medicine

7

注目記事

2018年 Japan Prize 記念インタビュー
T細胞・B細胞の発見秘話 .... Jacques Miller, Max D. Cooper　1898

Trend Review
名古屋議定書？それは研究者にも何か関係がありますか？ .... 鹿児島 浩　1906

クローズアップ実験法
細胞周期の可視化と自動追尾 .... 阪上-沢野朝子, 小松直貴, 宮脇敦史　1913

Update Review
神経回路形成因子LOTUSの挑戦―神経発生機能と神経再生治療への展開 .... 竹居光太郎　1922

創薬に懸ける
難治性そう痒症治療薬ナルフラフィンの創薬物語 .... 内海 潤　1929

私の実験動物、やっぱり個性派です！
Yをもたない不思議な哺乳類―トゲネズミ .... 黒岩麻里　1938

研究3DCGアニメーション入門
GPCRシグナル, アニメ化の巻―前編 .... 太田 将　1942

Opinion―研究の現場から
がんゲノム医療の臨床現場と基礎の現場に身を置いて .... 柳田絵美衣　1949

バイオでパズる！
バラバラ漢字 .... 山田力志　1950

▌ INFORMATION .... 1953～1958

▌ 羊土社 新刊 & 近刊案内 前付3
▌ 実験医学 月刊・増刊号バックナンバーのご案内 .... 1960～1961

▌ 編集日誌 1952
▌ 次号予告 1877, 1962
▌ 奥付・編集後記 1962
▌ 広告目次 1959

もうご登録済みですか？
羊土社会員・メールマガジンのご案内

「羊土社HP」と「メールマガジン」，皆さまご覧いただいておりますでしょうか？
新刊情報をいち早く得られるのはもちろん，書籍連動，WEB限定のコンテンツなども充実．
書籍とあわせてご覧いただき，ぜひ情報収集の1ツールとしてお役立てください！
もちろん登録無料！

「羊土社会員」（登録無料）

多彩な魅力的コンテンツがご覧いただけます！

新刊や気になる書籍をいち早く購入できる！

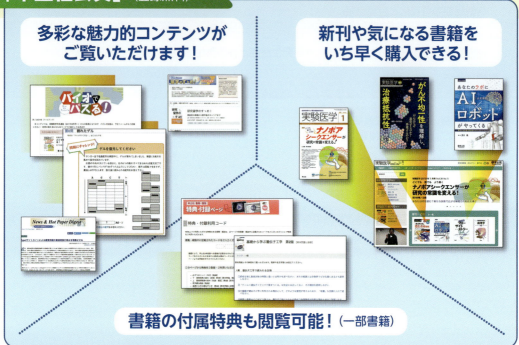

書籍の付属特典も閲覧可能！（一部書籍）

メールマガジン（登録無料）

新刊書籍情報をいち早く手に入れるには，一にも二にもまずメルマガ！ほか学会・フェア・キャンペーンなど，登録しておけばタイムリーな話題も逃しません！

■「羊土社ニュース」
毎週火曜日配信．「実験医学」はじめ，生命科学・基礎医学系の情報をお届けします

■「羊土社メディカル ON-LINE」
毎週金曜日配信．「レジデントノート」「Gノート」はじめ，臨床医学系の情報をお知らせします

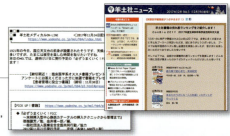

「羊土社会員」「メールマガジン」のご登録は羊土社HPトップから

www.yodosha.co.jp/

羊土社 12〜7月の新刊&近刊案内

実験医学別冊
細胞・組織染色の達人
実験を正しく組む、行う、解釈する免疫染色とISHの鉄板テクニック

監修／高橋英機　著／大久保和央
執筆協力／ジェノスタッフ株式会社

定価（本体6,200円＋税）
AB判　フルカラー　186頁
ISBN 978-4-7581-2237-5
詳しくは本誌1936〜1937ページへ

NEW　実験

実験医学増刊 Vol.36 No.10
脂質クオリティ
生命機能と健康を支える脂質の多様性

編／有田　誠

定価（本体5,400円＋税）
B5判　フルカラー　246頁
ISBN 978-4-7581-0371-8
詳しくは本誌1905ページへ

NEW　先端review

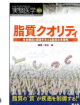

実験医学増刊 Vol.36 No.7
超高齢社会に挑む
骨格筋のメディカルサイエンス
〜筋疾患から代謝・全身性制御へと広がる筋研究を、健康寿命の延伸につなげる

編／武田伸一

定価（本体5,400円＋税）
B5判　フルカラー　230頁
ISBN 978-4-7581-0370-1

好評発売中　先端review

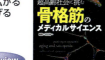

トップジャーナル395編の
「型」で書く医学英語論文
言語学的Move分析が明かした執筆の武器になるパターンと頻出表現

著／河本　健、石井達也

定価（本体2,600円＋税）
A5判　2色刷り　149頁
ISBN 978-4-7581-1828-6
詳しくは本誌1848ページへ

好評発売中　語学

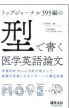

伝わる医療の描き方
患者説明・研究発表がもっとうまくいくメディカルイラストレーションの技

著／原木万紀子　監／内藤宗和

定価（本体3,200円＋税）
B5判　フルカラー　143頁
ISBN 978-4-7581-1829-3

好評発売中　実用

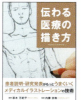

実験医学増刊 Vol.36 No.5
レドックス疾患学
〜酸素・窒素・硫黄活性種はどう作用するのか、どこまで健康・疾患と関わるのか？

編／赤池孝章、本橋ほづみ、
　　内田浩二、末松　誠

定価（本体5,400円＋税）
B5判　フルカラー　276頁
ISBN 978-4-7581-0369-5

好評発売中　先端review

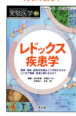

理系総合のための
生命科学　第4版
分子・細胞・個体から知る"生命"のしくみ

編／東京大学生命科学教科書編集委員会

定価（本体3,800円＋税）
B5判　2色刷り　342頁
ISBN 978-4-7581-2086-9

好評発売中　教科書　参考書

実験医学増刊 Vol.36 No.2
がん不均一性を理解し、治療抵抗性に挑む
〜がんはなぜ進化するのか？再発するのか？

編／谷内田真一

定価（本体5,400円＋税）
B5判　フルカラー　202頁
ISBN 978-4-7581-0368-8

好評発売中　先端review

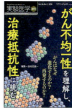

栄養科学イラストレイテッド
生化学　第3版

編／薗田　勝

定価（本体2,800円＋税）
B5判　フルカラー　240頁
ISBN 978-4-7581-1354-0

好評発売中　教科書　参考書

マンガでわかる ゲノム医学
ゲノムって何？を知って健康と医療に役立てる！

著／水島-菅野純子
イラスト／サキマイコ

予価（本体2,200円＋税）
A5判　1色刷り　約200頁
ISBN 978-4-7581-2087-6
詳しくは本誌1835ページへ

近刊 7月下旬発行予定　参考書　絵本

NanoBiT で
細胞内タンパク質間
相互作用 (PPI) を
探索してみませんか？

NanoBiT™ の 2分子相補性を
利用して生きた細胞の中で起こる
真のタンパク質間相互作用を
調べることができます。
非常に明るい光を生じるので
タンパク質の結合と解離
をリアルタイムで
検出することができます。
NanoBiT™ サブユニットの
小ささと親和性の低さは
本来のタンパク質機能への影響を
最小限に抑えます。

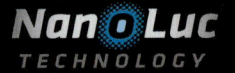

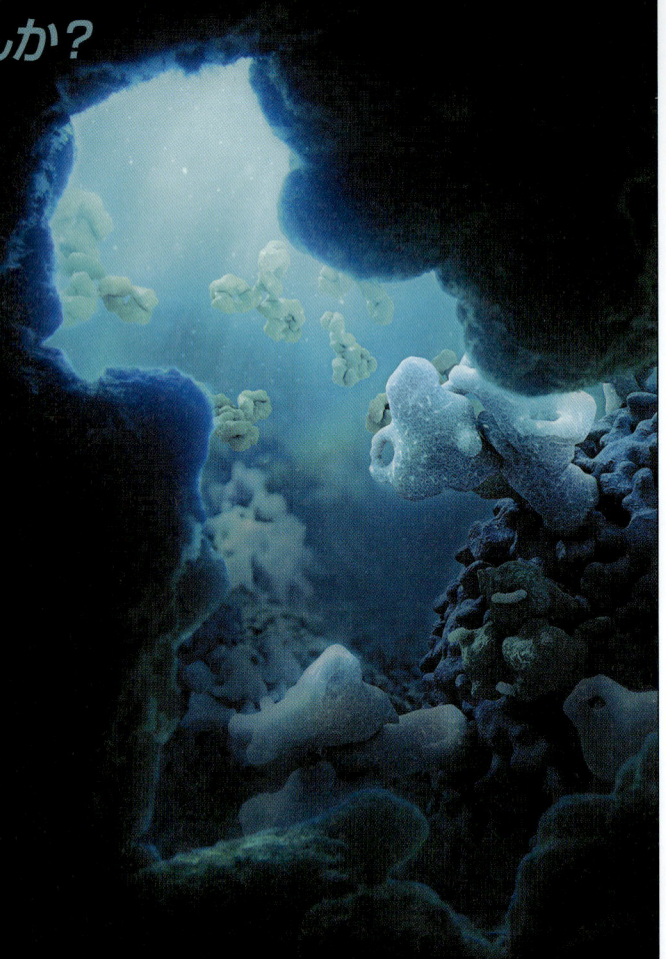

Explore deeper: **www.promega.co.jp/nanobit/**

© 2016 Promega Corporation. All Rights Reserved. 27883652

プロメガ株式会社　　Tel. 03-3669-7981　Fax. 03-3669-7982

Web サイト　　　　　　　　　　　　www.promega.jp

テクニカルサービス： Tel. 03-3669-7980　Fax. 03-3669-7982　　E-Mail：prometec@jp.promega.com

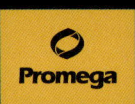

実験医学 **7**
Vol.36 No.11 2018
Experimental Medicine

特集

次世代抗体医薬の衝撃

新たな標的・新たな機序によりいま再び盛り上がる抗体創薬

企画／津本浩平

- 概論─現代の創薬における抗体医薬の位置づけ ……………………………………… 津本浩平 1818
- バイスペシフィック抗体の技術開発と医薬品の創製 ……………………………… 井川智之 1823
- ここまできた次世代抗体薬物複合体（ADC）の創製と開発
  ……………………………………………………… 中田　隆，阿部有生，我妻利紀 1830
- 免疫寛容を標的とした抗体医薬によるがん免疫療法 ………………… 岡崎　拓，岡崎一美 1836
- 糖タンパク質を標的とした革新的がん特異的抗体の開発 ………… 加藤幸成，金子美華 1841
- 小型抗体の作製技術 ………………………………………………… 有森貴夫，高木淳一 1849
- 親和性ペプチドを用いた部位特異的修飾法による抗体の高機能化技術
  ……………………………………………………… 伊東祐二，金山洋介，林　良雄 1854
- コンピュータ技術による抗体分子設計 ………………………… 黒田大祐，津本浩平 1859
- 標的に抗体が結合できる部位はいくつあるか？ ………… 永田諭志，伊勢知子，鎌田春彦 1867

特集関連書籍のご案内 ………………………………………………………………… 1875
特集関連バックナンバーのご案内 ………………………………………………………… 1876

特集 次世代抗体医薬の衝撃

概論

現代の創薬における
抗体医薬の位置づけ

津本浩平

ゲノム創薬の成果の一つが抗体医薬といっても過言ではない．2,000にものぼる候補品の提案はその最たる証拠であろう．標的枯渇，医療経済における問題など，解決すべき課題は多いものの，ターゲットバリデーションに基づく新薬開発，革新的分子設計，細胞療法や免疫療法を強力にサポートする分子設計など，抗体医薬が今後も拡大の一途をたどることは想像に難くない．本特集では，このような背景のもと，今再び盛り上がる抗体創薬について最先端の状況をまとめ，今後を議論したい．

■ はじめに

　ここ数年来，製薬業界で，モダリティという言葉を耳にする機会が多く，モダリティ研究所という名称の研究所をもつ企業も増えている．モダリティとは，創薬においては，いわゆる低分子化合物，ペプチドなどの中分子薬から，抗体医薬を含むタンパク質医薬，核酸医薬，細胞医薬，再生医療といった治療のための手段を意味する．よく知られているように，最近に至るまで，低分子化合物をその開発対象とする創薬がほとんどであった．しかしながら，近年では，抗体医薬を中心としたタンパク質医薬，さらに最近では，核酸医薬，細胞医薬，再生医療のモダリティとしての研究開発がさかんになっている．治療対象に対する創薬モダリティの選択肢が増えた，ということができる．

　創薬モダリティとしての抗体は，バイオ医薬品のなかでも，現時点で最も実績のある形態の一つである．その高い治療効果から幅広く適用されつつあるものの，例えば高額な薬価による医療経済の圧迫のように，問題点も多く指摘されている．しかしながら，ターゲットバリデーションによる新たな標的の提案，抗体分子に関する物質科学としての精緻な分析といわゆる作りこみから，その次世代医薬品開発への具体的展開，臨床サンプルの精査が導く個別化医療への展開と新たな標的の発見，そして情報科学の積極的取り込みによる人工抗体の設計など，抗体医薬をとり巻く状況は，今まさに新しい段階を迎えている．産業界とアカデミア，さらには医療機関が完全に連携した研究体制の構築の必要性が声高に叫ばれているのも，このような研究開発が全世界的に展開されつつあることによる．

Current status of antibody therapy in the drug development
Kouhei Tsumoto：School of Engineering, The University of Tokyo/Institute of Medical Science, The University of Tokyo（東京大学大学院工学系研究科/東京大学医科学研究所）

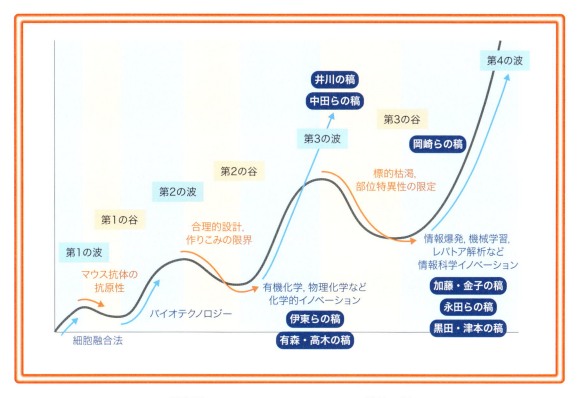

概念図　イノベーションとリンクする抗体工学

1 各種イノベーションと抗体工学の発展

　抗体医薬品開発は，時代の最先端イノベーションを積極的にとり入れて発展してきた，ということができる．その流れには，大きく以下のような波（山といってもよいが）と谷があった，とまとめることができる（**概念図**）．

第1の波：イノベーションとして細胞融合法があり，マウスモノクローナル抗体産生細胞の樹立が可能になった．

第1の谷：マウス抗体の抗原性により治療抗体が自在には作製できなかった．

第2の波：イノベーションとしてバイオテクノロジーがあり，ヒト化抗体，ヒト抗体設計と組換えタンパク質としての発現が可能になった．例えば，ヒューミラ，ハーセプチン，リツキサン等が上市された．

第2の谷：例えば合理的設計が困難であった．成熟度が不十分なものも多く，上市される分子種に限りがあった．

第3の波：イノベーションとして有機化学，物理化学など化学的知見の取り込みがある．これによって，drug conjugation，親和性向上，物性，特に会合凝集体形成に関する分析が可能になり，いわゆるバイオベター（従来品から物性を改良），バイオスペリア（従来品に高機能を付加）とよばれる分子種が提案されるようになった．二重特異性（バイスペシフィック）抗体など高機能化抗体の構築が現実のものとなった．

特集　次世代抗体医薬の衝撃

第3の谷：抗体医薬品開発における標的の枯渇，実験動物などから創出される抗体分子の標的部位特異性の限定が，モダリティとしての可能性を制限した．

第4の波：イノベーションとして情報科学の取り込みがある．標的分子と抗体分子に関する情報爆発，機械学習，レパトア解析から de novo 抗体の構築が可能になる．

2 本特集の各論の位置づけ

　本特集では，これらのイノベーションをフルに活かした医薬品開発とその周辺に関して最近の状況をまとめていただいている．

　まず，第3の波で大きな進展を遂げたのが，血友病治療に劇的な進展をもたらし，世界的にきわめて高い評価を受けている，中外製薬の二重特異性抗体の上市であろう（**井川の稿**）．技術的に常に最先端にあるグループが，質的にも量的にも他を圧倒する研究成果に基づいて完成されたものである．二重特異性抗体に関する設計概念は，治療薬開発を志す抗体工学者は皆が考えてきたことであり，30年前に抗体のドメインレベルでの工学が可能になってからはその概念提唱がさかんにおこなわれた．すでに上市されているBiTEはその成功例の一つである．そのようななか，井川らは難しいとされていた技術を見事に確立させ，血友病の有力な治療薬を上市するに至った．技術を不断に高めるのは前提で，むしろ治療という観点で患者様目線での分子の作りこみを常に意識すべき，という内容は，技術を世界最先端に高めている井川らの成功に基づくもので，強い説得力がある．

　もともと抗体は，第1の波の頃からいわゆるミサイル療法への展開を大きく期待されたモダリティであった．直接標的を捕捉するモダリティとしては今なお最も優れたものであることは，改めて指摘しておくべきだろう．しかしながら，例えば，drug delivery への応用が期待されていたにもかかわらず，薬剤結合に関する化学，薬剤を結合させた抗体分子の安定性，抗体一分子あたりの薬剤結合数の制御，など，主に物質科学的な問題を抱え，わずかな成功例を見るに過ぎなかった．第一三共の我妻らは，薬剤と抗体の間のリンカーの作りこみ，抗体の物性制御を強く意識した結合様式に関する技術革新を与え，antibody drug conjugation（抗体–薬物複合体，ADC）の位置づけを大幅に高めるに至っている（**中田らの稿**）．これも第3の波における化学的イノベーションがもたらした福音ということができる．戦略は異なるが，Fc領域特異的なペプチドを用いた部位特異的修飾技術も，さまざまな応用を期待させる新しい分子設計である（**伊東らの稿**）．その作りこみは，さすがタンパク質化学研究者，と驚嘆する内容が含まれている．drug conjugation の一つのフォーマットとして，今後の適用例の拡大を期待したいところである．

　一方，第3の谷を大きく克服し，賛否両論であったがん免疫療法に標準的位置づけを与えた抗体医薬研究として，PD–1特異的抗体の医薬品開発としての成功（**岡崎らの稿**）を挙げることができる．CD28など同様な機能を有する分子への関心は高かったものの，いわゆるアゴニスト抗体の劇的な副作用が，抗体医薬研究者の関心を遠のかせていたのは事実である．そのようななか，がん細胞に対する免疫寛容に着目し，免疫チェックポイントそのものを標的とする治療薬開発は，まさにイノベーションの真骨頂というべきものである．標的の枯渇，という第3の谷を克服するに十分な成功例といえるだろう．作用機序の解明が，この領域をさらに拡大させるものと期待させる．

抗体の分子フォーマットそのものを改変し，新しい形態を提案する試みは，可変領域（Fv）のとり出しにはじまる．可変領域間相互作用が抗原特異性・親和性創出に決定的な役割を果たすことは，私自身の抗体工学研究でも長く経験してきたことであり，ヒト化による抗原親和性低下や部位特異的変異導入効果の熱力学的相殺のほとんどは，可変領域間相互作用の変化によるものであった．この弱いながらも重要な相互作用を制御するために，一本鎖抗体（single-chain Fv，scFv）やジスルフィド安定化抗体（dsFv）の構築が提案されてきた．しかしながらこれらの人工形態は，想像以上に精緻な理解と分子としての作りこみが必要であり，今なお多くの工学研究者の研究対象となっている．そのようななか，Fv分子としての有用性を最大限に高めうる技術が高木らによって開発されたFv-claspである（**有森・高木の稿**）．モダリティとしてのFv領域の利用に大きな期待がかかる分子形態である．

第3の谷を越えるイノベーションがほかにも現れてきている．細胞外分子あるいは細胞表面分子をその標的とする限り，糖鎖修飾をどう克服するかは避けて通ることのできない課題である．例えばがん細胞表面特異的な糖鎖，糖鎖不全などは以前から指摘されてきたことであるが，バイオテクノロジーのイノベーションにも限界があり，若干の閉塞感があった．それを，ゲノム編集技術などの導入により打開し新しい局面を迎えさせたのが，CasMab法の提案（**加藤・金子の稿**）である．抗体産生細胞の整備と精緻な機能評価により，糖鎖は回避するべきものでなく，むしろ積極的に取り組むべき標的になりつつある，といえる．抗体開発研究の経験豊富な加藤による標的枯渇に関する記述は，説得力がある．

また，さまざまな分子種が医薬品候補として提案されるなかで，重要になってきているのが，標的となっている抗原部位，いわゆるエピトープの同定である．ある分子が標的として提案された場合，その分子の徹底的な精査，いわゆるターゲットバリデーションが必須である．エピトープに関する理解を制する者は，抗体医薬品開発を制する，といっても過言ではない．そのようななか，永田，鎌田は，その長年の抗体開発研究にかかわる実績と経験から，エピトープに関する本質的理解が治療薬診断薬開発に決定的な位置づけとなることと考え，その分類に関して，エピトープ均質化抗体パネルという概念を提唱している（**永田らの稿**）．受容体や細胞表面マーカーを標的とした抗体創薬において，標的エピトープ構造の微妙な相違が活性に決定的な役割を果たすことは，よく経験することであるが，彼らのパネルという概念は，そのような問題に決定的な解決策を与えるだけでなく，例えば，最近，医薬基盤・健康・栄養研究所の秋葉らが提案している，抗原の異なる部位を認識して分子内あるいは分子間架橋を可能にする，バイパラトピック二重特異性抗体の作製などに大きな貢献をするはずである．

そして今，第4の波が，第4次産業革命といわれる現代における次世代抗体開発研究にも訪れつつある．1983年にUlmerがScience誌にタンパク質工学という概念を提唱して35年が過ぎた．バイオテクノロジーの劇的な進展によって，当時の研究者が考えていた概念を大幅に超える段階にきているといえるだろう．中村春木（大阪大学蛋白質研究所）らが，先駆的にめざしてきた完全人工合成分子設計（いわゆる*de novo*設計）が，各種IT技術の進展とデータ爆発とよばれる状況下で，いよいよ本格化しようとしている．黒田らは，このような状況から，計算科学で設計する抗体の現状と今後をまとめている（**黒田・津本の稿**）．既報の抗体構造データに基づく厳密な動力学的解析と，機械学習等に基づく統計学的解析の融合が，タンパク質工学者の大きな目標としてきた分子設計をいよいよ現実のものにしつつある．諸分野とも合わさった，まさに分野融合研究として，アカデミア研究者が取り組むべき課題になってきてい

る．実験動物を用いて構築・調製された抗体に比べた *de novo* 抗体，人工抗体の問題点が抽出され，克服されて，抗体工学の新しい時代が訪れることは想像に難くない．

おわりに

本特集でとり上げた内容以外にも，新たな標的に対する創薬，特にタンパク質間相互作用阻害剤にみられるような戦略，抗体医薬品製造に関する連続培養法や精製法におけるイノベーション，溶液・乾燥製剤開発におけるイノベーションなど，抗体医薬品開発研究は，さまざまな分野が真に融合して，日々発展している．他方，各種モダリティとの融合的発展も見逃せない．国の健康・医療戦略においても，重点政策として重要な位置づけにある．低分子・中分子創薬における新しい息吹はすでに見えはじめている．治療手段としての本質を見極めた，かつ真に血の通った次世代創薬への期待も，高まるばかりである．産業界とアカデミア，医療機関が一体となった，基盤技術開発から医療現場までの一気通貫の体制構築が，いよいよ本格化しつつある．

参考文献

- JST-CRDS「（調査報告書）調査検討報告書 革新的バイオ医薬品／CRDS-FY2013-RR-03」（https://www.jst.go.jp/crds/report/report04/CRDS-FY2013-RR-03.html）
- JST-CRDS「（研究開発の俯瞰報告書）ライフサイエンス・臨床医学分野（2017年）／CRDS-FY2016-FR-06」（https://www.jst.go.jp/crds/report/report02/CRDS-FY2016-FR-06.html）
- Kumagai I, et al：Structural consequences of target epitope-directed functional alteration of an antibody. The case of anti-hen lysozyme antibody, HyHEL-10. J Biol Chem, 278：24929-24936, 2003
- Yumura K, et al：Use of SpyTag/SpyCatcher to construct bispecific antibodies that target two epitopes of a single antigen. J Biochem, 162：203-210, 2017
- Akiba H & Tsumoto K：Thermodynamics of antibody-antigen interaction revealed by mutation analysis of antibody variable regions. J Biochem, 158：1-13, 2015

Profile

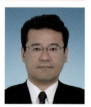

津本浩平：東京大学大学院工学系研究科バイオエンジニアリング専攻 教授，同研究科医療福祉工学開発評価研究センター センター長，東京大学医科学研究所兼務．博士（工学）．1991年東京大学工学部工業化学科卒業，'95年東北大学大学院工学研究科助手，同講師，助教授，2005年東京大学大学院新領域創成科学研究科准教授を経て，'10年より東京大学医科学研究所疾患プロテオミクスラボラトリー教授．'13年より現職．専門は分子医工学，タンパク質工学，生命物理化学．自在にタンパク質分子を設計できるようになるのが当面の夢ですが，現実味を帯びてきました．

特集 次世代抗体医薬の衝撃

バイスペシフィック抗体の技術開発と医薬品の創製
特に血友病に対する次世代抗体医薬について

井川智之

抗体医薬は，その標的に対する特異性やがん免疫療法を中心とした新しい領域の発展から，多くの製薬企業やバイオベンチャーが，有用なモダリティの一つとして開発に力を注いでいる．バイスペシフィック抗体は，その特性から通常の抗体では達成できない新たな機能を発揮することが期待され注目されている．例えば通常の抗体では，1つの標的分子の作用を中和する一方，バイスペシフィック抗体では，2つの病原物質をしかも同時に中和することができ，薬効の増強が期待されている．また，バイスペシフィック抗体により，同一の標的分子に対して2つの異なるエピトープを認識することで新しい作用機序を提供できるほか，異なる細胞表面抗原を認識するバイスペシフィック抗体には，2種の細胞を架橋することによる薬効の発現，あるいは同一細胞上の異なる抗原を架橋することによる細胞内へのシグナル伝達などの作用が期待されている．本稿では，バイスペシフィック抗体の技術開発と，最近日米欧で承認を得た血友病Aに対するバイスペシフィック抗体であるエミシズマブ（HEMLIBRA®）を紹介する．

> **キーワード** 非対称IgG型，バイスペシフィック抗体，可変領域，血友病

■ はじめに

抗体医薬品は，臨床的に医薬品として価値の高い特性を有していると考えられ，1990年代半ばごろより激しい研究開発競争が展開されており，現在では製薬企業の主要なパイプラインとなっている．このような環境下で，企業が存在意義を示すためには，アンメットメディカルニーズを満たすことのできる付加価値の高い抗体医薬を継続的に創製するべきである．そのために，抗体分子の特性を熟知するだけではなく，常に最先端の技術を知り，ノウハウを確保し，独自の技術を洗練し続けることが重要であると筆者は考えている．これまで多くの技術開発に携わってきたなかから，抗体医薬の新たな分子形であるバイスペシフィック抗体の技術開発，および，同技術を活用した血友病A治療薬であるエミシズマブ（HEMLIBRA®）について紹介する．

1 バイスペシフィック抗体の分子形

抗体には2つの抗原結合部位があるが，通常の抗体の場合は2つの抗原結合部位が同じ抗原を認識するのに対して，1つの抗体分子で2つの独立した標的抗原に結合できるのがバイスペシフィック抗体である．異なる抗原を1つの抗体分子が認識することで，通常の抗体では達成できない新たな機能を発揮することが期待されており，注目されている．通常のIgGのH鎖のN末端やC末端に別の抗体の可変領域をリンカーで結合させたバイスペシフィック抗体や，2つの可変領域のみをリンカーで直接つないだバイスペシフィックな抗体断片などさまざまな分子形が研究[1]されている．そのなかでも，われわれはIgGの形をした非対称型のバイスペシフィック抗体が，本来のIgの形を保持していることから，医薬品として有用と考えている．非対

Bispecific antibody : Innovative antibody drug for hemophilia A
Tomoyuki Igawa : Chugai Pharmabody Research Pte. Ltd./Biologics Discovery Dept., Research Division, Chugai Pharmaceutical Co. Ltd. （中外ファーマボディリサーチ/中外製薬株式会社研究本部バイオ医薬研究部）

特集　次世代抗体医薬の衝撃

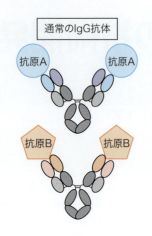
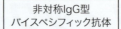
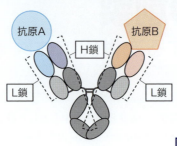

図1　バイスペシフィック抗体

称IgG型バイスペシフィック抗体は2つのH鎖と2つのL鎖からなり，左右の抗原結合部位で異なる抗原と結合する（図1）．

2 バイスペシフィック抗体の課題とその解決策

　非対称ヒトIgG型バイスペシフィック抗体を医薬品化する際に障害となるのは，工業生産が容易でないことである．前述のようにこのタイプのバイスペシフィック抗体は2つのH鎖と2つのL鎖からなっているが，これらの遺伝子を1つの細胞に導入して発現させると，H鎖とL鎖がランダムに組合わされるため十種類もの抗体分子が産生される[2]．目的のバイスペシフィック抗体はその1つに過ぎず，他の目的外の組合わせの抗体は不純物として存在するだけではなく，目的のバイスペシフィック抗体の作用を阻害する可能性もある．したがって，目的外のものを十分に除去する必要があるが，どの組合わせの抗体も物理化学的な特性が類似しており，高い純度のバイスペシフィック抗体を，工業スケールで生産することは難しく，この課題のために，遺伝子組換え型の非対称ヒトIgG型バイスペシフィック抗体で医薬品として2017年10月までに日米欧で承認を受けたものはない．われわれはバイスペシフィック抗体の工業生産上の課題を，以降に示す3つの技術を確立することで解決し，2017年に米国で2018年には本邦で，世界初めての遺伝子組換え型の非対称ヒトIgG型バイスペシフィック抗体であるエミシズマブ（抗血液凝固第IXa/X因子ヒト化二重特異性モノクローナル抗体）[3]の承認を受けた．エミシズマブについては，**3**にて詳しく解説する．

❶ 共通L鎖を効率的に取得する技術

　非対称ヒトIgG型バイスペシフィック抗体のL鎖を両方のH鎖で共通に使用できれば，産生される抗体分子は3種（目的のバイスペシフィック抗体とそれぞれのH鎖がホモ会合した2種のモノスペシフィック抗体）に限定できるので，工業生産上の課題解決においてきわめて有効な手段の一つと成りうる．共通L鎖の取得方法としては，H鎖を固定化した抗体ファージディスプレイライブラリー技術[※1]を用いた方法が報告されているが[4]，われわれは通常の免疫法[※2]等で取得した2つの抗原に対するそれぞれの抗体をベースにして，左右のL鎖が共通のバイスペシフィック抗体を効率的に

※1　抗体ファージディスプレイライブラリー技術

以下のステップからなるモノクローナル抗体取得技術．①ヒトより採取したB細胞あるいは抗原を免疫した動物のB細胞から，抗体可変領域の配列をコードする遺伝子群を抽出しファージに導入した抗体ライブラリーを作製する（人工的にデザインした合成遺伝子群をファージに導入する場合もある）．②導入した遺伝子がファージ表面にタンパク質として提示されることを利用し，抗原に結合する抗体可変領域遺伝子が導入されたファージを濃縮・単離し，目的の抗体可変領域配列をえる．

※2　免疫法

抗原を免疫した動物のB細胞からモノクローナル抗体を取得する方法．B細胞をミエローマ細胞と融合させることで不死化させた細胞（ハイブリドーマ）を作製し，目的の抗体を分泌するハイブリドーマを選抜する方法がよく知られる．そのほかにハイブリドーマ作製ステップを経ずに抗原に結合する抗体を発現するB細胞を選抜する方法（B細胞クローニング法）や抗体ファージディスプレイ技術を使用する場合もある．

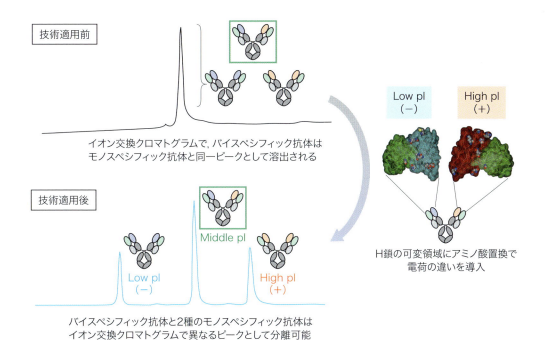

図2 バイスペシフィック抗体を分離精製する技術

作製する技術を確立した[3]．抗体の可変領域はH鎖，L鎖ともに，抗原と直接結合する相補性決定領域（CDR1～3）とそれを構造的に支えるフレームワーク領域（FR1～4）から成る．異なる抗原を認識する2つの抗体のL鎖の各CDR1～3およびFR1～4をシャッフリングして組み合わせた，キメラL鎖を遺伝子工学的に作製し，各H鎖と共発現させて目的の抗原への結合を評価し，共通L鎖を選抜する．このようなFR/CDRシャッフリング技術を用いて，複数の抗体の組合わせで共通L鎖の取得に成功している．

❷ バイスペシフィック（ヘテロ結合）抗体とホモ会合抗体を分離精製する技術

前述したようにL鎖が共通化されることで，産生される抗体分子は目的のバイスペシフィック抗体とそれぞれのH鎖がホモ会合した2種のホモ会合抗体に限定される．この2種のホモ会合抗体の物理化学的特性（特に電荷的性質）はバイスペシフィック抗体と類似しているため，抗体医薬の商業生産で用いられるイオン交換樹脂による分離精製が困難である．実際，通常は図2に示すようにイオン交換クロマトグラフィー分析において，バイスペシフィック抗体と2種のホモ会合抗体は同一ピークとして溶出される．そこでわれわれは，2種のH鎖の等電点（すなわち電荷的性質）に差が生じるように可変領域に異なるアミノ酸置換を導入することでイオン交換クロマトグラムで3種の抗体を分離する技術を確立した[3]．

❸ バイスペシフィック抗体を優先的に産生させる技術

2つのH鎖と1つの共通L鎖の遺伝子を細胞に導入して発現させると，理論的にはバイスペシフィック抗体が50％産生され，各H鎖のホモ会合抗体がそれぞれ25％ずつ産生される．電荷的な差異を導入することで目的のバイスペシフィック抗体の精製は可能になるものの，目的の抗体の産生効率の低さ，除去しなければならない不純物の多さは精製効率の悪化を招き，抗体の製造コストを引き上げる原因となる．この課題を解決する方法として，2つのH鎖が接するC_H3のアミノ酸置換により両H鎖の構造を変化させてヘテロ結合が優勢となるknobs-into-holes技術が報告されているが[4]，われわれは，熱安定性などの物理化学的特性面で実用化には課題があると考えていた．そこでわれわれは，C_H3部分にアミノ酸の置換を導入して（図3），

特集　次世代抗体医薬の衝撃

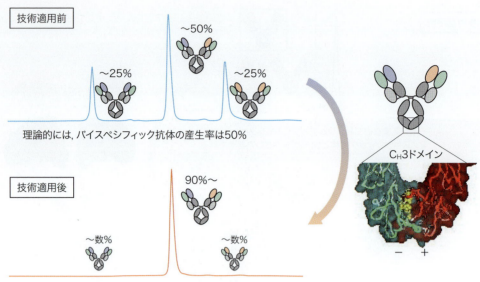

図3　バイスペシフィック抗体を優先的に産生させる技術

界面領域が静電的に相互作用する，すなわち，ホモ会合である正と正，あるいは負と負は反発し，正負のヘテロ結合が促進されるようにすることで，バイスペシフィック抗体が優先的に産生される技術を開発した[3]．

共通L鎖を効率的に取得する技術，電荷的改変によりバイスペシフィック抗体とホモ会合抗体を分離精製する技術，静電相互作用によりバイスペシフィック抗体を優先的に産生させる技術，これらの3つの技術を適用することにより，中外製薬では，実績としてすでに2,500 L規模の製造プロセスで，通常抗体レベルの生産性と高い純度でバイスペシフィック抗体を製造することに成功している．

3　バイスペシフィック抗体技術の創薬への応用

上市あるいは臨床開発中の抗体医薬の大半は，生体の反応をブロック（中和）する作用を主な作用機序としている．通常の抗体では，1つの標的分子の作用を中和するだけであるが，バイスペシフィック抗体では，2つの病原物質を同時に中和することができるので，薬効増強が期待できる．また，最近では同一の標的分子に対して異なるエピトープを認識する複数の抗体を併用した治療でより強力な効果が報告されているが，バイスペシフィック抗体なら一剤で同様の効果が期待できる．さらに，異なる細胞表面抗原を認識するバイスペシフィック抗体は，2種の細胞を架橋することによる薬効発現，あるいは同一細胞上の異なる抗原を架橋することによる細胞内へのシグナル伝達などの作用が期待できる．

このように，バイスペシフィック抗体には，通常の抗体では達成できない新たな機能が期待できるため，注目を集めている．ここからはこのような応用例のなかで，われわれが確立したバイスペシフィック抗体技術を活用した医薬品創製の例としてエミシズマブを紹介する．

❶ 血友病A治療薬エミシズマブの創製

血友病Aは，血液凝固第VIII因子（FVIII）の先天的な欠損または機能異常に起因して，血が止まりにくくなる疾患である．血液凝固は，多くの凝固因子がカスケード的に反応し，出血に対応して止血機能をはたす生体反応である．しかし血友病Aでは，血が止まりにくいために，打撲等があった際にはしばしば大きな血腫が生じる．さらに，関節内で出血をくり返すことによっ

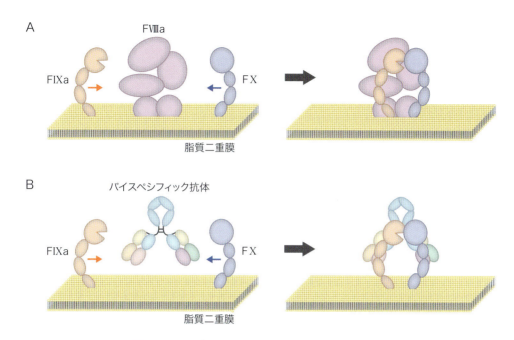

図4 FVIIIとバイスペシフィック抗体の作用概念図

て関節の機能が低下する血友病性関節症をきたし，これは患者さんのQOLを低下させる大きな要因の一つとなっている．血友病Aの重症度はFVIIIの活性によって重症，中等症，軽症と分類され，正常のFVIII活性を100％として1％以上あれば中等症となり出血の頻度は大きく低減する．

血友病Aでは，不足するFVIII機能を補うためにFVIII製剤を補充する療法が確立されている．出血の際の止血を目的としたオンデマンド療法とともに，定期的にFVIIIを補充する療法が関節症の予防には有効とされている．しかし，これらのFVIII補充療法には大きな課題が存在し，血友病Aの患者にとってFVIIIは非自己のタンパク質と認識され，FVIIIに対する抗体，いわゆるインヒビターが誘発され，FVIIIの治療効果が阻害されてしまう．また，FVIII製剤は作用時間が短く皮下からは吸収されないために頻繁な静脈内投与が必要であるが，これも患者および家族の肉体的，精神的負担を強いる大きな問題である．したがって，止血効果の持続性に優れ，投与が簡便でかつインヒビター存在下でも有効な血友病A治療薬が望まれていた．

FVIIIは活性型の凝固第IX因子（FIXa）が第X因子（FX）を活性化するときの補因子として作用する（図4A）．われわれは抗原結合部位がそれぞれFIXaとFXに結合する性質をもつバイスペシフィック抗体を作製すれば，そのような抗体のなかには，両者を適切な位置関係に保持することによりFVIIIの機能を代替する抗体（図4B）が存在する可能性があると考えた[5]．そこで，FIXaおよびFXをそれぞれ動物に免疫し，それぞれ約200クローンの抗体を取得し，それらの可変領域遺伝子をヒトIgG定常領域を有する発現ベクターに挿入，これらの発現ベクターをそれぞれ組合わせて，約4万個のバイスペシフィック抗体をHEK293細胞で発現させ，FVIII補因子活性を，FIXaとFXを用いた比色定量法により測定した．その結果，FVIII様の補因子活性を示すリード抗体を見出すことに成功した．しかし，リード抗体は，活性的にも物理化学的な特性においても，また免疫原性においても医薬品とするには全く不十分な特性しか有しておらず，多面的に改良を行う必要があった．多数の改良抗体をデザインし，細胞で発現させ，精製して，多様な評価系で分析することをくり返し，結果的に数千の抗体を評価した結果，すべての特性に優れたバイスペシフィック抗体としてエミシ

特集　次世代抗体医薬の衝撃

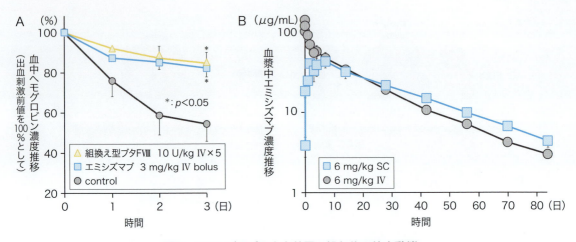

図5　エミシズマブの止血効果と投与後の体内動態

ズマブを創製することに成功した[3]．

❷エミシズマブの非臨床試験

　エミシズマブは，活性化部分トロンボプラスチン時間（APTT）という血漿の凝固能力を測定する方法において，凝固能が低下している血友病A患者血漿の凝固能をFⅧと同様に用量依存的に回復させる活性を示し，しかも，FⅧが作用を示さないインヒビターを保有する患者血漿においても有効性が示された．また，カニクイザル血友病Aモデルでの止血効果を検討したところ，出血刺激によって出血性貧血を呈する対照群に比べ，エミシズマブの3 mg/kg単回投与群はブタFⅧの10 U/kg 1日2回投与群と同等の止血効果を示した（図5A）．さらに，エミシズマブはカニクイザルにおいて，皮下投与の生物学的利用率はほぼ100％であり，血中半減期は約3週間であった（図5B）．このような非臨床試験の結果から，エミシズマブは作用の持続性に優れ，インヒビター存在下でも有効な血友病A治療薬となることが期待され，臨床試験に進んだ．

❸エミシズマブの臨床試験

　国内における臨床試験の結果を受けて[6]，インヒビター保有血友病Aに対する主要な第Ⅲ相国際共同治験である，青年／成人を対象としたHAVEN 1試験（NCT02622321）[7]および小児を対象としたHAVEN 2試験（NCT02795767）が行われた．

　HAVEN 1試験では，エミシズマブ定期投与群（n＝35）において，定期投与非実施群（n＝18）と比較し，主要評価項目である治療を要した出血の頻度が87％減少（95％ CI：72.3〜94.3，$p<0.0001$）し，統計学的に有意な出血頻度の減少が認められた[8]．一方，HAVEN 2試験の中間解析結果では，エミシズマブ定期投与群（n＝19）において，94.7％が出血ゼロを達成した[8]．なお，HAVEN 1試験において，重篤な血栓塞栓症および血栓性微小血管症の発現が計5例認められたが，いずれも活性型プロトロンビン複合体製剤併用時であった[7]．本邦では，厚生労働省より2016年8月に「インヒビターを保有する先天性血液凝固第Ⅷ因子欠乏患者における出血傾向の抑制」を効能・効果とした希少疾病用医薬品に指定され，HAVEN 1試験の結果，および小児を対象としたHAVEN 2試験の中間解析結果に基づいて，2018年3月に製造販売が承認されている．

おわりに

　いま，抗体医薬品として開発後期から上市へと成功裏にシフトし，徐々に患者のもとへ届けられる抗体分子は多様になり，抗体医薬品の承認件数も増加の傾向にある．一方で製造工程での管理不備，全身性の重篤な有害事象等さまざまな原因で開発を断念するケースもなかにはある．抗体医薬では一般的なIgG分子に関する改良技術は成熟しつつあり，今後，技術がますます成熟し普遍化すると，技術による差別化は容易では

なくなるだろう．つまり，抗体医薬品は，フォロワーの余地を残さない完成度の高いものがいきなり市場に投入されるばかりではなく，われわれが現在は考えつかない分野との融合や，研究基盤の改良により，さらに新しい治療法が生み出されると考えられる．このような動きが予測されるなか，アンメットニーズや利便性の観点からも医薬品として完成度が高く，他の治療法との差別化が可能な製品価値を有する抗体医薬品を作り上げ，患者が安心して使用できる環境を提供するためには，抗体分子の特性を熟知するのみならず，常に最先端の技術とノウハウを確保し，独自の技術を磨くことが重要であり，未来のライフスタイルに見合った利便性の高い医薬品を創製することに意識を高める必要がある．理想的な抗体医薬品を創ることは，当然のことながら抗体の分子としての複雑さや生体機能との関係の複雑さとの組合せがゆえに，一朝一夕に獲得できることではない．一方，技術のみが優れていても，それだけでは価値の高い医薬品を創製することはできないうえに，真に患者のニーズに即しているとは限らない．抗体医薬品創製において成功の最大の鍵は，優れた標的抗原の選択と，それに対する抗体にどのような機能を技術により付与するか，それらを最良に組合わせる独自のアイデアであると筆者は考えている．標的抗原と病態との関連を深く知る医学・薬学の研究者と，抗体分子の限界と可能性を熟知した抗体創薬エンジニアリング研究者の密接な連携，それをバランスよく相乗効果に導くことこそが重要である．

文献

1) Kontermann RE：MAbs, 4：182-197, 2012
2) Klein C, et al：MAbs, 4：653-663, 2012
3) Sampei Z, et al：PLoS One, 8：e57479, 2013
4) Merchant AM, et al：Nat Biotechnol, 16：677-681, 1998
5) Kitazawa T, et al：Nat Med, 18：1570-1574, 2012
6) Shima M, et al：N Engl J Med, 374：2044-2053, 2016
7) Oldenburg J, et al：N Engl J Med, 377：809-818, 2017
8) ヘムライブラ®皮下注医薬品インタビューフォーム，2018年3月作成（第1版），中外製薬株式会社

Profile 著者プロフィール

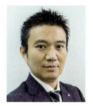

井川智之：中外ファーマボディリサーチ研究部門長（兼）CEO，中外製薬株式会社研究本部バイオ医薬研究部副部長（兼任）として，バイオ医薬の創薬および技術開発研究に携わる．東京大学出身．東京大学大学院工学系研究科修了，中外製薬研究本部 前臨床研究部 研究員．'09年よりゲノム抗体医薬研究部 研究員としてバイスペシフィック抗体のプロジェクトリーダーを務める．バイオ医薬研究部長を経て，'17年より現職．特にアンメットメディカルニーズについて，病態メカニズムの理解と抗体技術の応用により，革新的な抗体医薬品を提供し続けたい．

特集　次世代抗体医薬の衝撃

ここまできた次世代抗体薬物複合体（ADC）の創製と開発

中田　隆，阿部有生，我妻利紀

抗体薬物複合体（ADC）は，選択的にがん細胞を死滅させるとともに，全身毒性の軽減も期待できる次世代抗体医薬品である．しかしながら，ADC技術開発にはいまだ改良の余地が多く残されている．われわれはADC薬物リンカー技術の構築を進め，抗HER2抗体にDNAトポイソメラーゼI阻害剤を薬物部分に適用したDS-8201aを創製した．DS-8201aは，既存の抗HER2治療薬では効果が認められなかったHER2低発現乳がんモデルに対しても強力な抗腫瘍効果が観察された．この結果は，DS-8201aがHER2陽性がん患者の未充足ニーズを満たす医薬品となる可能性を示すとともに，本薬物リンカー技術の有用性を示唆するものと思われる．

> **キーワード**　ADC，Topo1，エキサテカン，HER2，バイスタンダー効果

■ はじめに

　1980年代に遺伝子組換え技術を用いたヒト成長ホルモンやヒト型インスリンといったバイオ医薬品が誕生した．その後，マウス抗体をヒト型に置き換えるヒト化技術や抗体生産の技術革新を経ることにより2000年以降にはHerceptin®に代表される抗体医薬品が誕生した．抗体医薬品は，抗体のもつ高い抗原特異性により正常組織への副作用を起こすリスクが少ないことから，創薬標的に効力を示す分子標的薬として免疫疾患，がんなど多くの治療に広く用いられている．その作用機序としては，疾患関連タンパク質の中和，シグナル伝達を遮断するブロッキング，シグナル伝達を上昇させるアゴニスト，さらに抗体のエフェクター機能[※1]による細胞除去などがあげられる．現在では50品

> **※1　エフェクター機能**
> 抗体が結合した標的細胞を細胞除去する機能で，細胞を溶解させるCDC（補体依存性細胞障害）や，T細胞，NK細胞，好中球，マクロファージといったエフェクター細胞を活性化するADCC（抗体依存性細胞障害）がある．

目を越える抗体医薬品が承認され，抗体医薬品がバイオ医薬品の中心を担っている．このように飛躍的な成長を遂げた抗体医薬品ではあるが，すでに創薬ターゲット分子の枯渇や疾患によっては薬効が不十分であるなどの課題も表面化している．そのため，さらに高機能を付与した次世代抗体医薬品や抗体医薬品に代わる核酸医薬品，細胞治療など第二，第三世代のバイオ医薬品の臨床研究がはじまっている．

1 抗体薬物複合体

　抗体薬物複合体（ADC：antibody drug conjugate）とは，抗体に薬物を結合したバイオ医薬品である．がん細胞に対して選択的に結合する抗体を運搬役とし，殺細胞活性を有する低分子医薬品を結合することで，本来薬物がもつ最大の薬効をがん細胞で発揮し，望まない副作用を軽減することが期待される[1]．すなわちADCは，強力な抗腫瘍活性をもつ低分子医薬品と特異性をもつ抗体医薬品双方の優れた特性を併せ持つ次世

The latest research and development of the next generation antibody-drug conjugate
Takashi Nakada/Yuki Abe/Toshinori Agatsuma：DAIICHI SANKYO CO., LTD., Biologics & Immuno-Oncology Laboratories（第一三共株式会社　バイオ・癌免疫ラボラトリー）

代抗体医薬品である．ADCの歴史は長く，抗体医薬品の研究開発がはじまった当初から多くの研究がなされており[2]，現在4品目のADCが上市されている．抗CD30抗体にアウリスタチン誘導体を結合させたADCETRIS®（SGN-35）が，ホジキンリンパ腫と未分化大細胞リンパ腫の治療薬として2011年に承認され[3]，また，抗ヒト上皮増殖因子受容体2型（抗HER2）抗体にメイタンシノイドを結合させたKADCYLA®（T-DM1）は，ADCとしてはじめて固形がん（乳がん）を適応症として2013年にFDAに認可された[4]．また2017年には，抗CD33抗体にカリケアマイシンを結合させたMYLOTARG®がAML（急性骨髄性白血病）を適応症にして[5]，抗CD22抗体にカリケアマイシンを結合させたBESPONSA®がALL（急性リンパ性白血病）を適応症にしてFDAに認可された[6]．現在70品目以上のADCが臨床試験を行っており，ADCは将来的にも適応拡大が期待される次世代抗体のいちカテゴリーとして注目度が高まっている[7]．臨床試験中のADCの大多数は，アウリスタチン類やメイタンシノイド，またはそれに類似したチューブリン重合阻害剤が結合したADCであり，主にSeattle Genetics社もしくはImmunoGen社の薬物リンカー技術を適用したADCである．しかしながら，これらのADCは臨床試験において血小板減少症，好中球減少症，末梢神経障害など血中で遊離した結合薬物に起因する用量制限毒性が複数見受けられ，期待ほどの広い治療域を満たすことができていない品目が多い．すなわち既存のADC技術にはいまだ改良の余地が多く残されており，より安全で，かつより強力な治療効果を示すADC，そして複数の抗体に適用可能なADC技術の創製が期待されている状況である．

ADCにおける現状の課題として①チューブリン重合阻害剤が結合したADCが多く存在するため，これらのADCに対し無効または耐性化した腫瘍に対しても有効で，より広い抗腫瘍スペクトルを有する新たな薬物の選定が求められている．②薬物リンカーの血中不安定性による血中遊離薬物に起因する毒性発現が問題となっており，血中でより安定なリンカーの化学設計が必要である．③抗体に多くの薬物を結合させたほうが高い有効性が期待されるが，既存の薬物リンカーは，薬物結合数増加に伴いADC体の物性が悪化する．例えば，SGN-35およびT-DM1の薬物抗体比（DAR：drug-to-antibody ratio）は3から4程度に制限されている．④製剤中の薬物分布が不均一であり製造コントロールが難しい．例えばSGN-35，T-DM1いずれのADCも製剤中には複数の結合体が混在しており，その平均薬物結合数が3から4であることが報告されている[8]．このような背景を踏まえ，現状の課題を克服可能な新規ADC技術，すなわち，チューブリン重合阻害剤以外の作用機序の薬物を搭載し，血中で安定であり，高DAR化が可能で，薬物分布が均一なADC技術の確立が期待される．

2 次世代型ADCとしてDS-8201aの創製

ADCに必要とされる薬剤の必要条件は，運搬役である抗体の積み荷としての量に限界があることから非常に強力な殺細胞活性を有することである．このため，ADCに適応可能な薬剤は，チューブリン阻害剤など非常に強力な殺細胞活性をもつ薬剤に限られている．臨床において大腸がん，胃がんなど幅広いがん腫に対して化学療法剤として用いられているイリノテカン（CPT-11）は，ヌマミズキ科の植物であるカンレンボクから単離された細胞毒性を有するカンプトテシンの誘導体である[9]．カンプトテシン類の作用機序は，DNAトポイソメラーゼ I ※2（Topo1）とDNAの複合体に結合，安定化させDNA損傷を誘導し，細胞をアポトーシスに導くことが知られている[10]．新規ADC技術には，Topo1阻害剤であるカンプトテシン類のなかでも高活性であるエキサテカン（exatecan, DX-8951）[11]誘導体を薬剤として採用し，抗体部分は抗HER2抗体を用いることとした．リンカー構造に関しては，抗体との結合に必要なマレイミド構造と薬剤遊離のトリガーとなるテトラペプチドを含有するリンカーを用い，エキサテカン誘導体と抗体を結合させた．前述テトラペプチドはがん細胞内リソソーム酵素によって選択的に

※2　DNAトポイソメラーゼ I

トポイソメラーゼは，DNAを切断し再結合する酵素の総称であり，I型トポイソメラーゼは，主に複製や転写の際にDNAの2本鎖の片方を切断し，超らせん構造を緩和し再結合をおこなう．

特集　次世代抗体医薬の衝撃

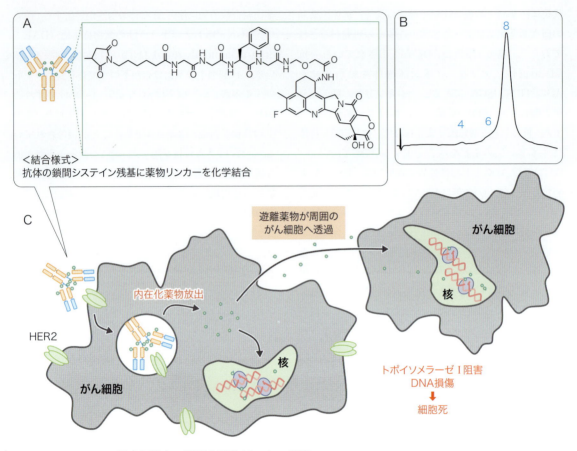

図1　DS-8201aの腫瘍組織内の挙動と薬物リンカー構造
A) DS-8201aの薬物リンカー構造．B) DS-8201aの疎水性相互作用クロマトグラフィー，数字は抗体に結合した薬物数を示す．C) DS-8201aの抗腫瘍効果とバイスタンダー効果の作用機序．

切断される配列であることが過去の研究で報告されている[12]．各種のリンカーおよびエキサテカン誘導体の組合わせ[13]を検討した結果，図1Aのリンカー薬物構造が，高い薬物結合数を達成し，かつ低い凝集体含有率で高活性が認められ，trastuzumab deruxtecan（DS-8201a）と命名した．

DS-8201aは，疎水性相互作用クロマトグラフィーにより結合薬物分布を分析したところ，図1Bに示すように，DAR8の画分がほぼすべてを占めており，DARの平均値が3から4の既存ADCであるSGN-35，T-DM1とは違い，DS-8201aは均一性の非常に高いADCであることが確認された．次に，DS-8201aの薬物遊離機構を図2に示す．がん細胞内に内在化後リソソーム内に移行したDS-8201aは，リソソーム内酵素によ

り分解される．第一段階としてテトラペプチドのC末部分で切断され，アミノメチレンを有する薬物が遊離される．しかしこのアミノメチレン部分は不安定であるためすみやかに自己解離し，最終的に水酸基を有する薬物DXd（エキサテカン誘導体）が遊離する．遊離したDXdは，標的細胞内で殺細胞活性により抗腫瘍活性を示すばかりでなく，遊離薬剤は膜透過性をもつことから図1Cに示したバイスタンダー効果[※3]を発揮し近傍の腫瘍細胞にも薬剤が浸潤し抗腫瘍効果を発揮す

※3　バイスタンダー効果
放射線療法や化学療法などにおいて標的となるがん細胞以外の周囲の細胞（バイスタンダー細胞）にも治療効果がおよぶこと．ADCでは抗体から放出された薬剤が，抗原陽性細胞周辺の抗原陰性のがん細胞に対しても有効性を示す効果．

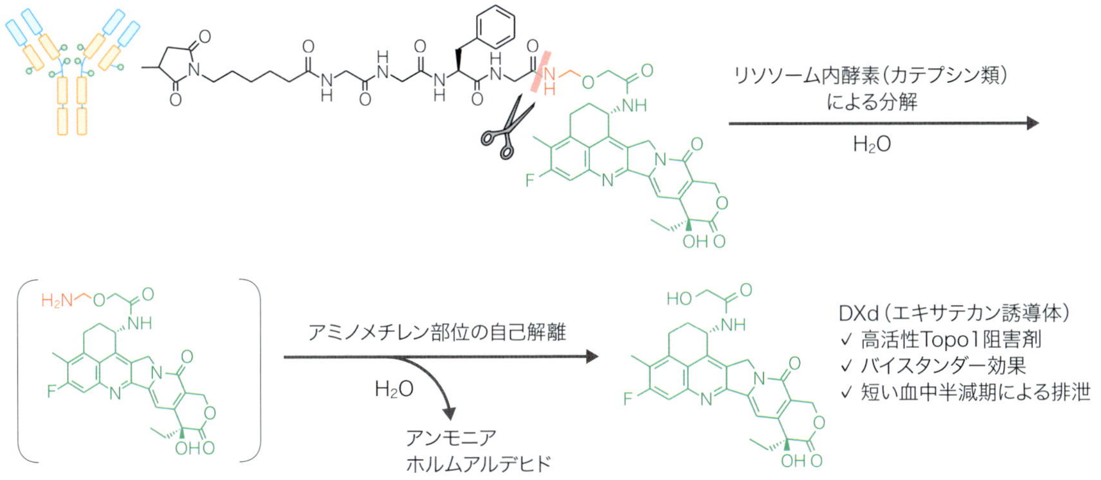

ここまできた次世代抗体薬物複合体（ADC）の創製と開発

図2　DS-8201aから遊離薬剤（DXd）が放出する機構

ることで，高い治療効果が期待される[14]．一方で，DXdは，血中半減期が短くいったん腫瘍外に放出されると排泄されることから安全性も期待される化合物である．

3　T-DM1とDS-8201aの比較

　現在抗HER2治療薬としてトラスツズマブ，ラパチニブ，ペルツズマブおよびADCであるT-DM1が承認されている．しかしながら，現在HER2低発現腫瘍に対して有効な治療薬が存在せず，治療ニーズは非常に高い．今回DS-8201aのHER2低発現腫瘍に対する有効性を検討した[15]．評価にはHER2発現レベルの異なる4種のがん細胞株による担がんマウスモデルを用いた．比較対象のADCとしてT-DM1，およびDS-8201aと同じドラッグリンカーを結合させDARを約半分に設定したADC（DAR3.4）の評価を行った．その結果を図3に示した．T-DM1はHER2高発現の乳がん細胞株KPL-4のみに有効性を示したが，DS-8201aは，KPL-4に加えHER2中・低発現の乳がん細胞株JIMT-1および膵臓がん細胞株Capan-1に対しても強い抗腫瘍活性を示した．両ADCともにHER2非発現の胃がん細胞株であるGCIYに対しては効果を示さなかった．DAR3.4のADCは，すべてのHER2発現モデルに対して抗腫瘍活性を示したが，その程度はHER2発現量に依存したものであり，HER2低発現Capan-1モデルに

対するADC（DAR3.4）の有効性はDAR8のDS-8201aと比較して明確に弱かった．これらの結果より，高DARのADCであるDS-8201aは，T-DM1やDAR3.4と比較して，より多くの薬物を腫瘍細胞内に送達可能なので，HER2低発現細胞に対して強い活性を示したと推察される．

　続いて，DS-8201aの薬物動態を評価し，既存ADCとの優位性について検討した．DS-8201aの動物種間の血漿中安定性についてin vitroで検証を行った．ヒト血漿とDS-8201aを混和後21日間インキュベートし，遊離するDXd量をDS-8201aに結合しているDXd量を100％とした際の相対的な遊離率は2.1％と非常に低く，同じ抗HER2のADCであるT-DM1の遊離率は4日間のインキュベーションで18.4％であった[16]．図4には，カニクイザルにDS-8201aを3 mg/kgで単回静脈内投与した際の血漿中の総抗体濃度，DS-8201a濃度および，遊離DXd濃度を示した．DS-8201a濃度は投与後時間経過にしたがい徐々に減衰したが，総抗体量とほぼ一致し，薬物動態プロファイルに明確な差はなく，DS-8201aはDAR8にもかかわらず循環中においても高い安定性を示すことが明らかとなった．一方で，遊離DXd濃度は非常に低く，投与初期の限られた時点でのみ検出され，それ以外の時点では検出限界以下であったことから，DS-8201aの非常に高い安定性が確認された．

特集　次世代抗体医薬の衝撃

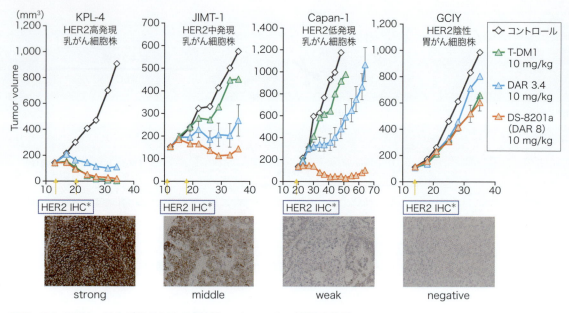

図3　DS-8201aおよびT-DM1の担がんマウスによる抗腫瘍効果
DAR3.4は，DS-8201aと同じ薬物を約半分搭載したADCである．HER2 IHC（immunohistochemistry，免疫組織化学的検査）は，免疫染色によるHER2発現量の指標である．

DS-8201aの交差種であるカニクイザルにおける非臨床安全性試験を3週間の投与間隔で3回の静脈内投与を実施した結果，Topo1阻害剤の主要な毒性である骨髄抑制は，30 mg/kgまで認められず，重篤な毒性を発現しない最大投与量（highest non-severely toxic dose：HNSTD）は30 mg/kgであった．同じ抗HER2ADCであるT-DM1のカニクイザルの静脈内投与試験のHNSTDは10 mg/kgであったことから，DS-8201aのより高い安全性が示唆された．

おわりに

DS-8201aは，高い薬物搭載量と均一性，バイスタンダー効果による高い薬効が期待されるばかりでなく，薬物リンカーの高い安定性と既存のチューブリン阻害剤とは異なるTopo1阻害によりT-DM1に感受性を示さない患者にも薬効が期待される次世代型のADC薬である．DS-8201aの第Ⅰ相臨床試験で安全性，忍容性，および有効性が予備的に確認されており[17]，現在HER2陽性乳がん，胃がん，その他のがん腫に対する第Ⅱ相臨床試験を実施または準備中である．続いて，

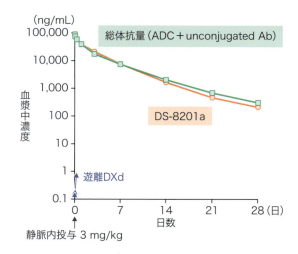

図4　カニクイザルのDS-8201a薬物動態

HER2以外の標的抗体についても同様の薬物リンカーが適応可能であること[18]から，抗HER3抗体，抗Trop2抗体のADCについても臨床試験を開始している．これら本薬物リンカー技術を搭載したADCが，多様ながんに苦しむ患者のための新治療法の提供に大きく寄与しうることを期待している．

文献

1) Chari RV, et al：Angew Chem Int Ed Engl, 53：3796-3827, 2014
2) Perez HL, et al：Drug Discov Today, 19：869-881, 2014
3) Gopal AK, et al：Blood, 120：560-568, 2012
4) Burris HA 3rd, et al：J Clin Oncol, 29：398-405, 2011
5) Hamann PR, et al：Bioconjug Chem, 13：47-58, 2002
6) Leonard JP, et al：Clin Cancer Res, 10：5327-5334, 2004
7) Hamilton GS：Biologicals, 43：318-332, 2015
8) Peters C & Brown S：Biosci Rep, 35：e00225, 2015
9) Kawato Y, et al：Cancer Chemother Pharmacol, 28：192-198, 1991
10) Pommier Y, et al：Chem Biol, 17：421-433, 2010
11) Kumazawa E, et al：Cancer Chemother Pharmacol, 42：210-220, 1998
12) Shiose Y, et al：Biol Pharm Bull, 30：2365-2370, 2007
13) Nakada T, et al：Bioorg Med Chem Lett, 26：1542-1545, 2016
14) Ogitani Y, et al：Cancer Sci, 107：1039-1046, 2016
15) Ogitani Y, et al：Clin Cancer Res, 22：5097-5108, 2016
16) Kadcyla® BLA (https://www.accessdata.fda.gov/drugsatfda_docs/nda/2013/125427Orig1s000MedR.pdf)
17) Ogitani Y, et al：Bioorg Med Chem Lett, 26：5069-5072, 2016
18) Doi T, et al：Lancet Oncol, 18：1512-1522, 2017

参考図書

「抗体薬物複合体（ADC）の設計開発」（松村保広／監修），シーエムシー出版，2016

Profile
筆頭著者プロフィール

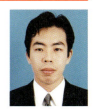

中田　隆：2000年，慶應義塾大学大学院化学専攻前期博士課程修了，同年，三共株式会社入社，'07年，合併に伴い第一三共株式会社に転籍，現職は第一三共株式会社 バイオ・癌免疫ラボラトリー 第5グループ 主任研究員．'11年から新規ADC薬の創製を研究課題として研究をおこない，次世代医薬品を有機合成化学者のアプローチで草案，実現することをめざして日々研究をおこなっている．専門は，天然物化学，有機化学，医薬品化学．

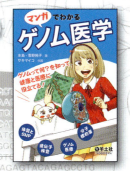

特集 次世代抗体医薬の衝撃

免疫寛容を標的とした
抗体医薬によるがん免疫療法

岡崎　拓，岡崎一美

免疫応答が自己組織を攻撃して自己免疫疾患を惹起することを防止する機構を免疫寛容という．近年，免疫寛容を司るPD-1という膜タンパク質に対する阻害抗体が，さまざまながん腫に対して劇的な治療効果を示し，多くの分野に衝撃を与えた．現在，PD-1阻害療法と関連して，1,000以上の治験が世界中で繰り広げられており，その衝撃はさらなる広がりを見せている．今後，PD-1阻害療法を基盤技術としたより効果的ながん免疫療法，さらには免疫応答を自在に操作し，さまざまな疾患を完治させるような次々世代抗体医薬への発展が期待される．

キーワード　　免疫寛容，腫瘍免疫，自己免疫，免疫補助受容体，PD-1，CTLA-4

■ はじめに

　2014年7月，がん治療薬としてPD-1（programmed cell death 1）に対する阻害抗体が，世界に先駆けて日本で認可された．従来の抗がん剤が，がん細胞に直接作用して，その増殖や生存を阻害するのに対して，PD-1阻害抗体は患者の免疫系，特にT細胞に作用して，がん細胞をT細胞に殺させることにより治療効果を発揮する．がんに対する免疫療法は，長らく検討されていたものの期待されるような治療効果を示さなかったために，数年前まではほとんどの研究者がその実現に懐疑的でさえあった．したがって，PD-1阻害抗体の成功は，がん治療に携わる臨床医だけでなく，がん研究や免疫研究に従事する多くの研究者に大きな衝撃を与えた．また，分子標的薬の多くが特定のがん腫を対象とし，治療法の細分化が進められていたのに対して，PD-1阻害抗体が数多くのがん腫に治療効果を発揮したことから，治療薬開発の方向性にも影響を与えたと言える．現在，PD-1阻害療法と関連する治験が，全世界で1,000以上進行しており，その衝撃の余波は強まる一方である．

　一方，薬価の高さから，わが国の保険システムを崩壊させる魔の薬と断罪するような議論が沸き起こるとともに，治療効果が治験において確認されていない古典的な免疫療法が便乗して宣伝されたことに対して厚生労働省が注意を喚起するなど，社会に与えた衝撃もきわめて大きい．しかし，PD-1が日本において発見され，PD-1阻害によりがん特異的T細胞を活性化してがんを死滅できることが日本において最初に見出され，PD-1阻害抗体が日本において最初に認可されたこと，およびPD-1阻害療法の衝撃が海外でより大きくひろがっていることは，あまり知られていない．本稿では，PD-1研究およびPD-1阻害抗体によるがん治療について概説する．

1 PD-1およびPD-1リガンド

　PD-1は京都大学の本庶佑博士らによって1992年に単離同定された遺伝子であり，Ⅰ型の膜タンパク質をコードする[1]．PD-1欠損マウスが腎炎や関節炎などの

Cancer immuno-therapy using antibody pharmaceuticals targeting immune-tolerance
Taku Okazaki/Il-mi Okazaki：Division of Immune Regulation, Institute of Advanced Medical Sciences, Tokushima University（徳島大学先端酵素学研究所免疫制御学分野）

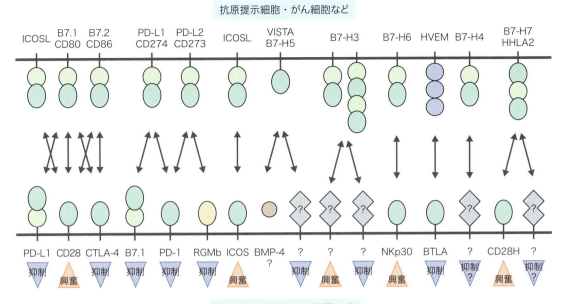

図1　B7/CD28ファミリーに属する分子
興奮性の補助シグナルを上向きの赤三角，抑制性の補助シグナルを下向きの青三角で示す．

自己免疫疾患を自然発症したことから[2)3)]，PD-1が免疫応答の制御因子であることが示唆され，その後，PD-1が抗原受容体シグナルを抑制する免疫補助受容体であることが明らかにされた[4)]．免疫補助受容体とは，リンパ球が抗原刺激により活性化される際に，抗原刺激の強度および質を制御する膜受容体の総称である．PD-1は，興奮性の免疫補助受容体CD28および抑制性の免疫補助受容体CTLA-4とアミノ酸相同性を有し，ファミリーを形成する（**図1**）．PD-1は活性化したT・B細胞および骨髄系細胞に発現し，そのリガンドであるPD-L1とPD-L2は，抗原提示細胞および末梢実質臓器の各種細胞に発現する．また，がん化やウイルス感染によりPD-1リガンドの発現が獲得あるいは増強されることがある[5)6)]．

抗原刺激と同時にPD-1がリガンドと結合すると，抗原受容体刺激により活性化されたチロシンリン酸化酵素によってPD-1がリン酸化を受ける．次いで，PD-1のリン酸化チロシンに脱リン酸化酵素SHP-2がSH-2ドメインを介してリクルートされる．チロシンリン酸化を受けて活性化した各種シグナル伝達分子をSHP-2が脱リン酸化することにより不活性化し，抗原受容体刺激が遮断される[4)7)8)]．最近，PD-1に結合したSHP-2がCD28のリン酸化を特に効率的に脱リン酸化するという結果が報告された[9)10)]．CTLA-4の標的がCD28であることから，PD-1の標的もCD28であるという考えが分かりやすかったためか，PD-1が主にCD28を抑制するという考えが急速に受け入れられている．しかし，PD-1はCD28シグナルを抑制できないという報告もあり[11)]，PD-1による抑制メカニズムの全貌解明には，さらなる解析が必要と思われる．

2　PD-1による免疫応答からの組織保護

PD-1欠損マウスは，マウスの遺伝背景により異なる種類の臓器特異的自己免疫疾患を自然発症する[5)6)]．I型糖尿病のモデルマウスであるNODマウスでは，自己反応性T細胞により膵臓のβ細胞が破壊され，インスリン産生不全による糖尿病が惹起される．β細胞の破壊がはじまるとβ細胞上にPD-L1が発現し，PD-1を発現する自己反応性T細胞が抑制されるが，PD-1欠

特集　次世代抗体医薬の衝撃

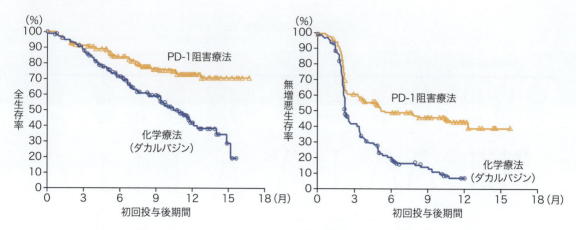

図2　切除不能な未治療メラノーマにおける，PD-1阻害療法による全生存率と無増悪生存率
（文献22より引用）

損マウスでは抑制が働かないために，I型糖尿病の発症が大幅に促進される[12,13]．すなわち，免疫応答による組織破壊が検知されると標的細胞とT細胞におのおのPD-L1とPD-1の発現が誘導され，組織破壊が食い止められるというように，PD-1は免疫応答から組織を保護する機構を担うと考えらえる．

PD-1による組織保護機構は，感染免疫においても機能する．野生型マウスでは慢性に感染状態が維持されるウイルスや結核菌などをPD-1欠損マウスに感染させると，激しい炎症によりマウスが死亡することがある[14,15]．感染細胞を傷害することによって病原微生物を排除する方法は組織破壊を伴う危険性があるため，感染後ある一定の期間しか許されておらず，その期間がPD-1およびPD-L1が発現誘導されるまでの時間によって決められていると考えることができる．

3　PD-1阻害によるがん免疫応答の増強

がん細胞は正常細胞から発生するため，がん細胞に対する免疫応答は一種の自己免疫と考えることができる．また，組織保護の観点からは，がん細胞への持続的な免疫応答は制御する必要がある．培養がん細胞株のなかにPD-L1あるいはPD-L2を恒常的に発現しているものが多数認められたことから，がん免疫応答がPD-1により抑制される可能性が疑われた．肥満細胞腫株P815細胞はBALB/cマウスの皮下に腫瘍を形成するが，P815細胞にPD-L1を強制発現することにより，腫瘍形成が促進された．この時，抗PD-L1抗体によりPD-1シグナルを阻害すると，腫瘍形成の促進が解除された．また，マウス生体内で誘導したP815細胞特異的細胞傷害性T細胞によるP815細胞の傷害が，PD-L1の発現により軽減された[16]．これらの結果から，がん細胞がPD-L1を発現することにより，がん免疫応答から逃避している可能性が示された．

一方，ヒトの腎がん，卵巣がん，メラノーマ等において，がん細胞におけるPD-1リガンドの発現が生命予後と逆相関することが見出された[17,18,19]．すなわち，がん細胞にPD-1リガンドが発現していない症例では，がん細胞特異的T細胞によりがん細胞が死滅されるために予後がよく，がん細胞にPD-1リガンドが発現する症例では，がん細胞特異的T細胞によるがん細胞への攻撃がPD-1により抑制されるため，がん細胞が増殖を続け，予後が悪いと推測される．そこで，PD-1の機能を阻害するだけでがんに対する治療効果が得られるとの期待からPD-1阻害抗体が開発され，米国で2006年から，日本では2008年から臨床試験が開始された．

4　PD-1阻害療法によるがん治療

2010年，第I相臨床試験の最初の結果として，39例のうち1例で完全寛解が，2例で部分寛解が認められ

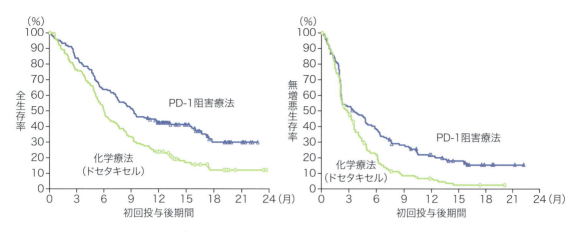

図3 一次抗がん剤治療後に再発した扁平上皮非小細胞肺がんにおける，PD-1阻害療法による全生存率と無増悪生存率
（文献23より引用）

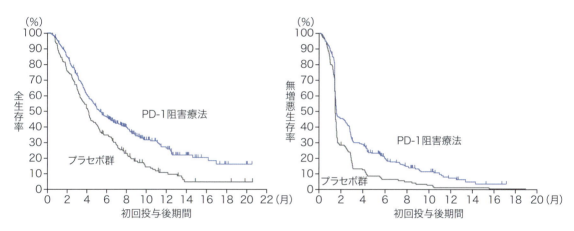

図4 2種類以上の標準治療に抵抗性・不耐性であった切除不能・再発胃がんまたは食道胃接合部がんにおける，PD-1阻害療法による全生存率と無増悪生存率
（文献24より引用）

たと報告され，その効果に大きな関心が寄せられた[20]．その後，多くの製薬企業によって，複数のPD-1あるいはPD-L1に対する阻害抗体が開発され，さまざまながん腫について治験が進められてきた．また，PD-L2タンパク質など抗体以外のPD-1阻害薬の開発も積極的に進められている[21]．これまでに報告されている延命効果をいくつか紹介する．切除不能な未治療メラノーマにおいて，1年全生存率がPD-1阻害抗体投与群で約73％，化学療法ダカルバジン投与群で約42％であった（図2）[22]．一次抗がん剤治療後に再発した扁平上皮非小細胞肺がんにおいて，1年全生存率がPD-1阻害抗体投与群で約42％，化学療法ドセタキセル投与群で約24％であった（図3）[23]．2種類以上の標準治療に抵抗性・不耐性であった切除不能・再発胃がんまたは食道胃接合部がんにおいて，1年全生存率がPD-1阻害抗体投与群で約26％，プラセボ投与群で約11％であった（図4）[24]．これまでに，メラノーマ，肺非小細胞がん，腎細胞がん，尿路上皮がん，ホジキンリンパ腫，頭頸部がん，胃がん，メルケル細胞がんに対する使用（製造販売）がわが国において承認されている．今後，適応がん腫および適応条件のさらなる拡大が見込まれている．一方，PD-1欠損マウスが自己免疫疾

患を自然発症することから予測された通り，副作用として肺炎，大腸炎，甲状腺炎等の自己免疫疾患が認められている[25)26)]．がんの発生部位とは大きく異なる臓器に副作用が認められることがあるため，各科の連携による迅速な対応を必要とすることも，PD-1阻害療法の特徴といえる．

5 複合免疫療法によるがん治療

PD-1阻害療法が多様ながん腫に対して治療効果を示したことから，さまざまな薬剤との併用療法が進められている．現在，世界中で進められているPD-1阻害療法に関する治験の数は，ゆうに1,000を超える．すでに，PD-1阻害抗体とCTLA-4阻害抗体の併用療法がメラノーマに対して劇的な治療効果を示すことが明らかとされ，日本においても使用が承認されている[27)28)]．

また，がん細胞に発現するがん抗原に対する一本鎖抗体にT細胞の活性化にかかわるシグナル伝達モチーフを付加した人工遺伝子（chimeric antigen receptor, CAR）を患者から採取したT細胞に導入して患者の体内に戻すCAR-T療法の開発が積極的に進められている．すでに，急性リンパ性白血病などに対する使用が米国において承認されているとともに，PD-1阻害療法との併用も広く検討されている[29)]．今後，PD-1阻害療法を基盤技術として，より効果的かつ革新的ながん免疫療法が開発されるものと期待される．

おわりに

同一の抗原に対する免疫応答であっても，T細胞は毎回同じように活性化するのではなく，状況に応じて応答しないことがある．また，不可逆的な不応答状態に至る場合や，長期の免疫記憶を担う場合，免疫抑制活性を獲得する場合などさまざまである．その決定において，免疫補助受容体が重要な役割を担う．PD-1を阻害することにより，自己の細胞に対するT細胞の攻撃を抑止する免疫寛容が解除されることで，がんに対してPD-1阻害療法が治療効果を発揮すると言える．今後，複数の免疫補助受容体の機能を同時あるいは順番に，望む強度で増強あるいは阻害することによりT細胞の機能を自在に制御できる可能性がある．T細胞の機能を制御することにより免疫応答を自在に操作し，さまざまな疾患を安全かつ効果的に治療できるような次々世代抗体医薬が開発され，PD-1阻害抗体を凌ぐ衝撃がもたらされることが期待される．

文献

1) Ishida Y, et al：EMBO J, 11：3887-3895, 1992
2) Nishimura H, et al：Immunity, 11：141-151, 1999
3) Nishimura H, et al：Science, 291：319-322, 2001
4) Okazaki T, et al：Proc Natl Acad Sci U S A, 98：13866-13871, 2001
5) Okazaki T, et al：Nat Immunol, 14：1212-1218, 2013
6) 岡崎 拓，岡崎一美：実験医学，33：1935-1940, 2015
7) Parry RV, et al：Mol Cell Biol, 25：9543-9553, 2005
8) Yokosuka T, et al：J Exp Med, 209：1201-1217, 2012
9) Hui E, et al：Science, 355：1428-1433, 2017
10) Kamphorst AO, et al：Science, 355：1423-1427, 2017
11) Bennett F, et al：J Immunol, 170: 711-718, 2003
12) Wang J, et al：Proc Natl Acad Sci U S A, 102：11823-11828, 2005
13) Keir ME, et al：J Exp Med, 203：883-895, 2006
14) Barber DL, et al：Nature, 439：682-687, 2006
15) Barber DL, et al：J Immunol, 186：1598-1607, 2011
16) Iwai Y, et al：Proc Natl Acad Sci U S A, 99：12293-12297, 2002
17) Thompson RH, et al：Proc Natl Acad Sci U S A, 101：17174-17179, 2004
18) Hamanishi J, et al：Proc Natl Acad Sci U S A, 104：3360-3365, 2007
19) Hino R, et al：Cancer, 116：1757-1766, 2010
20) Brahmer JR, et al：J Clin Oncol, 28：3167-3175, 2010
21) Callahan MK, et al：Immunity, 44：1069-1078, 2016
22) Robert C, et al：N Engl J Med, 372：320-330, 2015
23) Brahmer J, et al：N Engl J Med, 373：123-135, 2015
24) Kang YK, et al：Lancet, 390：2461-2471, 2017
25) Michot JM, et al：Eur J Cancer, 54：139-148, 2016
26) Naidoo J, et al：Ann Oncol, 26：2375-2391, 2015
27) Wolchok JD, et al：N Engl J Med, 369：122-133, 2013
28) Postow MA, et al：N Engl J Med, 372：2006-2017, 2015
29) June CH, et al：Science, 359：1361-1365, 2018

Profile

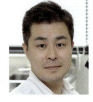

岡崎 拓：1999年京都大学医学部卒業．2003年京都大学大学院医学研究科博士課程修了（分子生物学：本庶佑教授）．日本学術振興会特別研究員，京都大学大学院医学研究科分子生物学助手，21世紀COE特任助教授を経て，'08年徳島大学疾患ゲノム研究センター教授（現 先端酵素学研究所）．免疫寛容の分子機序解明と免疫応答の操作による各種疾患の克服を目標としている．

特集 次世代抗体医薬の衝撃

糖タンパク質を標的とした
革新的がん特異的抗体の開発

加藤幸成，金子美華

タンパク質・糖鎖・脂質などを，高感度かつ特異的に検出するための最も簡便で有用なツールは抗体である．特に，単一のエピトープをもつモノクローナル抗体は，実験的ツールとしてだけでなく，あらゆる病気の診断や治療に活用されている．一方，がん細胞に特異的な抗体を樹立しなければ，常に正常組織への毒性が懸念される．しかしながら，がん細胞だけに高発現している分子は限られており，標的分子はもはや枯渇したと言われて久しい．本稿では，われわれが近年開発したがん特異的抗体作製法（CasMab® 法）の開発に至った経緯を紹介する．

キーワード　がん特異的抗体，モノクローナル抗体，膜タンパク質，糖ペプチド，糖鎖，ポドプラニン

■ はじめに

　組織学・病理学・生化学・生理学・薬理学などのあらゆる学問において，タンパク質・糖鎖・脂質を，高感度かつ特異的に検出できるツールと言えば，まずは抗体（antibody）があげられる[1]．抗体はタンパク質の一種であるが，感度・特異度の両方において，抗体を上回るものはない．抗体に種々の酵素や蛍光色素を付加することで，ウエスタンブロット法・フローサイトメトリー法・免疫組織染色法など，あらゆる実験系に使われるようになっている．抗体は，目に見えない分子を見事に可視化できる最高のツールである．

　実験室で使われる抗体には，主にポリクローナル抗体とモノクローナル抗体（monoclonal antibody：mAb）の分類がある．ポリクローナル抗体は，ウサギやヤギなどで作製され，抗体が認識する部位（エピトープ）を複数持つのに対し，モノクローナル抗体は，マウスやラット，最近ではウサギで作製され，エピトープが単一である．一概に，実験系でどちらが有用であるとは言いにくい場合があるが，一般的に再現性や信頼性があるのはモノクローナル抗体であろう．ケーラーとミルスタインによってモノクローナル抗体の作製技術（ハイブリドーマ法）が開発されたのは1975年まで遡る[1]．最近では，リコンビナント抗体作製技術が発展し，さまざまな抗体作製法が報告されているが，今でもハイブリドーマ法は抗体作製技術のなかでは王道であり，われわれの最新の技術も，このハイブリドーマ法を基本としている．

　単一のエピトープをもつモノクローナル抗体は，実験的ツールとしてだけでなく，がんを中心としたあらゆる病気の診断や治療に活用されている．近年，生体で産生されるイムノグロブリン（IgGなど）だけでなく，抗体遺伝子の高度な改変により，低分子化抗体や二重特異性抗体など，あらゆるフォーマットが開発されており，その開発の勢いは凄まじいものがある（**有森らの稿，伊東らの稿，黒田らの稿，永田らの稿**参照）．さらに，抗体薬物複合体（ADC）・T細胞誘導療法（BiTE® など）・キメラ型抗原受容体発現T細胞（CAR-T）療法など，抗体の治療への応用が活発化している（**井川の稿，中田らの稿，岡崎らの稿**参照）．

Development of innovative cancer-specific antibodies
Yukinari Kato/Mika K. Kaneko：Department of antibody drug development, Tohoku University Graduate School of Medicine（東北大学大学院医学系研究科抗体創薬研究分野）

特集　次世代抗体医薬の衝撃

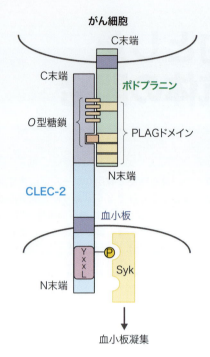

図1　ポドプラニンによる血小板凝集
ポドプラニンは血小板上のCLEC-2と結合し，血小板凝集やがん転移を引き起こす．NZ-1抗体はポドプラニンとCLEC-2の結合を阻害し，血小板凝集やがん転移を阻害するが，正常組織には反応するため，抗体医薬としては利用できない．一方，がん特異的抗体（CasMab）であるLpMab-2やLpMab-23はがん細胞のみに反応するため，副作用のない抗体医薬品の候補である．

　がん細胞を狙う場合，どんなに抗体を改変しても，あるいは，どんなに強力な抗がん剤付加や免疫細胞誘導を行ったとしても，がん細胞に特異的な抗体でなければ，常に正常組織への毒性が懸念される．一方，がん細胞のみに高発現している分子は限られており，そのような標的分子はもはや枯渇したと言われて久しい．本稿では，がんだけでなく正常組織にも発現するポドプラニンにおいて，その違いが糖鎖にあることを見い出すまでの経緯と，その過程で確立したがん特異的抗体作製法について紹介する．

1　がん細胞に高発現するポドプラニンの発見

❶がん細胞による血小板凝集と転移

　多くの研究により，がん細胞による血小板凝集と血行性転移の相関が報告されている[2,3]．がん細胞は血管に侵入すると，宿主の免疫系による攻撃を受け，また血流の物理的衝撃により即座に破壊される．しかし，がん細胞が血小板凝集を引き起こすことにより，これらの過程から守られる．血小板凝集はがん細胞の血管内皮細胞への接着を促し，さらに血小板は増殖因子を放出することにより，がん細胞の局所的な増殖を引き起こす．がん細胞と血小板の凝集塊が毛細血管に詰まることも，血行性転移を促進する．われわれは2003年，がん細胞に発現している血小板凝集因子ポドプラニン（podoplanin/PDPN/Aggrus）を報告した（図1）[4,5]．

❷ポドプラニンの機能部位解析

　欧州の研究グループはすでに，腎糸球体のポドサイト（たこ足細胞）で本分子を発見し，さらにリンパ管内皮細胞に特異的に発現していることを報告していた[6,7]．ポドプラニンはC末端に膜貫通部位を有したⅠ型膜貫通タンパク質である（図1）．ヒトポドプラニンはマウスポドプラニンとホモロジーが低いにもかかわらず，マウスの血小板を凝集し，逆に，マウスポドプラニン

はヒトの血小板を凝集する[4]．そこで，マウスポドプラニンに対する中和抗体（クローン8F11）のエピトープ解析や，詳細な変異実験を実施し，ポドプラニンのEDxxVTPGという共通配列（PLAGドメイン）を発見した．現在までに，PLAG1からPLAG4まで報告されている（図1）[8]．さらに，PLAGドメイン中のスレオニン（Thr）がポドプラニンによる血小板凝集の活性中心であり，種を超えて保存されていることがわかった．

❸ ポドプラニンの糖鎖構造解析

ポドプラニンはその分子量の約半分がO型糖鎖（ヒトポドプラニンにはN型糖鎖なし）であり，血小板凝集活性には糖鎖が重要であることが示唆されていた[9]．われわれは，CHO細胞から作製された糖鎖合成不全株（Lec1, Lec2, Lec8；ATCCから入手）を用いることにより，PLAGドメインのThrに付加されているO型糖鎖のシアル酸が血小板凝集の活性中心であることを解明した[10]．次に，質量分析計を用いてポドプラニンの糖鎖構造を解析した結果，ポドプラニンには四糖構造（NeuAc$(\alpha-2,3)$Gal$(\beta-1,3)$[NeuAc$(\alpha-2,6)$]GalNAc$(\alpha-1)-O-$Thr）が付加されていた[11]．さらに，PLAGドメインを含む糖ペプチド（Ala23-Glu57）には，四糖構造がThr52のみに付加されており，Thr52の四糖構造が血小板凝集の活性中心であることがわかった．

近年われわれは，CRISPR-Cas9を用いたゲノム編集技術により種々の糖鎖合成不全株を作製した[12]．これらの細胞株を活用することにより，ポドプラニンのような糖タンパク質の機能解析が行えるだけでなく，抗体のエピトープ解析も可能となった．東北大学で樹立した糖鎖合成不全株については，AMEDプロジェクトの支援[13]として無償譲渡しており，ご興味のある方は細胞バンク[14]を参照していただきたい．

このPLAGドメインに付加された四糖構造ががん細胞特異的であれば，PLAGドメイン＋四糖構造が理想的な抗体医薬の標的となるはずであった．

❹ PLAGドメインの糖鎖はがん特異的か？

われわれは2007年，世界に先がけてポドプラニンとそのレセプターであるCLEC-2の相互作用を報告した（図1）[15][16]．この発見が，ポドプラニンの正常組織における機能解析のきっかけとなった．その後，ポドプラニンのPLAGドメイン＋四糖構造が，正常のリンパ管による血小板凝集に必須であり，リンパ管の発生に重要であることが報告された[17]．さらに，さまざまな免疫組織の機能において，PLAGドメインによる血小板凝集能が必要不可欠であることが証明された[18]～[21]．結論として，PLAGドメインの糖鎖はがん特異的ではなく，正常組織でも重要であることが明らかとなった．

2 ポドプラニンに対するモノクローナル抗体の開発

❶ ポドプラニンの機能解析から生まれたモノクローナル抗体NZ-1

これまでの詳細な機能解析の結果，がん細胞に高発現したポドプラニンによる血小板凝集を抑制する抗体を作製すれば，ポドプラニンによるがん転移を抑制できるという治療戦略が考えられた．さらに，ポドプラニンは，悪性脳腫瘍[22]，肺扁平上皮がん[23]，悪性中皮腫[24]，精巣腫瘍[25]などに高発現している．ポドプラニンが高発現しているがんは，どれも有効な治療法が見つかっていないものばかりであり，ポドプラニンに対する抗体医薬開発はとても重要な課題であった．

われわれは2006年に，ヒトポドプラニンに感度・特異度の高いモノクローナル抗体（クローンNZ-1）を開発した[26]．NZ-1は，感度・特異度が高いだけでなく，ポドプラニンによる血小板凝集やがん転移を有意に抑制した．NZ-1をヒトキメラ型抗体に改変し，マウス移植片モデルを用いた抗腫瘍効果や，カニクイザルを用いた安全性試験を次々に実施し，抗体医薬開発は順調であるかに思えた[27]．

❷ 抗体医薬としてのモノクローナル抗体開発の現実

ポドプラニンはリンパ管内皮細胞，Ⅰ型肺胞上皮細胞，腎ポドサイト，皮膚基底層など，複数の正常細胞に高発現している[28]．製薬企業からのアドバイスもあり，カニクイザルを用いた安全性試験を実施すれば，この問題は解決できると考えていた．実際，NZ-1のヒトキメラ型抗体（NZ-12）について，20 mg/kgの単回投与や10 mg/kgの4回投与を行っても，全く毒性などは観察されなかった．さらに，NZ-12の抗腫瘍効果や抗転移能も確認できたが，抗体医薬としての開発を断念しなければならない現実に直面した．

特集 次世代抗体医薬の衝撃

抗体医薬の開発には多額の予算がかかるため，アカデミア単独では不可能であり，製薬企業との共同開発が必須である．抗体医薬開発の最終目標を，基礎研究ではなく，患者を救う医薬品開発と設定した場合，製薬企業の"お墨付き"をいただかなければ，アカデミアでの研究開発を継続しても意味がない．残念ながら，製薬企業の立場からすると，NZ-1のように正常組織に強く反応し，大きな副作用が懸念されるモノクローナル抗体は，医薬品としての開発ができないと判断されてしまったのである．世界中のあらゆる製薬企業に相談したが，同じ意見であった．もっとも，前述のカニクイザルを用いた毒性試験については，製薬企業からのアドバイスで行ったのだが，毒性がなければその製薬企業との共同開発になるということではなかったようである．

実際，これはすべての標的分子についても該当することであり，医薬品開発を目標とした場合には，分子の機能解析をもとにしたモノクローナル抗体の開発には限界があった．もちろん，研究用試薬や診断薬の場合，話は別である．そこでわれわれは，独自の方法でがん特異的抗体を開発することに舵をきることにした．

3 ポドプラニンに対する がん特異的抗体の開発

❶ ポドプラニンにはがん細胞型や正常細胞型があるのか？

次に取り組んだのが，がん細胞と正常細胞の両方に発現しているポドプラニンには何らかの差があるのか？という疑問である．これまでの解析結果から，がん細胞と正常細胞のポドプラニンのアミノ酸配列は100%一致しており，1アミノ酸変異も検出されなかった．さらに調べたのは，翻訳後修飾であり，特に糖鎖修飾である．ヒトのポドプラニンはムチン型タンパク質であり，O型糖鎖が多数付加されている．それぞれのO型糖鎖を，レクチンマイクロアレイや質量分析計で解析をくり返したが，全く差を検出することができなかった．"おそらく"差があったとしても，糖鎖付加の不均一性から，レクチンマイクロアレイの特異度や質量分析計の感度では，がんと正常の差としては検出できな

かったものと考えられる．"おそらく"と記載したのは，その後，ポドプラニンのがん細胞型と正常細胞型を見分けるモノクローナル抗体の作製に成功し，実際にがん細胞だけに付加されている糖鎖が存在することを見事に証明したからである[29]．

近年，タンパク質上の糖鎖を狙い，効率よく診断・治療薬を創出するための糖鎖利用技術の開発は急速に進んでいる[30]．新規の糖鎖標的を見つけるため，これらの最新の糖鎖利用技術に大きな期待が寄せられている．次項からがん特異的な糖鎖の証明に至るまでの経緯を紹介する．

❷ 逆境のなかで模索したがん特異的抗体の可能性

常法に従えば，がん特異的抗体を作製するためには，がん細胞と正常細胞に発現している同一分子の差を検出し，その差を狙うであろう．例えばEGFRの場合，悪性脳腫瘍においてはEGFRのバリアントが欠失変異体として存在し，がん特異的バリアント（EGFRvⅢ）として知られている[31]．一方，ポドプラニンの場合，アミノ酸配列が全く同一であるため，糖鎖付加やリン酸化などの翻訳後修飾を狙う必要がある．質量分析計などの最新機器を駆使しても，がんと正常の差を見つけることができなかったため，"がん細胞型ポドプラニンが存在する"という仮説を立て，とにかく抗体を先につくってから，がん特異的糖鎖付加を証明するというストラテジーを考えた．しかしながら，そのような無謀なストラテジーは当初は全く認めてもらえず，なかなかプロジェクトとして実施できない（つまり研究費が獲得できない）期間が続いた．逆に，どんな研究室でも実施可能な，すなわち，予算もかからず特別な機器も必要ない方法を考え出すよい機会となった．

❸ がん特異的抗体のスクリーニング法の確立

まず，さまざまながん細胞株の糖鎖遺伝子（糖転移酵素やトランスポーター）を，リアルタイムPCRにより定量し，プロファイリングを行った[29]．各種がん細胞株と患者由来がん組織の糖鎖遺伝子プロファイリングを詳細に比較検討した結果，LN229という脳腫瘍細胞株が，ポドプラニンの発現に適していることを見出した．すなわち，LN229にポドプラニンを発現すると，正常細胞では付加されない糖鎖が付加されることがわかった．さらに，トランスフェクションによる導入効

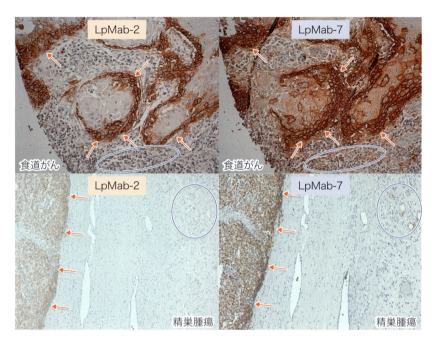

図2 がん特異的抗体の開発
食道がんと精巣腫瘍に対する免疫組織染色において，LpMab-2（左上図，左下図）とLpMab-7（右上図，右下図）は，ともに，がん細胞に対して反応性を示す（赤矢印）．一方，LpMab-2は正常組織には反応しないのに対し，LpMab-7は正常組織にも反応性を示す（青丸の中）．このように，同じ配列のタンパク質ががん細胞と正常細胞の両方に発現している場合は，がん特異的抗体はがん細胞のみを攻撃できる．

率が高いことや，細胞の増殖能が高いことなども，細胞の選択として重要な条件であった．

ポドプラニンの高発現株であるLN229/hPDPNをマウスに複数回免疫し，LN229/hPDPNに高い反応性を示す抗体を複数樹立した．さらに，ポドプラニンを内在性に高発現するがん細胞株（脳腫瘍細胞株LN319や肺がん細胞株PC-10）と，正常細胞株（リンパ管内皮細胞や腎上皮細胞HEK-293T）との差をフローサイトメトリーで検出した．また，ポドプラニンを高発現するがん細胞と正常細胞（リンパ管内皮細胞など）の両方が一つの切片に含まれているがん組織切片に対し，免疫組織染色を実施した．これらの複数のスクリーニングを用いることが，がん特異的抗体を樹立するための標準の方法となった．

❹ ポドプラニンに対するがん特異的抗体の樹立

前述の方法論を用いることにより，ポドプラニンに対するがん特異的抗体（クローンLpMab-2[29]やクローンLpMab-23[32]）の樹立に成功した．フローサイトメトリーでがん細胞株と正常細胞株の両方に高反応性のクローンLpMab-7は，免疫組織染色においてもがん細胞と正常細胞の両方に高い反応性を示した（図2）．すなわち，LpMab-7はがん細胞型ポドプラニンと正常細胞型ポドプラニンを見分けることはできず，これまでの抗ポドプラニン抗体の特徴である（図1）．一方，フローサイトメトリーでがん特異性を示したLpMab-2は，免疫組織染色においても，ポドプラニンを高発現するがん細胞には反応したが，ポドプラニンを高発現する正常細胞には反応しなかった（図2）．がん細胞と正常細胞に，全く同じアミノ酸配列のポドプラニンが高発現していても，がん細胞型ポドプラニンを特異的に検出することに世界ではじめて成功した．われわれは，このがん特異的抗体を作製する技術をcancer-specific mAb（CasMab®）法と命名した．この成功をきっかけとして，ポドプラニン以外にも，複数の膜タンパ

特集　次世代抗体医薬の衝撃

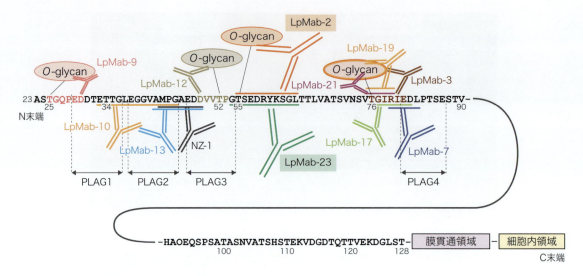

図3　がん特異的抗体のエピトープ解析

LpMab-2とLpMab-23は，O型糖鎖が付加すると予想されるThr55/Ser56を含む糖ペプチドをエピトープにもつ．その他の抗PDPN抗体（NZ-1，LpMab-3，LpMab-7，LpMab-9，LpMab-10，LpMab-12，LpMab-13，LpMab-17，LpMab-19，LpMab-21）のエピトープも示す．

ク質に対してがん特異的抗体の作製に成功している．

❺ LpMab-2/-23のエピトープ解析

　がん細胞特異性を示すLpMab-2/-23はどのようなエピトープを認識するのか，ということが次の興味となった．常法にしたがい，ポドプラニンの欠失変異体や点変異体を複数作製し，エピトープマッピングを行った．その結果，LpMab-2とLpMab-23の両方ともに，O型糖鎖が付加すると予想されるThr55/Ser56を含む糖ペプチドをエピトープにもつことがわかった（図3）[29]．すなわち，Thr55/Ser56に付加するO型糖鎖が，ポドプラニンのがん特異的糖鎖ではないかということが示唆された．一方，① LpMab-2/LpMab-23が実際にがん特異的糖鎖をエピトープの一部とするのか，あるいは，② がん特異的糖鎖がThr55/Ser56に付加することで糖ペプチドの立体構造が変化し，その構造変化を特異的に認識しているのか，のどちらなのかは決着がついておらず，今後のさらなる詳細な解析が必要である．

　われわれは最近，Thr55/Ser56以外にも，ポドプラニンのがん特異的糖鎖付加を複数発見している（未発表）．がん細胞への糖鎖付加には不均一性があり，糖鎖や糖ペプチドを標的としても，十分な効果が得られないのではないかという意見も聞かれる．一方，1つの分子上の複数のがん特異的糖鎖付加を標的とすることにより，これらの問題を解決できるとわれわれは考えている．

❻ LpMab-2/-23による抗腫瘍効果の検証

　LpMab-2/-23については，即座にヒトキメラ型抗体に改変し，in vitroでの抗体依存性細胞障害活性（ADCC）/補体依存性細胞障害活性（CDC）の評価や，マウス移植片モデルを用いた抗腫瘍効果の確認を行った[33)34)]．その結果，ヒトキメラ型LpMab-2/-23により，有意に抗腫瘍効果を発揮することがわかった．また，カニクイザルを用いた安全性試験においては，ヒトキメラ型LpMab-23による異常は全く観察されなかった．これらの検討により，ポドプラニンに対するがん特異的抗体は，正常組織には全く反応せず，がん細胞のみを攻撃する理想的ながん特異性をもつ抗体であることが証明された．この抗体を用いた臨床開発が次の重要なステップとなる．

❼ LpMab-23の診断薬としての可能性

　一方，口腔がんの臨床症例を用いた検討では，LpMab-23はがん細胞のみ反応性を示し，リンパ管などの正

常細胞には反応しなかった[32)35)36)]．さらに，LpMab-23による染色結果は，口腔がんの再発の予測因子として有用であることが示された[36)]．このように，LpMab-23は，診断薬としての可能性も示された．

■ おわりに

抗体作製法を見渡してみると，抗原の作製法，免疫動物の選別，動物への免疫法，アジュバントの選択，細胞融合法，シングルセルクローニング法，抗体遺伝子クローニング法など，種々の最先端の技術の組合わせにより，数えきれない抗体作製法が報告されてきた．さらに，低分子化抗体や二重特異性抗体など，あらゆるフォーマットの抗体が開発され，もはや抗体と言えば，通常のIgGという時代ではない．さらに，ADCやCAR-Tの技術だけを見ても，世界の多くの企業が新規開発にしのぎを削っている．一方，がん細胞を狙う際に忘れてはいけないのが，"がん特異性"である．本稿で紹介した"革新的"がん特異的抗体は，じつは，ごく平凡な方法の組合わせによって作製されたものであり，抗体作製の経験のある研究者であれば，誰でも実施可能である．それにもかかわらず，どこでも誰でも簡単に作製できるわけでもない"ノウハウ"がそこには存在するとわれわれは考えている．

革新的がん特異的抗体作製に必要なことは，病理学的観点から分子を俯瞰し，抗原作製からスクリーニングに至るすべてのステップに細かい工夫を凝らすことである．必ずしも，派手な新規技術は必要なく，古典的な技術を大切にすることで，新たな発見が生まれてくる．こうして作製したがん特異的抗体，すなわちCasMab®は，さまざまな新規技術と結びつくことにより，がん患者のQOLを重視した真の革新的抗体医薬へ繋がると信じている．

企業とアカデミアとの連携，すなわち"産学連携"の必要性が言われるようになって久しい．前述した通り，アカデミア単独での医薬品開発は不可能である．アカデミアで開発したシーズが企業での開発になかなかつながらないということは，"死の谷"という言葉でも表現される．"死の谷"を乗り越えるために，どのように"橋渡し"をするかという議論が多くなされてい

るが，果たしてその方向性でよいのだろうか？

現在われわれは，"死の谷"を"橋渡し"するのではなく，企業とアカデミアが"融合"する研究，すなわち"産学融合"のスタイルを実施している．アカデミアで開発した技術やシーズを企業に一方的に紹介するのではなく，最初から企業のニーズ，もっと言うと医療（患者さん）のニーズ（叫び）に対して研究や開発を実施するというスタイルである．理論を語るのは簡単であるが，これを実際に実施するためには，企業や現場の声にしっかりと耳を傾けなければならない．試行錯誤は続くが，是非，アカデミア発の抗体医薬をめざしていきたいと考えている．

文献

1）「モノクローナル抗体」（谷口 克／編），実験医学増刊 Vol.6 No.10，羊土社，1988
2）Watanabe M, et al：Cancer Res, 48：6411-6416, 1988
3）Sugimoto Y, et al：Cancer Res, 51：921-925, 1991
4）Kato Y, et al：J Biol Chem, 278：51599-51605, 2003
5）藤田直也，他：実験医学，23：353-358, 2005
6）Breiteneder-Geleff S, et al：Am J Pathol, 151：1141-1152, 1997
7）Retzbach EP, et al：Oral Oncol, 78：126-136, 2018
8）Sekiguchi T, et al：Oncotarget, 7：3934-3946, 2016
9）Toyoshima M, et al：Cancer Res, 55：767-773, 1995
10）Kaneko M, et al：J Biol Chem, 279：38838-38843, 2004
11）Kaneko MK, et al：FEBS Lett, 581：331-336, 2007
12）Kaneko MK, et al：Cancer Med, 6：382-396, 2017
13）創薬等先端技術支援基盤プラットフォーム（https://www.binds.jp/）
14）東北大学・加藤研究室・細胞バンク（http://www.med-to-hoku-antibody.com/topics/001_paper_cell.htm）
15）Suzuki-Inoue K, et al：J Biol Chem, 282：25993-26001, 2007
16）Kato Y, et al：Cancer Sci, 99：54-61, 2008
17）Bertozzi CC, et al：Blood, 116：661-670, 2010
18）Acton SE, et al：Immunity, 37：276-289, 2012
19）Acton SE, et al：Nature, 514：498-502, 2014
20）Astarita JL, et al：Nat Immunol, 16：75-84, 2015
21）Herzog BH, et al：Nature, 502：105-109, 2013
22）Mishima K, et al：Acta Neuropathol, 111：483-488, 2006
23）Kato Y, et al：Tumour Biol, 26：195-200, 2005
24）Abe S, et al：J Immunol, 190：6239-6249, 2013
25）Kato Y, et al：Oncogene, 23：8552-8556, 2004
26）Kato Y, et al：Biochem Biophys Res Commun, 349：1301-1307, 2006
27）Abe S, et al：Cancer Sci, 107：1198-1205, 2016
28）Breiteneder-Geleff S, et al：Am J Pathol, 154：385-

394, 1999
29) Kato Y & Kaneko MK：Sci Rep, 4：5924, 2014
30) 「糖鎖がついにわかる！狙える！」（植田幸嗣，久野 敦／編），実験医学 Vol.35 No.9, 羊土社, 2017
31) Lorimer IA, et al：Clin Cancer Res, 1：859-864, 1995
32) Yamada S, et al：Monoclon Antib Immunodiagn Immunother, 36：72-76, 2017
33) Kaneko MK, et al：Cancer Med, 6：768-777, 2017
34) Kaneko MK, et al：Monoclon Antib Immunodiagn Immunother, 36：104-112, 2017
35) Retzbach EP, et al：Oral Oncology, 78：126-136, 2018
36) Miyazaki A, et al：Oncotarget, 9：21156-21165, 2018

Profile

筆頭著者プロフィール

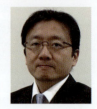

加藤幸成：博士（医学），博士（薬学），医師，薬剤師．1995年，東京大学薬学部卒業，'97年，東京大学大学院薬学系研究科修士課程卒業後，協和発酵工業株式会社（現在の協和発酵キリン株式会社）に入社．'99年，山形大学医学部医学科に入学し，在学中の2004年，東京大学大学院薬学系研究科で博士（薬学）を取得．'05年，山形大学医学部卒業，2006年，学術振興会特別研究員（PD），'08年4月，M.D. Anderson Cancer Center post-doctoral fellow，同年9月，Duke University Medical Center Senior Research Associate．'10年，山形大学医学部准教授，'12年，東北大学大学院医学系研究科地域イノベーション分野教授．'15年，山形大学医学系研究科にて博士（医学）を取得．'17年，東北大学未来科学技術共同研究センター教授，同・大学院医学系研究科抗体創薬研究分野教授（兼任），同・大学院医学系研究科抗体創薬共同研究講座教授（兼任）．

Book Information

トップジャーナル395編の「型」で書く医学英語論文

言語学的Move分析が明かした執筆の武器になるパターンと頻出表現

好評発売中

著／河本 健, 石井達也

論文を12のパート（Move）に分け, トップジャーナルを徹底分析！抽出されたMove別の書き方と頻出表現を解説！本書を読めばトップジャーナルレベルの優れた英語表現と執筆を劇的に楽にする論文の「型」が手に入ります．

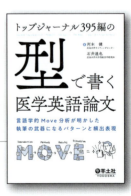

◆定価（本体2,600円＋税）
◆フルカラー　A5判　149頁
◆ISBN978-4-7581-1828-6

医学英語論文をもっと楽に！もっと上手く！

発行　羊土社

特集 次世代抗体医薬の衝撃

小型抗体の作製技術

有森貴夫，高木淳一

遺伝子工学の技術が発展し，タンパク質工学に関するノウハウも蓄積してきている現在では，さまざまな非天然タンパク質を人工的につくり出すことが可能となってきている．抗体分子は，医療分野や研究分野におけるその利用価値の高さに加え，複数のIg（immunoglobulin）フォールドから構成されているという構造的特徴から，実に多様な分子形態の人工組換え抗体が創出されている．本稿では，このような「抗体工学」の基本となる技術の一つである小型抗体作製技術について解説する．

> **キーワード**　Fab，scFv，重鎖抗体，nanobody，Fv-clasp

■ はじめに

　抗体は，医薬品開発において今や欠かせない分子であり，現在では70品目ほどの抗体医薬品が世界で使われている．これまでに医薬品として承認されている抗体分子は，すべてIgGに由来するもので，その大半は"全長の"IgG分子が用いられている．全長抗体が重用される理由として，FcRn（neonatal Fc receptor，胎児性Fc受容体）を介したリサイクリングにより血中半減期が長いことや，Fcを介したエフェクター機能を利用した抗体医薬品の作製が可能なことなどがあげられる．しかし，全長抗体を用いた従来の抗体医薬品には，標的抗原の枯渇，分子量が大きいことによる組織浸透性の低さ，高額な製造コストなど，課題も多い．したがって，これからの抗体医薬品には，低コスト化，高機能化，多機能化などが求められている．そのための基盤となる技術の一つが抗体の小型化である．

　IgG分子は，2本の重鎖と2本の軽鎖から構成され，Igフォールドとよばれる約12.5 kDaの構造単位が，重鎖は4個，軽鎖は2個連なった構造をしている（**図1A**）．したがって分子全体では12個のIgフォールド，すなわち150 kDa以上の大きさとなる．Y字構造の両腕の先端には，それぞれ3つのCDR（complementarity determining region，相補性決定領域）ループが存在し，その配列の多様性により個々の抗体分子の抗原特異性が創出されている．抗原結合に直接関与するのはCDRを含むV_HおよびV_Lであるため，小型抗体を作製するためには，いかにこれらの抗原結合ドメインの構造を保持したまま小型化するかがポイントとなる．

1 従来の小型抗体（Fab，scFv）

　抗体を小型化する方法としては，古くからパパインやペプシンといったタンパク質分解酵素（最近ではより特異性の高いIdeS[1]なども用いられている）で抗体を切断する方法が用いられていた（**図1**）．その後，1980年代になると遺伝子工学技術が著しく発展し，組換え小型抗体も大腸菌を用いて生産できるようになってきた．1988年には，組換え小型抗体の大腸菌生産技術に関する重要な論文が立て続けに報告された．まず，2本のポリペプチド鎖から構成されるFabおよびFv断片（**図1B**）を，活性のある状態で細菌の細胞表層のペ

Engineering antibody fragments
Takao Arimori/Junichi Takagi：Institute for Protein Research, Osaka University（大阪大学蛋白質研究所）

特集　次世代抗体医薬の衝撃

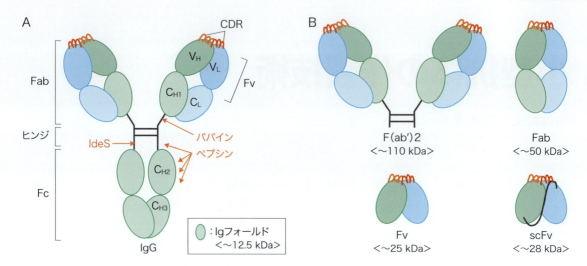

図1　抗体の基本構造とその小型抗体の構造
重鎖を緑，軽鎖を青で示す．**A**）抗体の全体構造．各種酵素による切断部位を矢印で示す．ヒンジの下部で切断するペプシンやIdeSではF（ab'）2が得られ，ヒンジの上部で切断するパパインではFabが得られる．**B**）小型抗体の構造．

リプラズム領域に分泌発現できることが2つのグループから示された[2)3)]．どちらにおいても1つのプロモーターの下流に，シグナル配列を付加させた2種の抗体遺伝子（重鎖由来と軽鎖由来）をタンデムに並べることで，大腸菌での分泌発現を実現している．しかし実際には，Fv断片の多くはV_HとV_Lの相互作用が非常に弱く不安定であり，生産が困難である．また，Fabは分子の安定性は高いが，分子内に5つのジスルフィド結合を持つことから，タンパク質が折りたたまれる際にジスルフィド結合の掛け違いを起こしやすいため，大腸菌での生産は容易ではなく，生産効率がきわめて悪いことが多い．そこで，これらの問題を解決するために発明されたのが，同じく1988年に発表されたscFv（single chain Fv，単鎖Fv）である（**図1B**）[4)5)]．scFvは，V_HとV_Lをペプチドリンカーでつなぎ一本鎖にすることでこの両者が解離するのを抑制したもので，これにより多くの抗体において活性のあるFv断片（scFv）が大腸菌で生産できるようになった．scFvは代表的な組換え小型抗体のフォーマットとして，30年経った今でも広く用いられているが，抗体によっては凝集，不安定化，抗原結合活性の低下，さらには生産ができない，といった問題が生じることが知られている．

2　重鎖抗体とnanobody

抗体は基本的にはV_HとV_Lが抗原認識にかかわっているため，最も小さい断片であるFvでも分子量は約25 kとなる（**図1B**）．V_HやV_Lのみを単独で利用する試みもなされているが，広く応用されるには至っていない[6)]．しかし，1993年，ラクダ科動物が重鎖のみから構成された抗体を天然に持っていることが発見され（hcIgG, heavy chain IgG），その抗原結合には単一ドメイン，すなわちV_{HH}のみが関与することがわかった（**図2A**）[7)]．さらに2003年には軟骨魚類（サメなど）からも別のタイプの重鎖抗体が発見されている（IgNAR, new antigen receptor, **図2A**）[8)]．これらの重鎖抗体の抗原結合ドメインは，約12〜15 kDaと非常に小さいためnanobodyともよばれ，発見以来その研究が精力的に行われている（**図2B**）．特に，ラクダ科のV_{HH}ドメインはヒトV_Hとの配列相同性が高いため容易にヒト化できることから，医薬品としての応用も期待されている[9)]．V_{HH}抗体は従来の抗体と比べて抗原に対する親和性が高く，熱やpHに対する安定性もきわめて高い．さらに，改変も容易で，バクテリアを用いて低コストで大量生産ができるため，産業利用におけるポテンシャルは非常に高い．しかし，ラクダ科の動物（アルパカ

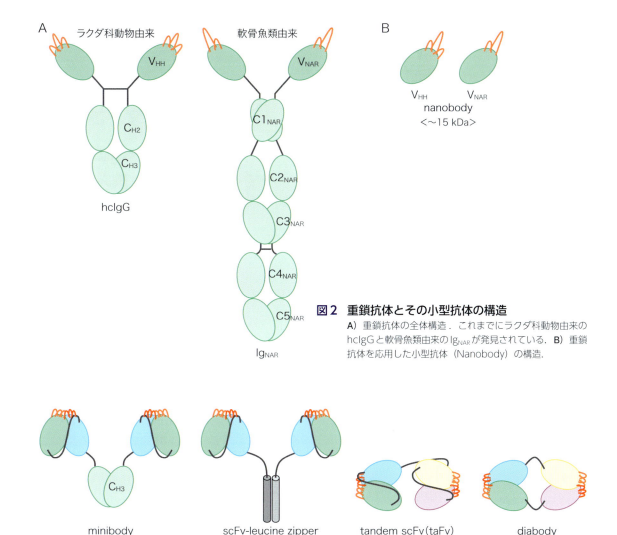

図2 重鎖抗体とその小型抗体の構造
A) 重鎖抗体の全体構造．これまでにラクダ科動物由来のhcIgGと軟骨魚類由来のIg$_{NAR}$が発見されている．**B)** 重鎖抗体を応用した小型抗体（Nanobody）の構造．

図3 scFvを利用した人工組換え抗体の例
scFvを応用した多価抗体や多重特異性抗体のデザインが数多く報告されている．

など）の飼育が高額で容易ではないことや，免疫に必要な抗原量が多いことなどがネックとなっており，ライブラリー法による低コストかつ迅速なV$_{HH}$抗体作製技術などの開発が進められている[10]．

3 小型抗体の医薬品への応用

小型抗体を利用した医薬品として，Fabを用いたものが国内でもすでに3品目承認されている．しかし，Fabのように Fc をもたない小型抗体が用いられる場合，血中半減期の短さが問題となる．これは，FcRnを介したリサイクリングを受けないだけでなく，糸球体濾過によりすぐに消失してしまうためである．そのため，全長IgGの血中半減期が数週間程度であるのに対し，scFvやnanobodyの血中半減期は数時間程度ときわめて短く，Fabでも1日に満たない[11]．そこで，体内動態を改善する手法が開発されている．PEG（polyethylene glycol）化はその代表的な手法で[12]，血中半減

特集　次世代抗体医薬の衝撃

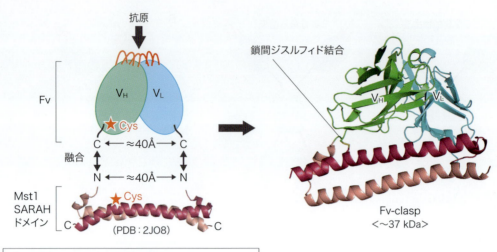

図4　Fv-claspのデザインと立体構造
Fv-claspはV_HとV_LのC末端に逆平行コイルドコイルを形成するSARAHドメインを融合した新規の小型抗体フォーマット．実際に決定したFv-claspのX線結晶構造を右に示す（PDB：5XCT）．

期を伸ばすだけでなく，免疫原性の低下や溶解性の改善なども期待でき，実際にリウマチ治療薬であるcertolizumab pegol（PEG化Fab'）に応用されている．一方，scFvやnanobodyについては，これらを単独で医薬品として用いる試みもなされているが，改変のしやすさなどから，多重特異性抗体などの次世代抗体医薬品開発への応用も期待されている．特に，scFvを利用した人工組換え抗体のフォーマットは非常に多様なものが開発されており（図3）[13)14)]，海外ではすでにscFvを2分子繋げてつくられたBiTE（bi-specific T-cell engager）抗体であるblinatumomabが承認されている．

4　新規小型抗体フォーマット「Fv-clasp」

　nanobodyのように基本的なIgG分子を利用しない小型抗体の開発も行われているが，IgG分子の応用が今後もメインストリームであることに変わりはないだろう．しかし，前述のようにFabやscFvは，バクテリアでの生産性や分子の安定性などに問題が生じることが少なくない．そこで最後に，われわれが開発した新しい小型抗体のフォーマット「Fv-clasp」について紹介したい．

　Fv-claspは，V_HとV_LのC末端に，抗体とは全く関係のないヒトMst1という分子がもつSARAHドメインを融合したものである（図4）．SARAHドメインの立体構造は2007年に最初に報告されたが，これが実に都合のよい構造だった[15)]．SARAHドメインは短長2本のαヘリックスのみで構成され，そのうち長いヘリックスが逆平行のコイルドコイルを形成し二量体構造をつくる（図4）．N末端側の短いヘリックスは特定の角度で折れ曲がっており，二量体構造中のN末端間の距離は，V_HとV_LのC末端間の距離とほぼ一致した．そこでわれわれは，V_HとV_LのそれぞれのC末端にSARAHドメインの配列を融合し，さらに2本のポリペプチド鎖の間にジスルフィド結合を導入することで，Fvの構造の安定化を試みた．"Fv"をSARAHドメインという"留め金（clasp）"で安定化させていることから，このフォーマットを「Fv-clasp」と名付けた[16)]．これまでにヒト，マウス，ラット由来の20種以上の抗体について大腸菌発現系によるFv-claspの調製（封入体として発現させた後，リフォールディング）を試みたが，全てにおいて単一のプロトコルで簡単に調製することができた．しかもこれらのなかには，scFvの調

製ができない抗体が含まれていることも注目すべき点である．さらに，Fv-claspは抗原結合活性を保持しているのはもちろんのこと，対応するscFvと比べて4〜11.5℃も高い変性温度（Tm値）を示した．また，結晶化実験においてもFv-claspはFabやscFvと比べて優れた性質を示し，Fv-claspは非常に均一な立体構造を有していることが示唆された．

Fv-claspについては，研究用ツールとしてすでに多くの研究者に利用していただいているが，ヒトのタンパク質由来のSARAHドメインを利用していることから免疫原性が低いと予想されるため，抗体医薬のフォーマットとしても応用可能であると考えられる．また，大腸菌発現系を用いて簡単につくれ，熱安定性が高いことも産業利用におけるメリットである．

おわりに

近年，抗体医薬品のデザインが多様化・複雑化しているなか，小型抗体はそのような特殊な抗体医薬をつくる際のパーツとしても重要な役割をもつ．しかしこれまで，小型抗体のフォーマットとしてはFab，scFv，nanobody以外，選択肢がほとんどなかった．われわれが開発したFv-claspは，FabとscFvの"良いとこ取り"をしたような性質を持ち，少なくとも研究ツールとしてはさまざまな点で有用性が示されている．Fv-claspを医薬品に応用するにはまだまだ多くのハードルがあるが，将来，Fv-claspが医薬品における小型抗体フォーマットの第4の選択肢となることを期待している．

文献

1) von Pawel-Rammingen U, et al：EMBO J, 21：1607-1615, 2002
2) Skerra A & Plückthun A：Science, 240：1038-1041, 1988
3) Better M, et al：Science, 240：1041-1043, 1988
4) Bird RE, et al：Science, 242：423-426, 1988
5) Huston JS, et al：Proc Natl Acad Sci U S A, 85：5879-5883, 1988
6) Ward ES, et al：Nature, 341：544-546, 1989
7) Hamers-Casterman C, et al：Nature, 363：446-448, 1993
8) Dooley H, et al：Mol Immunol, 40：25-33, 2003
9) Iezzi ME, et al：Front Immunol, 9：273, 2018
10) Yan J, et al：J Transl Med, 12：343, 2014
11) Chames P, et al：Br J Pharmacol, 157：220-233, 2009
12) Weir AN, et al：Biochem Soc Trans, 30：512-516, 2002
13) Maynard J & Georgiou G：Annu Rev Biomed Eng, 2：339-376, 2000
14) Holliger P & Hudson PJ：Nat Biotechnol, 23：1126-1136, 2005
15) Hwang E, et al：Proc Natl Acad Sci U S A, 104：9236-9241, 2007
16) Arimori T, et al：Structure, 25：1611-1622, 2017

Profile

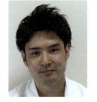

有森貴夫：大阪大学蛋白質研究所助教．2010年，熊本大学大学院薬学教育部博士後期課程修了．日本原子力研究開発機構量子ビーム応用研究部門博士研究員，大阪大学蛋白質研究所特任研究員を経て，'17年より現職．X線結晶構造解析を専門とし，現在は，Fv-claspの開発と，Fv-claspをはじめとする小型抗体を利用した難結晶性タンパク質の構造解析を研究テーマとしている．

特集 次世代抗体医薬の衝撃

親和性ペプチドを用いた部位特異的修飾法による抗体の高機能化技術

伊東祐二，金山洋介，林　良雄

次世代の抗体医薬の創製をめざした抗体のさらなる高機能化の手法として，親和性ペプチドを用いた化学修飾による部位特異的な抗体の修飾法（CCAP法）を開発した．本法は，親和性ペプチドにあらかじめ，抗体の高機能化のためのペイロードを導入しておけば，抗体と混合するだけで，抗体の機能を損なうことなく部位特異的にかつ定量的に，共有結合でのペイロードの導入が可能である．この技術による抗体の高機能化の例として，抗体薬物複合体とPETイメージングのための金属キレート剤付加抗体の作製とその利用について紹介する．

キーワード　抗体医薬，親和性ペプチド，部位特異的修飾，抗体薬物複合体，コンジュゲート

■ はじめに―CCAP法とは

　抗体医薬は，がんや自己免疫疾患を含めた幅広い領域できわめて効果的な分子標的治療薬として，その地位を確立してきた．抗体の特徴として，その抗原に対する高い特異性に加え，治療効果の発揮において有用ないくつかのエフェクター機能を有していることが挙げられる．Fc（Fc crystallzable）を介した抗体依存性細胞傷害活性（ADCC, antibody dependent cellular cytotoxicity）や補体依存性細胞傷害活性（CDC, complement dependent cytotoxicity）は，がん細胞を殺傷するうえでの重要なエフェクター機能である．さらに，抗体分子の抗原認識部位を2カ所もつ（2価である）ことから，細胞表面の受容体特異的な抗体では，受容体を細胞表面で架橋することで細胞内へのシグナルを伝達するアゴニストとしてや，細胞表面の受容体とそのリガンド間の相互作用を阻害して，その薬剤としての機能を発するアンタゴニストとして使用されている．

　このように薬剤としては，高い標的能と多様なエフェクター機能を併せもつ特徴があるのが抗体医薬であるが，抗体のさらなる高機能化が化学修飾によって達成されている．例えば，ペイロード※（キレート剤を介した放射性核種や抗がん剤等の低分子の薬剤）を付加した抗体を用いることで，高いがん細胞選択性をもった抗がん剤（抗体薬物複合体，ADC, antibody–drug conjugate）[1]や，放射性核種を使ったPET（positron emission tomography）[2]やSPECT（single photon emission computed tomography）イメージング[3]によるがんの診断薬である．このようなペイロードと抗体のコンジュゲートにおいて利用されているのが，抗体分子表面のLysのアミノ基を利用してペイロードをアミンカップリング反応で修飾したもの（ADCではKADCYLA®, trastuzumab emtansine）[1]や，抗体のヒンジ部位のジスルフィド結合（SS結合）を還元後，マレイミドなどのチオール基特異的修飾によってつく

> ※　ペイロード
> もとは積載物といった意味であるが，抗体医薬の場合，抗体に結合する（低分子の）薬物のことを指す．

Functionalization of antibodies by site-specific modification using affinity peptide
Yuji Ito[1]/Yousuke Kanayama[2]/Yoshio Hayashi[3]：Graduate School of Science and Engineering, Kagoshima University[1]/RIKEN Center for Biosystems Dynamics Research[2]/Tokyo University of Pharmacy and Life Sciences[3]（鹿児島大学大学院理工学研究科[1]/理化学研究所生命機能科学研究センター[2]/東京薬科大学薬学部[3]）

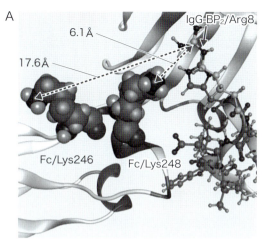 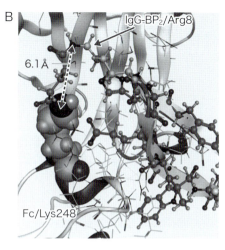

図1 IgG-BPを使ったIgG標識のためのCCAP法のデザイン
IgG-BP₁とFcの複合体のコンタクト部分の構造（A）とIgG-BP₂のLys8のεアミノ基とFcのLys248のεアミノ基間のグルタル酸による架橋構造モデル（B）．

られたADC（ADCETRIS®，brentuximab vedotin 等）[4]が臨床で使用されている．このような化学修飾によるペイロードの付加[5]は，アミンカップリングの場合，抗原結合部位への修飾によって抗体の結合活性が損なわれたり，抗体薬物比（DAR，drug-antibody ratio）の制御が難しいなどの問題がある．また，ヒンジ部位のSS結合の還元は，投与後の血中での安定性に影響を与えることが懸念される．

われわれは，このような化学修飾によるコンジュゲートにおけるリスクやデメリットを回避するため，ヒトIgGのFcに特異的に結合するアフィニティペプチド（17残基からなるIgG結合ペプチド）を用いて，部位特異的な修飾技術（CCAP法，chemical conjugation by affinity peptide）を開発した．本稿では，この手法の概要を述べるとともに，その応用例としてのADCならびに抗体のキレート剤を介した放射性核種標識によるがんのPETイメージングの結果について紹介する．

1 CCAP法による抗体修飾

このCCAP法に使用しているIgG結合ペプチドは，T7ファージ提示系を使ったランダムペプチドライブラリ（$X_3CX_{7-9}CX_3$）から[6]，ヒトIgG₁のFcに対するバイオパンニングによって単離され，その後，変異改良を加えて得られたペプチドIgG-BP₁（GPDAYHRGELVWCTFH）であり，ヒトIgG₁に対して，$K_d = 9$ nMで結合する（特許 国際公開番号：WO2013027796）．このペプチドとヒトIgG₁-Fcとの複合体のX線結晶解析を行った際のコンタクト領域の構造を図1Aに示した．ここで気づいたのは，IgG-BP₁のArg8の側鎖が，FcのLys248あるいはLys246に隣接していることであった．そこで，このArg8をLysに変換できるのであれば，変異ペプチド（IgG-BP₂：GPDCAYHKGELVWCTFH）のLys8の側鎖のεアミノ基と，FcのLys248もしくはLys246の側鎖のεアミノ基を2価性の架橋剤で架橋できるのではというアイデアをもった．実際に，複合体のX線結晶構造をもとに，グルタル酸によって架橋されたモデル構造でも，ほとんどエネルギー的に不利な原子間の接触はみられなかった．

そこで，実際にコンジュゲートのための試薬（IgG標識ペプチド試薬）をデザインした．デザインしたIgG標識試薬の構造と，反応スキームを図2に示した．検出用にN末端ビオチン-PEG₄化を行い，C末端をアミド化したIgG-BP₂のLys8をDSG（disuccinimidyl glutarate）にて修飾し，サクシイミジルグルタル化（SG化）を行い，IgG標識ペプチド試薬とした．pH 5.5もしくはpH 7.0の緩衝液中にて，ヒトIgG₁抗体の3倍当量のモル比の添加で，わずか10分程度で，IgGの

特集 次世代抗体医薬の衝撃

ビオチン-PEG₄-IgG-BP₂（GPDCAYHKGELVWCTFH）-NH₂

↓ in DMSO ← DSG(or DSS)

ビオチン-PEG₄-IgG-BP₂（GPDCAYHKGELVWCTFH）-NH₂

IgG標識ペプチド試薬（SG化IgG-BP₂）

図2　IgG-BPのIgG標識試薬の調製

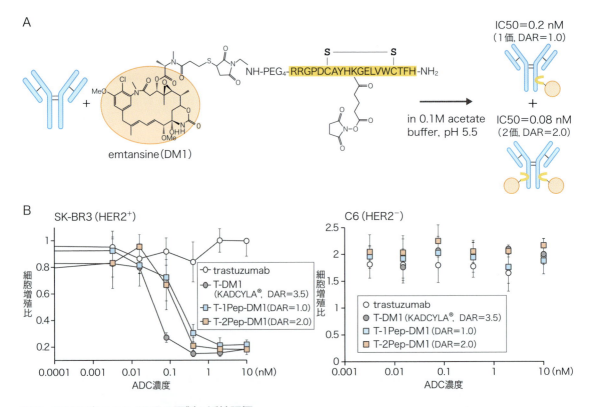

図3　CCAP法によるADCの調製と活性評価

CCAP法によるtrastuzumabとDM1とのADCの作製（A）と，ヒト乳がん細胞株SK-BR3（HER2⁺）とラットグリア芽腫細胞株C6（HER2⁻）に対する調製したADCの細胞増殖抑制（B）．KADCYLA®は，ポジティブコントロールとして用いた．

親和性ペプチドを用いた部位特異的修飾法による抗体の高機能化技術

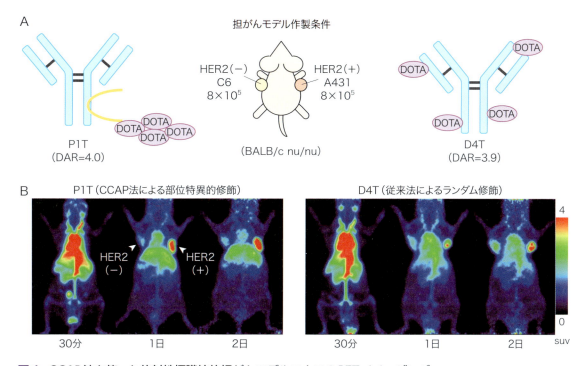

図4 CCAP法を使った放射性標識抗体担がんモデルマウスのPETイメージング
CCAP法を使ったDOTA標識抗体（P1T）と従来のアミンカップリングによるランダム修飾（D4T）によるDOTA修飾抗体（A）と担がんモデルマウスを使ったP1TならびにD4Tの^{64}Cu標識によるPETイメージング像（B）．

重鎖の90％以上に，IgG結合ペプチドの付加が，SDS-PAGEならびに質量分析により確認された（本稿ではデータは示していない）．

この技術を使うと，IgG-BP$_2$のN末端に種々のペイロードをIgG標識ペプチド試薬に付加することで，中性付近でIgG標識ペプチド試薬と抗体を混合する1段階の反応だけで，抗体に新たな機能を付与することができる（特許 国際公開番号：WO2016186206）．

2 CCAP法によるADCの作製と評価

一つの応用として，ADCの作製に利用した結果について紹介する．ペイロードとしてチューブリン合成阻害剤であるemtansine（DM1）を付加したIgG標識ペプチド試薬を合成した．図3Aに示すように，IgG-BP2のN末端に連結したPEG$_4$-マレイミド基を介して，DM1のチオールを反応させ，続けてDSGでIgG-BP$_2$のLys8をSG化した．これをpH5.5にて，モル比で3倍等量のDM1-IgG標識ペプチド試薬をtrastuzumab（抗HER2抗体）に添加後，1時間反応させ，未反応ならびに1価，2価のIgG標識ペプチド試薬が付加した生成物を陽イオン交換カラム上にて分離，精製した．

得られた1価，2価のADCのヒト乳がん細胞株SK-BR3（HER2$^+$）に対する細胞増殖抑制活性をMTT法で評価した結果を図3Bに示す．1価，2価のADC（それぞれ，DAR＝1.0, 2.0）のIC$_{50}$値は，0.2, 0.08 nMであり，trastuzumab emtansine（KADCYLA$^®$，DAR＝3.5）のIC$_{50}$＝0.04 nMに比べて高いものの，KADCYLA$^®$のDARが3.5であることを考えると，低いDARでも十分に高活性なADCが作製できていると考えている．一方，HER2$^-$細胞であるC6細胞に対しては，使用した薬剤濃度下では，全く細胞増殖抑制はみられなかった．今後は，抗体の物性を損なわない形で，どれだけ多くの薬剤を導入できるかが，有効なADCの作製の成否のカギを握ると考えている．

特集 次世代抗体医薬の衝撃

3 CCAP法によるPETイメージングのためのキレート標識

がんの診断において，放射性核種を使ったPETやSPECT法による診断が行われている．抗体を使ったこれらの手法によるがんの診断には，抗体に放射性金属核種を標識するためのキレート剤のコンジュゲートが必要となる．そこで，われわれも，CCAP法を使った金属キレート剤（DOTA, 1,4,7,10-tetraazacyclodo-decane-1,4,7,10-tetraacetic acid）の修飾と，放射性核種標識による担がんマウスモデルを用いたがんのPETイメージングを試みた．ADC作製と同様な方法で，キレート剤であるDOTAを4つIgG–BP$_2$のN末端に連結したIgG標識ペプチド試薬を調製した．これをtrastuzumabにCCAP法で結合後，ペプチド試薬が1つのみ結合した1価の生成物を陽イオン交換クロマトグラフィーにて精製した．1価生成物P1Tを放射性核種^{64}Cuで標識し，HER2$^+$細胞株A431ならびにHER2$^-$細胞株C6細胞を移植した担がんヌードマウスに静注後，PETイメージングを行った．結果を図4に示す．投与後，約1～2日においては，C6細胞への集積はほとんどみられず，HER2陽性のA431細胞への高い集積がみられ，がんのイメージングができていることがわかった．一方，対照実験で用いた，CCAP法によらずNHS-DOTA（tetraazacyclododec-ane-tetraacetic acid mono-N-hydroxysuccinimide ester）試薬を用いたアミンカップリングによるランダム法にて修飾した抗体D4T（DAR＝3.9）では，明らかにCCAP法によるものよりもがん組織への集積率が低いことから，CCAP法による修飾法の優位性が示された．ランダム法による抗体の集積率の低さの理由としては，ランダム修飾による抗原結合性の低下もしくは，他の組織への非特異的な結合によるがん組織への標的能の低下があげられる．

■ おわりに―CCAP法のさらなる応用

本稿では，CCAP法の概要と，その応用としてのADCの作製ならびにPETイメージングのためのキレート剤修飾抗体の調製，ならびのその機能評価について紹介した．CCAP法は，薬物やキレート剤などの低分子化合物だけでなく，酵素や低分子抗体（抗体フラグメント），さらには核酸などの生体高分子の連結も可能であり，これらの連結による新たな機能をもった抗体医薬群の創製が期待される．また，同様な方法で，検査試薬や研究試薬用の抗体の簡便・安全かつ定量的な標識技術，さらには材料表面へのタンパク質の固定化技術への利用も期待できる．

ここでは，抗体の標識に関するCCAP法を紹介したが，このCCAP法は，抗体以外の標的タンパク質の部位特異的標識にも適用が可能であり，ある程度の親和性（Kd＝数nM～数μM）をもったアフィニティペプチドとその複合体の立体構造情報があれば，類似のデザイン手法によるタンパク質の標識技術を確立できる．さまざまな分野でのさらなるCCAP技術の展開を期待したい．

文献

1) Lewis Phillips GD, et al：Cancer Res, 68：9280-9290, 2008
2) Keyaerts M, et al：J Nucl Med, 57：27-33, 2016
3) Bejot R, et al：J Labelled Comp Radiopharm, 55：346-353, 2012
4) Francisco JA, et al：Blood, 102：1458-1465, 2003
5) Panowski S, et al：MAbs, 6：34-45, 2014
6) Khan KH, et al：J Pept Sci, 23：790-797, 2017

参考図書

伊東祐二：ヒトIgG特異的化学修飾技術による機能性抗体医薬の創出, 細胞, 48：172-176, 2016

Profile

筆頭著者プロフィール

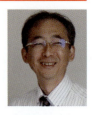

伊東祐二：現職は，鹿児島大学理工学研究科理学系教授〔博士（薬学）〕．1990年に九州大学薬学研究科修了後，同助手，'97年に鹿児島大学工学部助教授，理工学研究科（工学系）准教授を経て，2010年より現職．研究テーマは，ファージライブラリーを使った機能性抗体・ペプチドのデザインと，それらの組合わせによる新しいバイオ医薬品の創出研究．現在，AMED革新的バイオ医薬品創出基盤技術開発事業（H26-30）「ヒトIgG特異的修飾技術による多様な機能性抗体医薬の創出」にて，研究代表者を務める．

特集 次世代抗体医薬の衝撃

コンピュータ技術による抗体分子設計

黒田大祐，津本浩平

今や日常生活にコンピュータは欠かせない時代になった．生命科学や創薬の現場においても同様である．コンピュータの役割は，研究現場をより効率化し，快適にすることにある．低分子化合物の分子設計と比べると，コンピュータを用いた抗体研究の歴史は浅い．しかし，近年のハード・ソフト両面でのコンピュータ技術の進展は目覚ましく，分子モデリング技術を用いたタンパク質の物性改変は日常的になりつつある．本稿では，そうしたコンピュータ技術の内側を紹介し，その現状と課題を概観する．

キーワード	抗体工学，タンパク質設計，構造活性相関，分子モデリング，サンプリング，スコアリング，データベース

■ はじめに

近年のコンピュータ技術の発展により，コンピュータを用いた抗体の合理的な分子設計が可能になりつつある．コンピュータを用いることで，創薬の過程でかかる時間やコストの短縮が期待できる．熱安定性，凝集性，溶解性，抗原性，親和性，特異性など，おのおのの状況に応じて改善したい物性はさまざまであるが，これまでに論文レベルでは複数の物性改変の成功例が報告されている．本稿では特に，コンピュータ技術を用いた抗体設計の技術的側面に焦点をあて，その現状と課題を概観する．

1 医薬品分子設計の歴史

コンピュータを活用した分子設計の歴史は古く，低分子医薬品の開発では，さまざまなコンピュータ技術が古くから活用されてきた．抗体医薬品と比べると，低分子医薬品はその分子サイズが小さい．そのため，

分子設計に関する計算コストは比較的低い．現在のような大型のスーパーコンピュータが利用できない時代でも，計算対象として扱うことができたのである．分子設計は，薬剤標的となるタンパク質の立体構造情報を必要とするかどうかで，Ligand-Based Drug Design（LBDD）と Structure-Based Drug Design（SBDD）に分類される．初期の分子設計では，LBDD が主流であった．Hansch-Fujita 法に代表される定量的構造活性相関（QSAR）研究がその代表例である[1]．ここでは，分子の分配係数や立体効果など，さまざまな物性を独立変数に，活性を従属変数として回帰分析が行われる．そして，置換基ごとの物性データを統計処理することで，リード化合物の活性を最適化するために，化合物の構造をどのように変化させたらよいのかを，ある程度推定することができる．

一方，近年，タンパク質の立体構造情報が爆発的に増加しており，コンピュータを用いた分子設計では，SBDD が主流になっている．低分子化合物は，タンパク質表面の小さなポケットに結合することが多く，標

Current status of computer-aided antibody design
Daisuke Kuroda[1,2]/Kouhei Tsumoto[1,3] : Medical Device Development and Regulation Research Center, School of Engineering[1]/Department of Bioengineering, School of Engineering[2]/Medical Proteomics Laboratory, Institute of Medical Science[3]/The University of Tokyo（東京大学工学系研究科医療福祉工学開発評価研究センター[1]/バイオエンジニアリング専攻[2]/医科学研究所疾患プロテオミクスラボラトリー[3]）

特集　次世代抗体医薬の衝撃

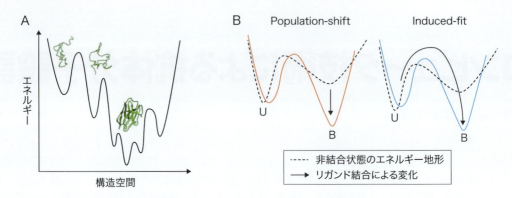

図1　タンパク質の（A）フォールディング・ファネルと（B）分子認識機構
　A）タンパク質のフォールディング・ファネル．タンパク質は構造ごとに異なるエネルギーをとる．天然状態の構造がエネルギー的にも最安定となっている．B）タンパク質の分子認識機構．Population-shift（Conformer selection）では，タンパク質は非結合状態（アポ体）でさまざまな構造間での平衡状態にあると考える．結合相手が，ある特定の構造を「選択（selection）」し，その構造が最安定構造となる．一方，Induced-fitの考え方では，相手と結合することで初めて，構造変化が起こり，その結果，最安定構造が誘導される．つまり，相手との結合前の構造変化がPopulation-shiftであり，結合後の構造変化がInduced-fitである．いずれにせよ，最終的な最安定構造は同じである．そこに至るまでのプロセスが異なる．しかし，この2つの分類は極端なものであり，実際のタンパク質の分子認識では，程度の差こそあれ，この両方の仕組みが働いていると考える方が自然である．

的タンパク質の構造情報を活用することで，より高い活性と選択性をもつ医薬品候補化合物を設計することが可能である．それでは，こうしたSBDDによるアプローチは，低分子化合物の何百倍もの分子量をもつ抗体の分子設計にも適用できるのだろうか？

2　タンパク質の配列-構造-機能相関

　低分子化合物と同様に，タンパク質の構造活性相関の研究もさかんに行われてきた．しかし，低分子化合物と異なり，タンパク質はより複雑な高次構造をもつ．タンパク質の立体構造は，その一次配列により決められている．そこで，まずはタンパク質の配列-構造相関に目を向ける必要がある．こうした背景のなか，タンパク質のフォールディング研究は，実験・理論の両面で活発に研究が行われてきた．そこから得られた「フォールディング・ファネル理論」は現在のタンパク質モデリング技術の基礎となっている（図1A）．しかし，タンパク質のフォールディング過程はいまだに未知の部分が多く，アミノ酸配列のみから，コンピュータ上でのフォールディング計算によりその立体構造を得ることは，後述するような特殊な条件を除くと，難しい．
　一方，タンパク質の機能に目を向けると，増加し続けているタンパク質複合体の立体構造を比較し，相互作用に関する「ルール」を帰納的に抽出しようという試みがなされてきた[2)〜4)]．こうした博物学的な一連の研究から，① 相互作用面には非極性のアミノ酸が多い，② 相互作用形成に重要なホットスポットとなるアミノ酸はArg/Trp/Tyrが多い，③ ホットスポットは相互作用面の中央付近に位置することが多く，その周囲には親水性アミノ酸が多く存在し，ホットスポットを水分子から保護している（O-ring仮説）ことなどが明らかにされてきた．また，一般のタンパク質複合体と抗体-抗原複合体を比較すると，その相互作用面のアミノ酸組成が異なることも報告されている．前述したフォールディング・ファネル理論は，タンパク質の機能に関する議論にも適用されており，Population-shift（Conformer selection）やInduced-fitなどの分子認識機構は，しばしばファネル理論を用いて説明される[5)]（図1B）．こうした知見に基づき，コンピュータを用いた分子モデリング技術による，タンパク質（抗体）のSBDDも可能になりつつある．

3　抗体設計を可能にする分子モデリング技術

　タンパク質のモデリング技術は，通常「サンプリン

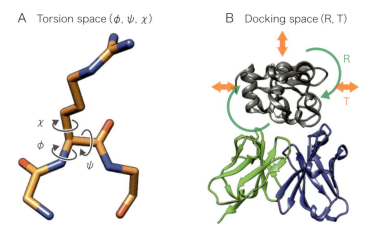

図2　分子モデリングにおけるサンプリング空間
A）二面角により定義されるタンパク質内部の探索空間．B）複合体構造の探索空間．Rは回転（Rotation），Tは並進（Translation）運動を表す．

表　抗体分子モデリング技術の例

分子モデリング技術	Input	Output
立体構造予測	アミノ酸配列	立体構造
ヒト化	アミノ酸配列／立体構造	改変アミノ酸配列
ドッキング計算	立体構造	複合体立体構造
デザイン計算	立体構造	改変アミノ酸配列
分子動力学（MD）計算	立体構造	物理量／統計量

グ」と「スコアリング」の2つの過程からなる．サンプリングとは，タンパク質の構造あるいは配列空間をコンピュータ上で探索し，複数の座標を発生させる過程である．構造空間として代表的なものに，図2に示すようなTorsion spaceとDocking spaceがある．構造空間の探索の際に，アミノ酸を別のアミノ酸に置換すれば，配列空間の探索になる．

スコアリングとは，文字通り，サンプリングしたすべての座標にスコア関数で点数をつけ，ランクづけをする過程である．つまり，図1で示したフォールディング・ファネルのように，目的のタンパク質が，サンプリングの過程でさまざまな構造（配列）を取る．そして，あるスコア関数によって張られるエネルギー空間内で，構造（配列）の違いによって，スコアが変わる．その空間内で最も安定なスコアとなるものを「正解」として選出し，検証実験など，次のステップへ進む．

抗体の分子設計に関するさまざまなモデリング技術を表に示す．

❶ 立体構造予測

コンピュータを用いたタンパク質のモデリング手法は90年代からさかんに開発されてきた．初期の研究では，与えられたアミノ酸配列から，その配列がどのような立体構造をとるかを予測することに力が注がれた．80年代から，アミノ酸配列よりも，立体構造の方が保存されているという指摘がなされており[6]，その知見をもとに，「ホモロジーモデリング」や「スレッディング」とよばれる手法が提案された．これらの手法は，立体構造データベース（PDB）のなかに，類縁タンパク質が存在することを前提としている．ここではテンプレート（鋳型）をもとに複数のモデル構造を構築（サンプリング）し，スコア関数でランク付けをする．最終的にスコアの最もよかったものを最終予測構造とし

特集　次世代抗体医薬の衝撃

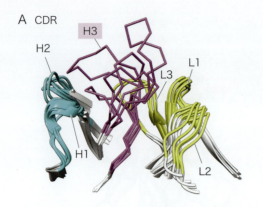

図3　CDR-H3の多様性とタンパク質のループモデリング
A）複数の抗体の立体構造を重ね合わせた図．UCSF Chimeraを使って描画．抗原認識部位であるCDRはL1，L2，L3，H1，H2，H3の6つのループ領域から構成されているが，中央のCDR-H3が最も多様性に富んでいることがわかる．B）タンパク質ループモデリングの流れ．さまざまなサンプリング手法とスコア関数が考案されている．

て，次のステップへと進む．

　そうした類縁タンパク質がPDB中に存在せず，構造に関する情報が全くない状態から，その立体構造を予測するには，フォールディング計算を行う必要がある．100残基未満の小さな単ドメインのタンパク質なら，フラグメント・アセンブリーとよばれる方法を用いることで，折りたたみの計算をすることがある程度は可能である．立体構造予測手法の客観的な評価のために，CASPとよばれる立体構造予測の国際コンテストも開催されている[7]．

　一方，PDBにはじめて抗体の立体構造が登録されたのは，1984年にまでさかのぼる[8]．当初は，抗体のアミノ酸配列は抗体間で非常に保存されているため，抗原認識部位（CDR）以外の領域は類似した構造をとっており，CDR領域の多様性が抗原への結合能を創出していると考えられていた．しかし，抗体の立体構造情報が蓄積されるにつれて，CDR領域は一般的には柔らかいと考えられているループ構造をとるものの，中央に位置するCDR-H3以外は，カノニカル構造とよばれる，ある限られた立体構造をとるということが明らかとなった[9]．したがって，その構造類似性から，抗体の立体構造は，CDR-H3以外は従来のホモロジーモデリングの手法を用いて，かなり精度よく予測することができる．そこで，CDR-H3ループの立体構造をいかに予測するかが抗体モデリングの鍵となる．図3に多様なCDR-H3の立体構造と，タンパク質のループモデリング手法の概略を示す．ここでも，まずはループ構造をサンプリングし，その後，スコア関数で各座標を評価することになる．

　抗体の立体構造予測コンテスト（AMA）も2013年に開催されている[10]．立体構造が未発表の11種類のアミノ酸配列（H鎖/L鎖）が配布され，6チームがその立体構造の予測に挑んだ．結果は，日本の大阪大学・医薬基盤研究所・アステラス製薬の連合グループが，11配列中5配列でベストのモデルを作成した．彼らの手法は，拡張アンサンブルに基づく分子動力学計算とテンプレートを用いたループモデリング手法でCDR-H3の構造をサンプリングし，独自のスコア関数である程度の数まで絞ったあと，最終的に専門家の目で見て提出するモデル構造を選ぶというものであった[11]．一方，筆者らのチームは4配列でベストのモデルを作成した[12]．われわれはRosettaAntibody[13]を用いてコンテストに臨んだ．従来のRosettaAntibodyからの変更点として，CDR-H3の構造サンプリングのために，ロボット工学に基づくサンプリング手法であるKinematic loop closure（KIC）を用いたこと，さらに，H3-rulesとよばれる配列—構造相関に基づくCDR-H3構造予測のための経験的ルールをスコア関数に導入することで，予測精度の向上に成功した．特筆すべきは，モデル構造の選択の過程で，専門家の目に頼っていないというこ

とである．すべての抗体立体構造予測の過程を，全自動で達成するシステムを構築した．AMAから得られた教訓は，①CDR–H3以外の領域は，結晶構造からのズレが1.0Åを切る精度で予測できる，②CDR–H3の予測精度は，12残基未満なら，2.0Å以内の精度で予測可能である，ということであった．しかし，例えばヒト抗体は，そのCDR–H3の長さが平均13残基程度であるため，長いCDR–H3ループ領域の，さらなる予測精度の向上が求められている．

❷ ヒト化

コンピュータを用いた抗体構造モデリングの応用例として，抗体の「ヒト化」があげられる[14]．ヒト化では，目的の抗原認識能をもつマウス抗体のCDRを，ヒト抗体のフレーム領域に移植する．しかし，CDRを移植しただけでは抗原認識能が低下する可能性が高い．これはCDR領域の立体構造（カノニカル構造）が維持できなかったためと説明されている．そこで，CDR以外のフレーム領域のアミノ酸配列も一部移植することで，抗原認識能が回復させることができる．この際，立体構造を眺めながら移植するアミノ酸残基を選ぶことになる．

最近では，実験データの蓄積により，さまざまなヒト化手法が報告されている．例えば，マウス抗体の表面に露出したアミノ酸残基のみをヒト抗体のものに置き換えるResurfacingや，分子動力学計算を用いて，CDRの構造形成に重要なアミノ酸配列を予測するという手法も提案されている．いずれにせよ，抗体の結晶構造がない場合は，立体構造予測に頼ることになる．一方で，抗体のアミノ酸配列情報のみからヒト化をしようという試みもある[15]．

❸ ドッキング計算

タンパク質の非結合状態から，その複合体構造（結合状態）を予測するには，まずは互いの結合部位を探索しなければならない．結合部位に当たりをつけないで，網羅的にドッキング計算（Global docking）を実施することもできるが，その精度は低い．したがって，水素–重水素交換質量分析法（HDX–MS）などの実験情報であらかじめ結合部位を絞り込むことが重要である．そこで，「結合部位予測」自体が重要な課題となっている．相互作用面はタンパク質にとって大切であり，大切な部位は進化の過程で保存されているという考え

をもとに，アミノ酸配列の保存度を利用して結合部位を予測する手法や，相互作用面は疎水的な傾向にあることを利用した手法など，数多くの予測手法が提案されている．抗体に関していえば，CDRで抗原を認識していることは自明であるため，課題は抗原上の結合部位（エピトープ）予測のみとなる．

一度結合部位がわかれば，次はその結合部位に対して，集中的にドッキング計算（Local docking）が行われる．ここでのサンプリング空間は，タンパク質同士の相対配置（回転と並進）である（図2）．多くの場合，アミノ酸主鎖は固定されるが，側鎖は結合相手に合わせて最適化することができる．CAPRIとよばれるタンパク質同士のドッキング計算のコンテストも不定期に開催されている[16]．CAPRIでは，予測構造と正解構造（結晶構造）の相互作用面のずれが3.0Å以内なら，「Accept」であるとして賞賛される．しかし，そんなにずれてしまったら，実際の抗体の分子設計には使えないであろう．タンパク質主鎖の動きの導入など，まだまだ発展途上の段階であり，ドッキング計算分野の今後の展開が期待される．

❹ デザイン計算

複合体構造情報が手に入れば，次はいよいよ設計である．タンパク質の設計とは，与えられた主鎖構造に対して，そのアミノ酸「側鎖」の改変，つまり，配列空間を探索することを意味する．あらかじめ指定した変異導入部位に対して，さまざまなアミノ酸側鎖への置換（サンプリング）を行い，その適合度をスコア関数で評価する．改善したい物性によって，どの位置のアミノ酸を改変するかを決める．一番てっとり早い方法は，抗体のN末端からC末端まで1残基ずつ，もとのアミノ酸以外の19種類すべてのアミノ酸側鎖へ置換することである．この時，抗原の存在しない条件で計算を行うと，しばしばCDR領域，特にCDR–H3への変異がスコアの上位に現れることが多い傾向にある（図4）．これは，抗体成熟の過程では，安定性と結合能のトレードオフが存在するためと考えられる．ある程度の安定性を犠牲にすることで，膨大な数の抗原への結合を可能にしているのかもしれない．また，抗原の存在下で，抗体–抗原複合体の相互作用面，つまりCDRのみを改変すれば，それは機能（親和性・特異性）の

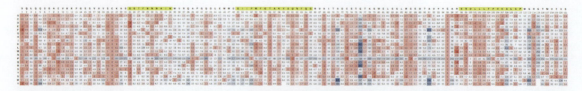

図4 Belimumab抗体（PDB ID：5Y9K）に対する抗体設計 Fitness Landscape
赤が安定，青が不安定な変異をあらわしている．縦軸は変異を導入した20種類のアミノ酸，横軸は野生型標的抗体のアミノ酸配列をあらわしている．黄色がCDR領域．ここではH鎖のみの結果を示している．実際のデザイン計算では，抗体Fv領域を用いた．

改変へとつながる．

コンピュータ上でのタンパク質の動きには，さまざまな表現方法があるが（図2），タンパク質のデザイン計算といえば，側鎖のRotamer（回転異性体）のサンプリングである．タンパク質の側鎖のとりうる範囲は，周囲との立体障害のために，ある程度限られている．そうした構造情報をもとに作成されたRotamerライブラリ[17]と，モンテカルロ（MC）探索やDead End Elimination（DEE），A*アルゴリズムなどの探索手法を組合わせたデザイン計算が広く用いられている．初期のデザイン計算は，主鎖は固定し，側鎖のみをサンプリングする手法が主流であった．近年は，主鎖に動きを導入した，さまざまなデザイン手法が提案されている[18]．

❺ 分子動力学計算

これまでに述べてきた手法と比べると，分子動力学計算（MD計算）は，物理法則に基づく，最も厳密な手法である．各原子に働く力を計算し，運動方程式を解くことで，原子の時間経過を追跡し，親和性などの各種物理量を算出（予測）できる．Rotamerライブラリを用いるデザイン計算と比べると，側鎖の構造空間をもれなくサンプリングできるという利点もある．自由エネルギー摂動法を用いて，抗体の親和性の予測に成功したという報告もある[19]．高い予測精度が期待できるが，一方で計算コストがかかり，ハイスループットな設計には向かない．また，改変するアミノ酸の場所と種類をあらかじめ指定する必要があるという問題点もある．

4 抗体の分子設計で役立つソフトウェア

分子設計のための，さまざまなソフトウェアが開発されている．ここでは分子モデリング計算を実行できるソフトウェアとして，われわれが実際に開発にかかわっているRosetta[20]を簡単に紹介する．

❶ Rosetta modeling software

米国を中心として，世界中の30以上の研究室において共同で開発されており，その開発者は100名をこえる．「Rosetta」という単独のプログラムが存在するわけではなく，さまざまなプログラム群の総称である．C++というプログラミング言語で書かれており，ソースコードからダウンロードできるため，自身で改変して利用できる．また，「RosettaScripts」[21]とよばれるXML形式のインターフェイスや「PyRosetta」[22]とよばれるPythonのライブラリも存在し，望みの分子モデリング機能を自由に実装できる．

Rosettaによる分子モデリング計算では，サンプリングではモンテカルロ探索を，スコアリングでは独自に開発されたスコア関数を用いている．このスコア関数は，ファンデルワールス力，水素結合，静電相互作用，疎水性度，ある環境におけるアミノ酸の出現頻度などの複数の項の線形結合からなり，自然界のタンパク質が最安定となるようにチューニングされている[23]．こうしたスコア関数を用いて，タンパク質の立体構造予測から，ドッキング計算，デザイン計算まで，一連の分子モデリング計算を幅広く実施できる．すべての計算過程で，統一されたスコア関数を使えることが最大の強みである．

❷ その他のソフトウェア

その他，FoldX[24]やPLOP[25]，MOE[26]，Discovery Studio[27]などが分子モデリング計算をする際に利用できる．Rosettaとはサンプリング手法とスコアリング関数が異なるが，基本となる考え方は同じである．いずれにせよ，分子モデリング計算の結果は，あくまで

「予測」である．最終的には，標的となる抗体を実際に発現・精製し，物性を測定する必要がある．理想的には，スコア最上位のアミノ酸配列が最適な物性をもつ抗体であることが望ましい．しかし，現状は必ずしもそうではない．どのソフトウェアにおいても，サンプリング技術とスコア関数の両方がともに完璧ではないためである．特に，前述したように，アミノ酸配列（側鎖）を探索するうえで，主鎖の動きをいかに導入するかが大きな課題となっている．

5 抗体分子設計の実際

前述のような分子モデリング技術の発展により，近年，さまざまな抗体の物性改変の成功例が報告されている[28]．

❶ 熱安定性と親和性の設計

分子設計のためのスコア関数の値は，実験で得られるタンパク質のΔΔG（ΔG）に相当するため，熱安定性と親和性向上のためのデザイン計算は，いずれもスコア関数を目的関数とした，アミノ酸配列（側鎖）の最適化問題に帰結される．抗体単独でデザイン計算を実施すれば，それは熱安定性向上のための設計となるし，抗原も含めれば，それは親和性向上を狙った設計となる．

安定性向上を狙った設計では，抗体の表面に複数の荷電性残基を導入し，熱安定性を向上させた例が報告されている[29]．荷電性残基の導入部位は，Rosettaによる抗体の立体構造予測とデザイン計算により決められた．

親和性を向上した例をみてみると，そのほとんどは，抗体–抗原複合体の結晶構造が出発点となっている．また，親和性を向上させたアミノ酸変異導入部位は，相互作用面の「縁」に位置していることが多い．第一義的には，相互作用面の中心は密に詰まっており，すでに最適化されているためと考えられる．

最近，Adolf–Bryfogleらは，抗体–抗原複合体の結晶構造を出発点とし，CDRのアミノ酸配列の改変だけではなく，その「長さ」も改変することで，抗原に対する親和性を向上させることに成功している[30]．生体内で起こる抗体の親和性成熟の過程では，遺伝子配列の変化だけでなく，挿入や欠失も起こることが知られており，Adolf–Bryfogleらの成果は，コンピュータ上でのデザイン計算でも，CDRの長さを改変することの重要性を示唆している．

❷ 凝集性の制御

「Spatial Aggregation Propensity（SAP）」とよばれる，抗体の凝集しやすい部位を予測するための手法が提案されている[31]．これは，抗体の立体構造を入力として，周囲の環境を考慮しながら，表面に露出しているアミノ酸の疎水性度を評価するものである．この計算で同定された露出した疎水性アミノ酸を，例えば親水性のアミノ酸に改変することで，抗体の凝集を抑制できる．その他，さまざまな物理化学的性質（疎水性，表面電荷，アミノ酸組成など）をもとに，数多くの凝集部位予測法が提案されている．

❸ 特異性の予測と設計

コンピュータ上でのドッキング計算では，どんなタンパク質同士でも結合させてしまう．現状では，相互作用を評価するためのスコア関数が完璧ではない．したがって，ドッキング計算のみから，結合／非結合（Cognate/Non–cognate）タンパク質のペアを予測することは難しい．ペプチド抗原に対する特異性を創出した例はあるものの[32)33]，既存のタンパク質の特異性を正確に予測できない現状では，設計によりタンパク質同士の新たな特異性をゼロからつくり出すことは容易ではない．

一方で，2011年には，自然界に存在する既存のホットスポットを移植することにより，インフルエンザウイルスのヘマグルチニンタンパク質に結合するタンパク質を*de novo*設計した例が報告された[34]．その後，同様の手法は抗体にも適用されており，目的の抗原へ結合するタンパク質のホットスポットを抗体へ移植し，新たな特異性の創出に成功している[35]．また，Fleishmanらは PDB 中の抗体の部分構造を組合わせることで主鎖に柔軟性を導入し，それに続くアミノ酸配列のデザイン計算および人の目による配列最適化を実施することで，標的に結合できる抗体の*de novo*設計に成功している[36]．しかし，相互作用面のホットスポットを，ゼロからコンピュータのみでつくり出したという例はいまだなく，今後の大きな課題となっている．

特集 次世代抗体医薬の衝撃

6 データベースの役割

　以上のように，抗体の分子設計には抗体の立体構造情報が欠かせない．そうした実験データの第一情報源はPDBである．近年PDB中の抗体の構造情報を独自にキュレーションした二次データベースも複数報告されている[37)38)]．一方で，立体構造が未知の抗体の方が数は圧倒的に多く，そうした遺伝子／アミノ酸配列情報はIMGT[39)]などのデータベースから入手できる．物性情報を集約したデータベース[40)41)]も登場しており，機械学習をする際の学習データや，予測手法開発の際のベンチマークセットとして活用されている．しかし，こうしたデータベースには，詳細な実験条件は記載されていないことが多く，利用する際は，そのもととなる論文を精査する必要があり，注意を要する．

おわりに

　本稿では，コンピュータを用いた分子モデリング技術による，抗体分子設計の現状と課題を述べた．ハード・ソフトの両面で，コンピュータの発展は目覚ましく，抗体のSBDDはもはや一般的になりつつある．一方で，コンピュータと同じくらい，実験技術も進化している．本稿では触れなかったが，次世代シークエンサーを用いたハイスループットなタンパク質工学も可能になっている[42)]．実験データのさらなる蓄積とデータベースの整備により，いわゆるビッグデータに基づくAI創薬が抗体の分子設計に応用される日も近いであろう．

文献

1) Hansch C & Fujita T：J Am Chem Soc, 86：1616–1626, 1964
2) Lo Conte L, et al：J Mol Biol, 285：2177–2198, 1999
3) Bogan AA & Thorn KS：J Mol Biol, 280：1–9, 1998
4) Moreira IS, et al：Proteins, 68：803–812, 2007
5) Okazaki K & Takada S：Proc Natl Acad Sci U S A, 105：11182–11187, 2008
6) Chothia C & Lesk AM：EMBO J, 5：823–826, 1986
7) Moult J, et al：Proteins, 23：ii–v, 1995
8) Satow Y, et al：J Mol Biol, 190：593–604, 1986
9) Chothia C, et al：Nature, 342：877–883, 1989
10) Almagro JC, et al：Proteins, 82：1553–1562, 2014
11) Shirai H, et al：Proteins, 82：1624–1635, 2014
12) Weitzner BD, et al：Proteins, 82：1611–1623, 2014

13) Weitzner BD, et al：Nat Protoc, 12：401–416, 2017
14) Almagro JC & Fransson J：Front Biosci, 13：1619–1633, 2008
15) Seeliger D：PLoS One, 8：e76909, 2013
16) Janin J, et al：Proteins, 52：2–9, 2003
17) Dunbrack RL Jr：Curr Opin Struct Biol, 12：431–440, 2002
18) Ollikainen N, et al：Methods Enzymol, 523：61–85, 2013
19) Clark AJ, et al：J Mol Biol, 429：930–947, 2017
20) Leaver-Fay A, et al：Methods Enzymol, 487：545–574, 2011
21) Fleishman SJ, et al：PLoS One, 6：e20161, 2011
22) Chaudhury S, et al：Bioinformatics, 26：689–691, 2010
23) Alford RF, et al：J Chem Theory Comput, 13：3031–3048, 2017
24) Guerois R, et al：J Mol Biol, 320：369–387, 2002
25) Jacobson MP, et al：Proteins, 55：351–367, 2004
26) MOE: Molecular Operating Environment（https://www.chemcomp.com/MOE-Molecular_Operating_Environment.htm）
27) BIOVIA Discovery Studio（http://accelrys.com/products/collaborative-science/biovia-discovery-studio/）
28) Kuroda D, et al：Protein Eng Des Sel, 25：507–521, 2012
29) Miklos AE, et al：Chem Biol, 19：449–455, 2012
30) Adolf-Bryfogle J, et al：PLoS Comput Biol, 14：e1006112, 2018
31) Chennamsetty N, et al：Proc Natl Acad Sci U S A, 106：11937–11942, 2009
32) Poosarla VG, et al：Biotechnol Bioeng, 114：1331–1342, 2017
33) Entzminger KC, et al：Sci Rep, 7：10295, 2017
34) Fleishman SJ, et al：Science, 332：816–821, 2011
35) Liu X, et al：Sci Rep, 7：41306, 2017
36) Baran D, et al：Proc Natl Acad Sci U S A, 114：10900–10905, 2017
37) Dunbar J, et al：Nucleic Acids Res, 42：D1140–D1146, 2014
38) Adolf-Bryfogle J, et al：Nucleic Acids Res, 43：D432–D438, 2015
39) Lefranc MP, et al ：Nucleic Acids Res, 37 ：D1006–D1012, 2009
40) Sirin S, et al：Protein Sci, 25：393–409, 2016
41) Moal IH & Fernández-Recio J：Bioinformatics, 28：2600–2607, 2012
42) Fowler DM & Fields S：Nat Methods, 11：801–807, 2014

Profile 　筆頭著者プロフィール

黒田大祐：東京大学大学院工学系研究科 医療福祉工学開発評価研究センター 助教．2006年に北里大学薬学部卒業後，'11年大阪大学蛋白質研究所で博士（理学）取得．カリフォルニア大学サンフランシスコ校，大阪大学免疫学フロンティア研究センター，ジョンズホプキンス大学，昭和大学等を経て，'18年より現職．

特集 次世代抗体医薬の衝撃

標的に抗体が結合できる部位は
いくつあるか？

効率よく新しい機能抗体を探索するための
エピトープ均質化抗体パネル

永田諭志，伊勢知子，鎌田春彦

あるタンパク質抗原を認識する抗体は多種多様である．では，1つの標的上に提示されている抗体の結合部位（エピトープ）の数はいくつなのだろうか？ 異なる抗体は，それぞれのエピトープに結合し異なる機能を示す．最も有用な抗体を見つけるために，1つの標的に対し膨大な数の抗体が際限なく作製され，エピトープ同定が特性解析に利用されている．しかし，もっと確実に，有限の抗体数で抗原のエピトープを網羅し，効率よく新しい機能抗体を探索できないか？ 本稿では，「エピトープ均質化抗体パネル」の構築と，次世代のエピトープベースの抗体医薬の開発を目指すわれわれの取り組みについて解説する．

キーワード	機能抗体，エピトープ，エピトープ均質化抗体パネル

■ はじめに

「抗体の機能は，標的分子への抗体の結合により誘導される」このシンプルな事実は，多くの抗体について，抗原との詳細な結合様式を解析する研究を生み出してきた[1)2)]．しかしながら，多くの抗体が医薬品として利用されている現代にあっても，抗原抗体相互作用の膨大な多様性に圧倒され，いまだに普遍的な結合原理を見出すに至っていない．現在でも，同じ抗原分子Aに対する多数の抗体は，まとめて抗A抗体としてあたかも1つの物質のように表現されており，これが，さまざまな誤解を招いている．例をあげると，同じ膜レセプターAに対する抗体でも，天然リガンドと同じようにレセプターを活性化するアゴニスト抗体や，それとは逆に天然リガンドの結合を阻害し，活性化も誘導しないアンタゴニスト抗体がある．ではこれらの同一抗原に対する抗体は，どのような結合モードの違いによって，異なる機能を示すのであろうか？

1 エピトープは小さい

これまで長年にわたり蓄積された研究で，400以上の抗体−抗原複合物の共結晶が解析されている[3)4)]．もはや当然の事実となっており気づきにくいが，それらの解析で判明した最も驚くべき事実は，「抗原の抗体との接触表面はかなり小さい」ことではないだろうか．抗体側も抗原側も接触アミノ酸残基は約20程度なので[5)]，だいたい100〜400個のアミノ酸からなる一般のタンパク質抗原のほんの一部である．したがって，抗A抗体と表現される複数の抗体であっても各抗体の抗原上の結合部位（エピトープ）は抗体ごとに大きく違う．今までにさまざまな抗体についてエピトープ位置の解析（エピトープマッピング）が行われ，抗体機能の差をエピトープの違いで説明できた例が数多くある．

How many epitopes should be expected on a target molecule? : Epitope-equalized antibody panel
Satoshi Nagata/Tomoko Ise/Haruhiko Kamada : Center for Drug Design Research, National Institutes of Biomedical Innovation, Health and Nutrition/Graduate School of Pharmaceutical Sciences, Osaka University（国立研究開発法人医薬基盤・健康・栄養研究所 創薬デザイン研究センター・抗体スクリーニングプロジェクト/大阪大学薬学研究科連携大学院医薬基盤科学講座）

特集 次世代抗体医薬の衝撃

2 エピトープの境界

　しかし，抗体で認識されるエピトープとよばれる構造は，本当に抗原の同一の部位を意味するのだろうか？よく考えてみるとエピトープの境界線ははっきりしない．例えば，抗原への結合を互いに競合阻害する抗体群は，同じエピトープを認識するという考え方がある．抗体にも物質としての「かさ」があるので，この方法では，近い部位に結合する複数の抗体は，互いに相手の結合を阻害し，同じエピトープとして分類されるであろう．しかし，それぞれの抗体の抗原結合部位は，ユニークなアミノ酸配列で構成されているので，厳密には，エピトープ位置は抗体ごとに，異なっていることは自明であるとも言える．実験でも，一見同じような反応性を示す抗体の結合を，抗原のアミノ酸1残基単位のアラニンスキャニング変異導入法などで詳細に検討すると，各抗体の反応性は異なってくる．このような例では「同じ」エピトープが，実験を進めて「異なる」エピトープになったわけである．

　また，エピトープの境界線を不明瞭にしている原因は他にもある．前述の抗原への変異導入法について，もう少し考えを進めてみよう．この方法はエピトープ同定の標準法として，いろいろな変法が考案されているが，原理は単純である．変異を入れた抗原に抗体が反応しなくなれば，その変異アミノ酸残基の近傍がエピトープであろうと推測できる．しかし，この方法では，変異部位から少しだけ遠くなれば，変異の回りの構造を歪める影響が小さくなり，抗体への結合に与える影響も小さくなる．結果としては，抗体の強い結合が弱い結合になるだけで，少しは結合してしまう．つまり厳密には，抗体ごとに反応性は異なるのだが，この結合親和性の目減りの程度を，相対的にエピトープ構造が「こわれた程度」として抗体をグルーピングすると，はじめてある程度まとまったエピトープグループの部位が見えてくる[6]．この場合は「異なる」エピトープが，実験の解釈により，「同じ」エピトープになったわけである．

3 形を変えるエピトープ

　以上の考察のように，エピトープは境界線がぼんや

りしたものだとわかったが，エピトープの同定には別の問題もある．違う視点から抗体が抗原へ結合する過程を考えてみたい．タンパク質抗原は水溶液中で単独で存在する場合，表面の残基が周りの水分子と相互作用している．この抗原に抗体が近づいていくと，その部分に存在する水分子を押しのけ，水との相互作用を失った抗原分子の構造は多かれ少なかれ歪む[7]．そこに抗体が結合するわけである．このようにエピトープの構造はもともと動的なものであるため，最終的な抗原抗体複合物の解析で，エピトープ構造が同定されても，厳密な意味では，単独の抗原分子にはそのエピトープ構造が，存在しないかもしれない．例えば，最近がん治療のための免疫チェックポイント阻害薬として注目を集めている抗PD-1抗体に，ペムブロリズマブ（キイトルーダ®）がある．この抗体の結合により，抗原PD-1に小さなコンフォメーショナル変化を引き起こすので，エピトープとして同定される構造の一部は，単独のPD-1ではフレキシブルで無秩序な配置をとっている[8]．このように動的な視点では抗体の結合がエピトープをつくり出すとも考えられる．

4 抗体機能分類に役立つ
エピトープグルーピングの解像度

　前述の考察のようにエピトープは，かなり曖昧な概念であることがわかった．実際，エピトープマッピングの手法は非常に多岐にわたる[9][10]．それらを概観してまず気づくのは，各方法で同定されるエピトープの大きさと正確さに，さまざまなレベルがあることである．例えば，抗原抗体複合物の構造解析を原理とする方法では，X線結晶構造解析のような原子レベルの詳細な相互作用を解析するものから，核磁気共鳴（NMR）法，抗体結合による置換速度の遅延を利用した重水素置換法，さらに大まかにエピトープ位置を観察するクライオ電子顕微鏡法[11]まで，いろいろな解像度のレベルがある．また抗体の結合機能を利用したマッピングには，前述のアミノ酸1残基単位での抗原変異体に対する結合性評価や，もっと大まかなドメイン構造や欠失変異体に対する反応性評価もある．やはり，実際上もエピトープはかなりぼんやりと捉えられてい

るようである．では，機能抗体を検索するうえで，想定すべきエピトープは，どのくらいの曖昧さのレベルで考えると「程よい」のであろうか？

抗体の機能として想定できるものはいろいろあるが，ここでは前述のレセプターAに対する「アゴニスト抗体」と「アンタゴニスト抗体」について考えてみたい．結論を先に述べると，抗体の抗原への結合活性を基準にエピトープを同定するのがよいと考えている．これは，抗体のすべての機能が抗原への結合により誘導されるからである．その方法だが，先にリストしたエピトープマッピングの方法とは一線を画するが，古くから用いられているエピトープの分類手法として，ある抗体の抗原への結合が，続けての別の抗体の結合を阻害するか否かを調べる競合結合試験法がある．この方法で解析されたエピトープ分類は，かなりおおまかであるが，抗体のアゴニスト，アンタゴニストの機能に相関することが多い．複数の抗体が同じエピトープグループを認識するときには，同じ機能を示すことが多く，逆に異なるエピトープグループを認識する抗体は違う機作で働くことを意味しているわけである．この実用性から，抗体相互の競合結合をハイスループットで測定し，その結果を基準にして抗体をグルーピングする手法が，ビニング（binning）とよばれ，近年のエピトープ分類に汎用されている[12)13)]．抗体のビニングは未変異の抗体全体を用いることで，タンパク質抗原の天然のコンフォメーションに対する結合を評価できるという利点がある．また，抗体の結合によるコンフォメーショナル変化が，別の抗体の結合に与える影響を調べることで，揺らぎのあるエピトープも考慮できる．しかし，一方で致命的な欠陥もある．この方法ではエピトープの相対的な位置関係のみしかわからない．つまり，エピトープを抗原構造上の特定の位置に「マッピング」できない．抗体のビニングで最も実際的な問題となるのは，1つの標的Aに対してすでに多数の抗体が取得されているにもかかわらず，標的A上のエピトープの総数がわからないために，新たな抗体医薬の獲得をめざす新規参入者は，標的上の新しいエピトープ（新しい機能抗体）を求めて，際限なく膨大な数の抗体をとり続けてしまうことである．

5 エピトープ分布は均一でまだら模様？

われわれは，機能抗体を効率よく探索するために，抗原上に提示されている多くのエピトープを，最小限の抗体数で網羅する抗体パネルを作製したいと考えた．そのような抗体群を「エピトープ均質化抗体パネル」と名付けている．前述のエピトープの解像度の考察から，抗体機能を反映するサイズで，抗体相互の競合結合に基づき，エピトープを同定したい．しかし，抗体相互の競合結合の結果から，エピトープの均質性を判断することは原理的に可能であろうか？

この問題を考えるために，標的上のエピトープの分布をイメージしてみよう．過去の抗原抗体複合物の解析で，特異的な結合モードが見出されていないことから，標的表面上のすべての場所が抗原結合部位になり得るという考え方がある[1)]．古くにはポリクローナル抗体の反応性の解析も，このような考えをサポートしてきた[14)]．この場合は，仮に標的抗原を白いボールに見立て，その上のエピトープ部位を黒で色づけすると，十分に均質化すると，ちょうどグレーのボールのように，切れ目なく偏りなくエピトープが存在するであろう．しかしながら，実際に存在するモノクローナル抗体と抗原の複合物を多数解析すると，エピトープ部分とエピトープ以外の抗原表面には，統計的に検出できるわずかな違いがある[2)3)15)]．どのような性質に差がみられるのかは複雑なので，詳細は参考文献に譲るが，実際の抗体エピトープは，抗原表面の限られた小さい範囲ではかたよっている．つまり，エピトープ（＝各抗体）の構成頻度を均質化すれば，エピトープの黒い部位は，白いボール上の標的抗原上に斑点状にばらばらに，しかし均質に存在し，サッカーボールのように見えるであろう．

このような均質化の状態は，エピトープがクラスター状に存在することと両立するので，抗体相互の競合結合のパターンとしての特徴も見出せる．実際に，標的の構造上に多数の仮想エピトープを構築するシミュレーションで，非常に多数の仮想抗体を想定し，それらの結合する場所が標的に均質に分布した場合でも，抗体相互の競合結合の特徴は保持される．この特徴を判別し，それを最小限の抗体数で達成するプロトコールを

特集　次世代抗体医薬の衝撃

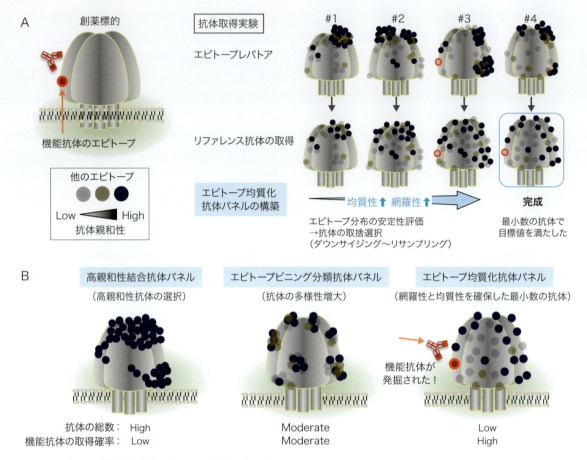

図1　エピトープ均質化抗体パネルの概要と有用性

エピトープ均質化抗体パネルは，新しい機能抗体の発見確率を上げる方法である．**A)** パネルの作製は多段階で行われる．各段階の抗体取得実験では，一回の実験の初期に，非常に多くの異なった特異抗体が検出される（例えば，免疫マウス1個体より，数十〜数百のモノクローナル抗体産生ハイブリドーマが得られる）．これらの特異抗体の全体としてのレパトアは，種々の要因でエピトープが偏っている．そのエピトープ分布を，図3で示す逐次結合アッセイとクラスター分析により解析し，エピトープの密度依存的に抗体集合のダウンサイジングを行い，抗体の総数を減らすとともに，リファレンスとなる抗体を選ぶ．それらのリファレンス抗体を次の実験で得られる新規抗体群に加えて，順次エピトープレパトアを解析する．全体のパネル作製はこのように，徐々にエピトープの均質性と網羅性を高めるようにチューニングされ，最終的にエピトープ数の目標値を最小数の抗体の数で達成した場合，最終的な抗体群が，完成したエピトープ均質化抗体パネルである．**B)** 各実験の初期に得られる多数の抗体は，結合親和性もまちまちなうえに，少量で未精製であり，複雑な抗体の機能アッセイにそのまま用いることが困難である．従って実際上は種々の方法で機能抗体候補が選ばれ，より少数の抗体群（種々抗体パネル）が機能スクリーニングに供される．通常の親和性を指標として選ばれた高親和性結合抗体パネルやエピトープビニング分類抗体パネルに比べ，エピトープ均質化抗体パネルは標的の抗体結合部位を網羅的に検索できるため，機能抗体の発見につながる確率が高い．

確立したいわけである．

6　エピトープ均質化抗体パネル

エピトープ均質化抗体パネルの概要と有用性を図1にまとめた．具体的な実験手順としては，通常の抗体作製実験を基本ユニットとして，それをくり返していくのだが，その都度，エピトープの密度依存的に抗体集合のダウンサイジングを行い，抗体の総数を減らすとともに，すでに得られている抗体から，リファレンス抗体をピックアップして，全体の抗体パネルでエピトープとして認識される標的上の領域を広げるように，

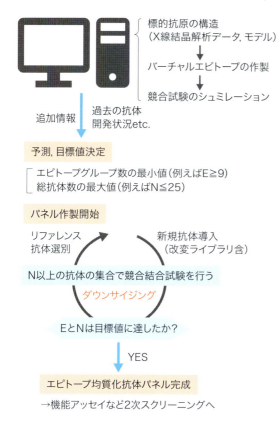

図2　エピトープ均質化抗体パネルの作製法

パネルを成熟させてゆく．最終的に選択された抗体群で，エピトープの均質性を保証できるエピトープ数と総抗体数の目標値が達成されたとき，その抗体群が，標的抗原に対する完成エピトープ均質化抗体パネルである．エピトープ均質化抗体パネルは，通常の高親和性結合を基準に選択された抗体群や，エピトープビニングによってエピトープ多様性を高めた抗体群と異なり，標的に存在する最大のエピトープ領域を網羅的にとりこぼしなく，最小の総抗体数で探索できるので，新しい機能を有する抗体の発見確率が高い．

エピトープ均質化抗体パネルの作製のフローを図2に示した．まず標的抗原の構造情報を集め，標的上のエピトープグループ数の最小値と，許容できる最大の総抗体数を決定する．標的の構造情報が，X線結晶構造解析のような詳細な三次構造で得られる場合には，構造上の表面に多数の仮想エピトープ（＝個々の仮想抗体が結合する場所）を作製し，仮想競合結合試験を

行う．しかし，実際の治療抗体の標的は，結晶構造の取得が技術的に困難な細胞膜レセプタータンパク質などが多く，得られる構造情報は限られている．この場合は二次構造予測や，ドメイン構造解析でモデル化する．実際の抗体医薬開発をめざす場合には，これらの理論的なファクターに加えて，過去の他の抗体の開発情報や特許情報など，恣意的なファクターを加味し，最終エピトープ数と総抗体数の目標値を決定する．この決定値を満たすような抗体パネルを，競合結合試験で徐々に成熟させていくわけである．実際の手順としては，複数の抗体作製実験をくり返して，得られた抗体群を統合していくことになるが，この過程では低親和性の抗体も除外しない．各ステップで新規に導入する抗体群は，免疫動物の偶然の個体差を利用するだけでも，通常は十分に多様であり，最終的に十分な均質性を有するパネル作製が可能なことが多い．この免疫動物の各個体での特異抗体レパトアの偏りには，非常に多数の要因が考えられるが，基本的な背景は，免疫応答が偶然の変異，認識，増幅をくり返して，個別の多様性を最大化するように進化したシステムであることによる．もちろん，新規導入抗体群のエピトープレパトアを意図的に多様化するために，エピトープバイアスをかけることも可能である（詳細は省く）．

抗体パネルの作製過程で，各ステップでエピトープ均質化の程度を判断するために，競合結合試験（逐次結合アッセイ）とクラスター分析を用いる．アッセイの概要を図3に示す．まずテストする抗体群（この例では17抗体）に含まれる任意のペア（2抗体）を選択し，それらのエピトープの関係性を調べるために，順次，抗原に結合させ，最初の抗体が次の抗体の結合に与える影響を調べる．その影響の度合いを表にまとめると，例えば図3のヒートマップに示したようなマトリクスが得られる．つまりこのパターン全体が，テストした抗体群に特有であり，エピトープ相互相対位置を示している．そこで次に，このパターンからエピトープ数を客観的に求めるために，階層的クラスター分析を行う．ヒートマップの各セルの値を要素として，各抗体ベクトルのパターンの関連性を数値化すると，ヒートマップの上に示したような樹形図が得られる．この樹形図のどの高さに閾値を設定するかでクラスター数

特集　次世代抗体医薬の衝撃

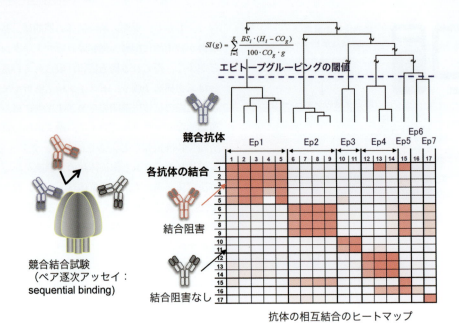

図3　2抗体相互競合結合試験（逐次結合アッセイ）

エピトープ均質化抗体パネルの作製過程では，抗体の相互競合結合試験とクラスター分析により，エピトープ分布を解析する．順次提供された抗体群について，任意の2抗体のすべてのペアの競合結合試験（逐次結合アッセイ，sequential binding assay）を行う（左図）．例えば抗体Aと抗体Bの組合わせでは，抗原への抗体反応順序を変えた2通り（抗体A→抗体B，および，抗体B→抗体A）で試験し，その結果をマトリクス化する（右図下）．抗体反応性の検出は，抗原により種々の実験手法を用いることが可能だが，われわれは，典型的にはマルチプレックスビーズアッセイで行っている．マトリクスのクラスター分析で得られた樹形図（右図上）の形状を，安定化指数（stability index：われわれの独自パラメーター）によって解析し，エピトープグルーピングのための閾値を算出する．例として，17個の抗体についての解析例を示した．標的は約260アミノ酸からなる一回膜貫通型糖タンパク質レセプターである．樹形図から，算出された閾値を用いて，エピトープが7群と判断され，この判定された各エピトープグループはマトリクスの反応パターンと，ほぼ対応していることがわかる．この場合は完成パネルのエピトープの目標値は9と設定されているので，この抗体パネルはまだエピトープ均質化の基準に達しておらず，パネルの作製は続行する．これらの作製途中の抗体パネルから，相互競合結合パターンを利用して，密度依存的ダウンサイジングにより総抗体数を減らし，さらに他のさまざまな基準で選ばれたリファレンス抗体群のみを次の段階に残す．それらの抗体群に，別のライブラリ由来（改変ライブラリを含む）の抗体群を加え，あらたにエピトープ均質化抗体パネル候補となる特異抗体群を作製する．

（＝エピトープ数）の値が決まってくる．この閾値を決める手段として，われわれは樹形図の安定性を評価する安定性指数（stability index）を考案し[16]，その変法でクラスター数（＝エピトープ数）を客観的に決定している．詳細は複雑なので省くが，エピトープ数が目標値に達しない場合は，同様のクラスター分析を用いて，エピトープ数を維持したまま，抗体の総数を減らすようにダウンサイジングを行い（＝似たような抗体を間引く），残った抗体をリファレンス抗体として，次の追加抗体に加える．エピトープ数が目標値に達した場合は，ダウンサイジングを行って，最大抗体総数の目標値以下で，競合結合試験のエピトープ数が目標

値以上の値を安定に与える抗体群を選択し，それを完成エピトープ均質化抗体パネルとする．

7　CD30に対するエピトープ均質化抗体パネルによる新規機能抗体の発見

エピトープ均質化抗体パネルが，実際に機能抗体の発見に有用であった例として，抗CD30抗体パネルの例を示す（図4）．CD30は，ホジキンリンパ腫や未分化大細胞リンパ腫などのがん細胞に高発現しており，他の正常組織での発現が限られることから，これらのがん治療のための抗体医薬のよい標的である．実際に

標的に抗体が結合できる部位はいくつあるか？

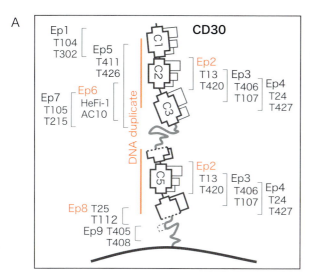

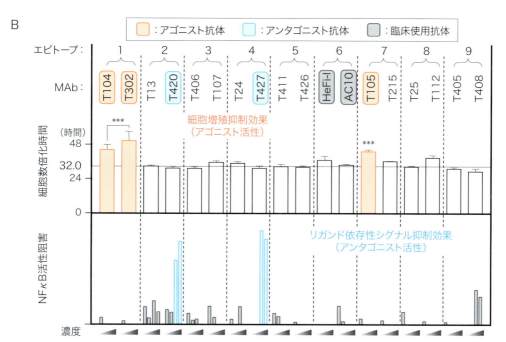

図4 エピトープ均質化抗体パネルによる新規機能抗体の発見例（CD30標的）

A） 作製した抗体パネルの標的上のエピトープ分布：ヒトCD30を標的としたエピトープ均質化抗体パネルを作製した（エピトープグループ9個，2抗体／エピトープ＝18抗体）．各エピトープの位置をCD30のドメイン変異体を用いて解析し，CD30の構造模式図上に示した．9個のエピトープはCD30の全体に網羅的に分布することがわかる．**B）** 各抗体のアゴニスト活性（図上）とアンタゴニスト活性（図下）を示した．アゴニスト活性は，CD30陽性ホジキンリンパ腫由来細胞株L540を用いて，細胞増殖抑制効果として測定した．抗体無添加時の細胞数倍化時間（32時間）と比べて，各抗体1μg/mLの存在下で，3抗体に増殖の遅延が観察された（n＝4, $p<0.001$）．アンタゴニスト活性は，CD30をトランスフェクトしたRamos-Blueレポーター細胞株を用いて測定した．CD30リガンド-Fc融合タンパク質（20 ng/mL）で刺激し，CD30の細胞内シグナルの下流であるNF-κB転写因子の活性化を分泌型アルカリホスファターゼの発現として検出した．ここに抗体の1, 10, 100, 1000 ng/mLを加え，シグナルの阻害（アンタゴニズム）を測定した．2抗体に濃度依存性にアンタゴニスト効果が認められた．今回，新規に得られた強いアゴニスト抗体，およびアンタゴニスト抗体は，上市された抗体薬物複合体医薬のアドセトリス®に用いられているAC10抗体や，過去に臨床試験に用いられたHeFi-I抗体とは異なるエピトープグループを認識した．

抗CD30抗体のAC10クローンは，上市されている抗体薬物複合体医薬ブレンツキシマブベドチン（アドセトリス®）に用いられている．このAC10抗体と，過去に臨床試験に用いられたHeFi-I抗体に，われわれが作製したオリジナルのCD30抗体を加え[17)〜19)]，エピトープ均質化抗体パネルを作製した．完成したエピトープ均質化抗体パネルには9個のエピトープに対して2抗体ずつの，計18の抗体が含まれる．AC10とHeFi-Iはいずれも同じエピトープ6に属していた．9つのエピトープ位置をCD30抗原の変異体を用いて同定したところ，予想通り，各エピトープに含まれる2抗体はいずれもCD30構造上の近傍領域を認識し，パネルを構成する9つのエピトープはCD30の全長にわたって均質に網羅的に存在していた．つまりエピトープが均質化されていた．次にパネルに含まれる18の抗体のアゴニスト活性とアンタゴニスト活性を測定した（**図4B**）．その結果，過去の開発抗体と異なったエピトープを認識する抗体群に，強いアゴニスト抗体とアンタゴニスト抗体が，それぞれ同定された．これらの機能抗体はエピトープ均質化抗体パネルを利用することで，少ない抗体数の検索で発見できたと考えられる．

おわりに

このように「エピトープ均質化抗体パネル」は，単に多くの抗体を分類したものではなく，「標的抗原」に注目した「標的の抗体による機能改変の可能性を，漏れなくテストできる最低数の抗体プローブ群」なのである．パネル抗体であれば，数多くの未開拓エピトープを探索でき，CD30の例に示したように，新規標的だけでなく既知の標的上にも，新しい機能抗体の発見が期待できる．

本稿では，アゴニスト抗体，アンタゴニスト抗体の例を記載したが，期待する治療抗体の機能は多岐にわたる．しかし，ある分子を抗体医薬の標的に考えたとき，標的をくまなく検索する「エピトープ均質化」の考え方は，普遍的に重要であると考えられる．われわれは標的と目的に応じ，さまざまな解像度レベルで「エピトープ均質化」を達成できるように，技術拡張を進めている．また，エピトープ均質化抗体パネルは，新規機能エピトープの発見を容易にするのと同時に，他の機能と相関しないエピトープとの区別を明らかにすることができる．より明瞭な機能エピトープの定義は，次世代のエピトープベースの新規抗体医薬の開発にも重要であると考えている．

謝辞

エピトープ均質化抗体パネルの計算技術の開発には，医薬基盤・健康・栄養研究所 創薬デザイン研究センター インシリコ創薬支援プロジェクトの水口賢司先生と村上洋一先生（現 東京情報大学）に多大なご協力をいただきました．感謝いたします．

文献

1) Sela-Culang I, et al：Front Immunol, 4：302, 2013
2) Kringelum JV, et al：Mol Immunol, 53：24-34, 2013
3) Nguyen MN, et al：Bioinformatics, 33：2971-2976, 2017
4) Dunbar J, et al：Nucleic Acids Res, 42：D1140-D1146, 2014
5) Stave JW & Lindpaintner K：J Immunol, 191：1428-1435, 2013
6) Onda M, et al：J Immunol, 177：8822-8834, 2006
7) Sela-Culang I, et al：J Immunol, 189：4890-4899, 2012
8) Lee JY, et al：Nat Commun, 7：13354, 2016
9) 「Epitope Mapping Protocols (Methods in Molecular Biology) 3rd ed. 2018 Edition」(Rockberg J & Nilvebrant J, eds), Humana Press, 2018
10) Abbott WM, et al：Immunology, 142：526-535, 2014
11) Bai XC, et al：Trends Biochem Sci, 40：49-57, 2015
12) Ditto NT & Brooks BD：Expert Opin Drug Discov, 11：925-937, 2016
13) Brooks BD：Curr Drug Discov Technol, 11：109-112, 2014
14) Laver WG, et al：Cell, 61：553-556, 1990
15) Rubinstein ND, et al：Mol Immunol, 45：3477-3489, 2008
16) Nagata S, et al：J Immunol Methods, 292：141-155, 2004
17) Nagata S, et al：Clin Cancer Res, 8：2345-2355, 2002
18) Nagata S, et al：J Immunol Methods, 280：59-72, 2003
19) Nagata S, et al：Proc Natl Acad Sci U S A, 102：7946-7951, 2005

Profile 筆頭著者プロフィール

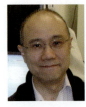

永田諭志：1992年，東京理科大学大学院薬学研究科修了，博士（薬学）．東京大学大学院農学生命科学研究科講師を経て，'99年より米国NIH, Research Fellow, 2007年，米国Sanford Research, Associate Scientist, その後，'15年秋に帰日し現職（医薬基盤研究所創薬デザイン研究センター 抗体スクリーニングプロジェクト，サブリーダー，大阪大学薬学研究科連携大学院，招へい教授）．研究テーマ：B細胞分化制御による抗体レパトアのマニピュレーション．

特集関連書籍のご案内

がんは免疫系をいかに抑制するのか
免疫チェックポイント阻害剤の真の標的を求めて

実験医学 2018年6月号 Vol.36 No.9

西川博嘉／企画

がんと免疫のデッドヒートはどこまで解明されたのか？抵抗性・併用療法のメカニズムから，免疫チェックポイント分子の進化的な意味まで，がん免疫療法の真の標的を追え！

B5判　139頁　2018年5月発行
定価（本体 2,000円＋税）
ISBN 978-4-7581-2508-6

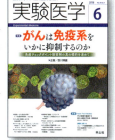

研究成果を薬につなげる アカデミア創薬の戦略と実例

実験医学増刊 Vol.32 No.2

長野哲雄／編

基礎研究の成果を創薬へ！スクリーニング・最適化研究・産学連携など，重要なポイントを具体的に解説．注目の標的からの創薬展開，疾患領域ごとのニーズも紹介した実用書．

B5判　220頁　2014年1月発行
定価（本体 5,400円＋税）
ISBN 978-4-7581-0336-7

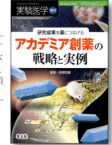

がんの分子標的と治療薬事典

西尾和人，西條長宏／編

がんの分子標的治療の全貌がわかる！70を超えるがん治療のターゲットから，個々の分子標的治療薬の概要，各臓器がんの分子標的治療の最前線まで網羅．

B5判　347頁　2010年10月発行
定価（本体 7,600円＋税）
ISBN 978-4-7581-2016-6

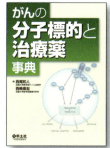

免疫ペディア
101のイラストで免疫学・臨床免疫学に強くなる！

熊ノ郷　淳／編

複雑な免疫学を体系的に解説．ビジュアライズされた紙面と豊富なイラストですぐに理解！がん免疫・腸内細菌など注目の話題までしっかり網羅！

B5判　317頁　2017年6月発行
定価（本体 5,700円＋税）
ISBN 978-4-7581-2080-7

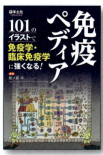

改訂第4版 タンパク質実験ノート
無敵のバイオテクニカルシリーズ

上巻〜タンパク質をとり出そう（抽出・精製・発現編）
下巻〜タンパク質をしらべよう（機能解析編）

岡田雅人，三木裕明，宮崎　香／編

基礎系の学生必携の実験入門書！実験の原理からプロトコール，困った時のトラブルシューティングまでをわかりやすく解説．

A4判　⊕215頁　⊖222頁
2011年12月発行
定価（本体 4,000円＋税）
⊕ISBN 978-4-89706-943-2
⊖ISBN 978-4-89706-944-9

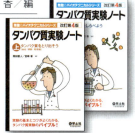

目的別で選べる タンパク質発現プロトコール
〜発現系の選択から精製までの原理と操作

実験医学別冊　目的別で選べるシリーズ

永田恭介，奥脇　暢／編

実験の原理や操作の根拠，実験条件の考え方などをトコトン詳しく．トラブルシューティングも原因から詳しく解説．実験操作は随所にイラストを用いて視覚的にわかりやすく．

B5判　268頁　2010年3月発行
定価（本体 4,200円＋税）
ISBN 978-4-7581-0175-2

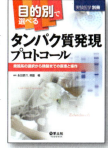

発行　羊土社 YODOSHA
〒101-0052　東京都千代田区神田小川町2-5-1　TEL 03(5282)1211　FAX 03(5282)1212
E-mail：eigyo@yodosha.co.jp
URL：www.yodosha.co.jp/

ご注文は最寄りの書店，または小社営業部まで

特集関連バックナンバーのご案内

本特集「次世代抗体医薬の衝撃」に関連した，これまでの実験医学特集・増刊号の一部を以下にラインナップしました．分野の歴史の学習から関連トピックの理解まで，ぜひお役立てください．

実験医学1987年増刊号 Vol.5 No.11
遺伝子工学総集編
編集／村松正実

実験医学1988年増刊号 Vol.6 No.10
モノクローナル抗体
編集／谷口 克

実験医学 1994年7月号 Vol.12 No.10
MHCとペプチド
企画／笹月健彦

実験医学 1996年2月号 Vol.14 No.3
免疫系認識の再認識
企画／斉藤 隆

実験医学 2001年6月号 Vol.19 No.8
ポストシークエンス時代を担う構造ゲノム科学入門
企画／横山茂之

実験医学 2002年増刊号 Vol.20 No.14
プロテオミクス時代のタンパク質研究
編集／宮崎 香，岡田雅人

実験医学 2004年増刊号 Vol.22 No.5
免疫研究のフロンティア
編集／中山俊憲，清野 宏，笹月健彦

実験医学 2009年増刊号 Vol.27 No.5
分子標的薬開発への新たなる挑戦
編集／岡野栄之，岩坪 威，佐谷秀行

実験医学 2011年増刊号 Vol.29 No.2
秒進分歩する癌研究と分子標的治療
編集／原 英二，平尾 敦，矢野聖二，佐谷秀行

実験医学 2012年増刊号 Vol.30 No.7
疾患克服をめざしたケミカルバイオロジー
編集／浦野泰照

実験医学 2014年増刊号 Vol.32 No.10
構造生命科学で何がわかるのか，何ができるのか
編集／田中啓二，若槻壮市

実験医学 2015年9月号 Vol.33 No.14
最新 がん免疫療法
企画／玉田耕治

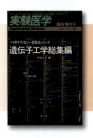 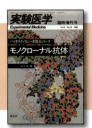 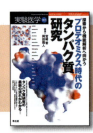 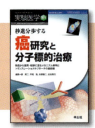 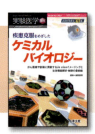

2015年以前の号は羊土社ホームページから電子版（PDF）でご購入できます

DIGITAL ARCHIVE ～電子バックナンバー～

「実験医学」既刊誌をデジタルデータで復刻いたしました．
現在市販されていない「実験医学」既刊誌の，1983年創刊号から2015年までを電子版（PDF）にて取り揃えております．

実験医学online　www.yodosha.co.jp/jikkenigaku/archive/

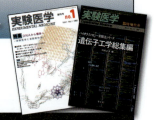

実験医学 Experimental Medicine 次号予告

次号（2018年8月号）のご案内

特集 サイズ生物学
生命が固有のサイズをもつ意義とそれを決定する仕組み（仮題）

企画／山本一男（長崎大学医学部共同利用研究センター），
　　　原　裕貴（山口大学大学院創成科学研究科）

「大きさ（サイズ）」はすべての生命体が有する根源的な特性です．われわれが肉眼で確認できる個体や生態学的なものから，個体の内部に分け入った器官や組織，それを構成する細胞，さらにそれらを支える細胞内構造に至るまで，さまざまなスケールで「適正なサイズ」が設定されています．その制御の破綻はがんや老化などの疾患を惹起し，進化的に淘汰されてきたと考えることもできるかもしれません．近年の技術革新により，どちらかといえば古典的とも分類できるサイズの問題に，実験と理論の両方から迫る研究が世界的に増えてきています．本特集では，本邦にて独自のアプローチで多様なスケールにおける「サイズ」を視野に入れた研究を紹介します．

目次
- 概論—サイズで斬る生物学への誘い　　　　　　　　　山本一男
- バクテリア細胞のサイズ調節　　　　　　　　　　　　加藤　節
- 核のサイズ　　　　　　　　　　　　　　　　　　　　原　裕貴
- ゴルジ体のサイズと形態の制御　　　　　　　　　　　立川正志
- 細胞内構造のサイズ　　　　　　　　　　　　　　　　宮﨑牧人
- 組織・器官のサイズ　　　　　　　　　　　　　　　　平島剛志
- 臓器と個体のサイズ　　　　　　　　　　　　　　　　梅園良彦
- 個体と個体群のサイズ　　　　　　　　　　　　　　　八木光晴

連載

新連載 研究アイデアのビジュアル表現術（仮）　　　　　　大塩立華

Trend Review
　改正 個人情報保護法続編（仮）　　　　　　　　　　　　山本奈津子 ほか

創薬に懸ける
　アビガン（抗インフルエンザ薬）の創薬物語（仮）　　　　白木公康

※予告内容は変更されることがあります

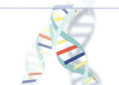

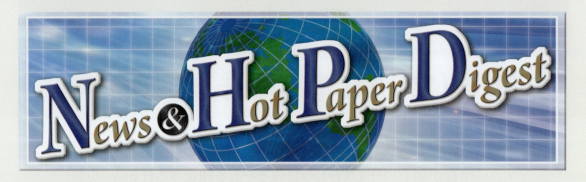

トピックス: イタコン酸によるマクロファージ免疫代謝制御系の解明

クエン酸（TCA）回路の中間代謝産物から生合成されるイタコン酸は，マクロファージの多彩な免疫機能の調節にも深く関与することが報告されていたが，その作用機序については未解明な点が多かった．Millsら（Mills EL, et al：Nature, 556：113-117, 2018）は，イタコン酸がもつ親電子性に着目した一連の解析を行い，このTCA回路の中間代謝産物が酸化ストレス防御機構としてよく知られたKeap1-Nrf2システムの内在性調節因子として重要な役割を担っていることを明らかにした（図1）．

Keap1には酸化ストレスセンサーとして機能する多数のシステイン残基が存在するが，イタコン酸はそれらに対してアルキル化修飾をもたらす．その結果，Keap1のNrf2抑制能力（Nrf2のユビキチン化分解促進）がキャンセルされ，Nrf2活性の上昇が惹起され，さまざまな標的遺伝子（抗酸化応答因子）群の発現増加が誘導される．また，Nrf2には一連の抗炎症作用系を賦活化する能力もあるが，このイタコン酸濃度上昇によるNrf2活性化の機序は，予想通りマクロファージにおいてインターロイキン1（IL-1β）などの炎症性サイトカインの発現抑制にも直接関与することが確認されている．

イタコン酸は，アコニット酸脱炭酸酵素（Acod1/Irg1）によりアコニット酸から産生されるが，興味深いことに，このAcod1/Irg1発現量（およびイタコン酸産生量）は，抗炎症性作用を有するインターフェロン（IFNs）経路を介したフィードバック調節によっても支配されることが観察されている．

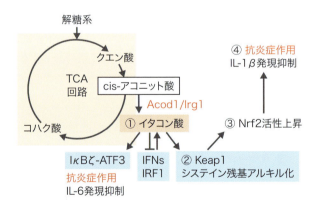

図1　TCA中間代謝産物より生成されるイタコン酸と免疫代謝制御システム

TCA回路の代謝中間体（cis-アコニット酸）から生成される① イタコン酸は，② Keap1のシステイン残基アルキル化を惹起する．③ Keap1の抑制から解放されたNrf2は標的遺伝子を発現し，④ 抗炎症作用を発揮する．イタコン酸はアコニット酸脱炭酸酵素（Acod1/Irg1）により産生されるが，この遺伝子はインターフェロン制御因子（IRF）の支配下にある．さらに，IκBζ-ATF3系の重要性も最近報告された．

News & Hot Paper Digest

事実，この論文のすぐ後に発表された Bambouskova ら（**Bambouskova M, et al：Nature, 556：501-504, 2018**）の論文では，前述の Keap1-Nrf2 経路に加えて，Nrf2 非依存性の抗炎症作用機序として IκBζ-ATF3 経路の重要性が示されている．これから両者の見解の検証作業は必要と思われるが，イタコン酸は免疫代謝システムを統合的に制御する TCA 回路由来の代謝産物としてきわめて重要な役割を担っているのは確かである．今後の展開に注目である．

（東北大学大学院医工学研究科
神﨑　展）

トピックス

非構造生物学の時代
天然変性状態のままで高親和性複合体を形成

タンパク質の立体構造はアミノ酸配列によって一義に決まる，というのが古典的なタンパク質の描像である．この，いわゆる Anfinsen のドグマを前提としてタンパク質の立体構造を X 線結晶構造解析などで決定しながら生命を理解しよう，というのが構造生物学である．とは言え，アミロイド（やプリオン）のように天然構造から外れたところに安定な構造ができる場合があったり，単独では安定な立体構造を形成しえない天然変性タンパク質（IDP）の概念が浸透してきた今となっては Anfinsen 的なタンパク質の見方がすべてではないということはすでに認知されつつあるだろう．

IDP と言っても，パートナーとなるタンパク質に合わせて何らかの特異的な立体構造を形成するのが常である．ところが，今回紹介する論文（**Borgia A, et al：Nature, 555：61-66, 2018**）では，2 種類の IDP 同士で形成するヘテロ二量体が超安定な複合体を形成した後も変性したままであると報告している．「超安定」とは解離定数にして～pM（10^{-12}M）の複合体で，抗体医薬などのモノクローナル抗体で 10^{-9}～10^{-10}M の親和性なので，非常に安定な複合体といえる（最強の非共有結合といわれているのはビオチン-アビジン間は 10^{-15}M）．この「フォールディングなしでの結合」という驚くべき結果を解説したい．

ここで登場する IDP はヌクレオソーム間 DNA に結合するリンカーヒストン H1 と，H1 に結合することでシャペロンとして機能するプロサイモシン α（ProTα）で，これらは細胞内にて複合体を形成することが知られていた．塩基性タンパク質の H1（～200 アミノ酸）は，内部の球状ドメイン（～70 アミノ酸）を除いて，酸性タンパク質 ProTα（110 アミノ酸）は全長にわたって天然変性である．著者らは，H1 と ProTα がどのような相互作用で複合体を形成するのかをまず円偏光二色性（CD）と NMR で調べた．その結果，両タンパク質の変性領域は複合体形成後も構造形成せず変性したままであることがわかった．続いて 1 分子 FRET，蛍光相関分光法で解析したところ，両タンパク質は変性領域を保ちながらも 1：1 のヘテロ二量体を形成し，その解離定数は pM オーダーという非常に高い親和性であることがわかった．塩濃度を生理条件から外れて高くすると親和性は弱まっていくことから，両者の結合には H1 の正電荷と ProTα の負電荷間の静電相互作用が重要であることが示された．さらに部位特異的な分子間 FRET で解析した結果，ProTα の中心付近（負電荷を強く帯びた領域）と H1 の結合が若干目立つものの全体としては相互作用に特異性は見つからなかった．最後に，分子間 FRET の結果は静電相互作用を主とした粗視化シミュレーションだけでよく再現できることから，H1 と ProTα の結合は特定の立体構造を形成せずにあちこちが付いたり外れたりしながらも結合を保つことがわかった．

以上をまとめると，H1 と ProTα のヘテロ二量体の形成機構は高分子電解質（polyelectrolyte）のそれと類似であるという結論に達している．つまり，この複合体には立体構造がかっちりと決まる Anfinsen 的なタンパク質の世界は当てはまらない．このような相互作用の生理学的な意味付けとしては，機能に要求される高親和性を実現しながらも必要に応じてすみやかに解離・会合できるしくみではないかと予想している．今回の例では，ProTα はリンカーヒストン H1 と DNA 間の強い結合に競合しながらもすばやい応答をする必要があるので，フォールディングすることなく結合する機構になったとい

う考察だ．

　著者らによると，このような静電相互作用によって変性したまま高親和性を実現しそうなIDPの候補は他にも数多くありそうだということである．無秩序状態のタンパク質同士がうごめきながらも高い親和性を実現する様式は今まで想定していなかっただけで思ったよりも普遍的かもしれない．さらに最近では，細胞内でIDPが変性したまま相分離による液滴（凝縮体）を形成するなど無秩序状態のタンパク質があちこちで目立ってきている（例えば，Banani SF, et al：Nat Rev Mol Cell Biol, 18：285-298, 2017）．言わば「非構造生物学」という新たなパラダイムが出現している．

（東京工業大学・
科学技術創成研究院・
細胞制御工学研究センター
田口英樹）

トピックス　細菌から発見されたセルロースの新規な修飾

　セルロースは地球上に最も豊富に存在するバイオポリマーであり，植物の硬い細胞壁を作るのに重要である．セルロースは，グルコースがβ-1,4-結合した直鎖状の多糖体であり，それぞれの鎖同士が強固な水素結合ネットワークを形成することで，物理化学的な剛直性を生み出している．セルロースは植物以外にも多くの細菌によって産生されることが知られているが，バイオフィルム（微生物が生体や人工物の表面等に付着して形成する集合体）の材料にも使われている．バイオフィルムは，微生物細胞とそれらを包み込む細胞外マトリクスから構成され，バイオフィルム内部の微生物は抗菌薬や宿主免疫系に耐性を示す．そのため，感染症の慢性化・難治化の原因となり，特に，医療現場で問題視されている．大腸菌やサルモネラなどの腸内細菌科細菌では，Curliとよばれるアミロイド線維やeDNA（extracellular DNA）に加え，セルロースも細胞外マトリクスの主要な成分としてバイオフィルムの形成に重要な役割を果たす（図2）．今回，Hengge らは，大腸菌のマクロコロニー（寒天培地上でつくられたコロニー：本論文の筆者らはバイオフィルムとよんでいる）から，セルロースがエタノールアミンリン酸（pEtN, phosphoethanol-amine）で修飾されていることを発見し，その分子機構と生物学的意義について報告した（Thongsom-

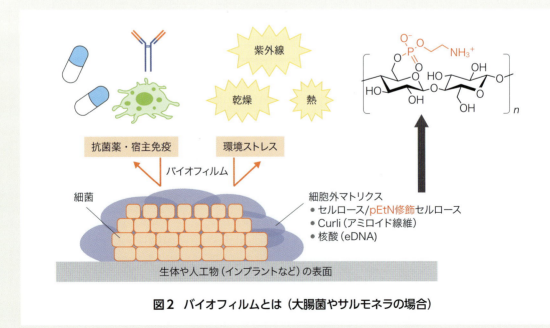

図2　バイオフィルムとは（大腸菌やサルモネラの場合）

News & Hot Paper Digest

boon W, et al：Science, 359：334-338, 2018）．

　筆者らは，マクロコロニーからインタクトな状態で難溶性の細胞外マトリクスを回収する手法を考案しており（McCrate OA, et al：J Mol Biol, 425：4286-4294, 2013），固相NMR・溶液NMR・質量分析を組合わせることで，セルロースの約半分がpEtNで修飾されていることを突き止めた．従来，セルロースは難溶性であるため，強酸で加水分解した試料を使って構造解析が行われてきた．そのような粗い処理では，pEtN残基が切断されてしまい，その存在が見過ごされてきたと考えられる．

　次に，筆者らは，pEtN修飾を担う分子を明らかにするために，セルロース合成にかかわる遺伝子クラスターのなかで，機能がよくわかっていなかった*bcsEFG*オペロンに注目した．遺伝学的なアプローチにより，膜タンパク質であるBcsGがpEtN修飾を担うエタノールアミンリン酸転移酵素であること

とが明らかになった．また，BcsEおよびBcsFが，BcsGの活性とセルロース合成を担うBcsA-BcsB複合体の安定性を調節する補助タンパク質であることが示唆された．加えて，これらのセルロース合成・修飾酵素群の相互作用やBcsGの膜上での配向性，BcsGのpEtN修飾を行う活性残基，BcsGが細胞膜を構成するリン脂質ホスファチジルエタノールアミンをpEtN修飾の材料として利用する（あくまで可能性）といった分子機構も提案された．さらに，*bcsG*欠損株のバイオフィルムが野生株のバイオフィルムに比べて脆くなることからセルロースのpEtN修飾がBcsGのバイオフィルムの構造や頑強性に重要であるという，生物学的意義についても言及されている．

　pEtN修飾に重要な*bcsEFG*遺伝子は，多くのβプロテオバクテリアとγプロテオバクテリアで見つかっており，例えばγプロテオバクテリアのサルモネラのセルロースもpEtN修飾を受けることから，

これらの細菌で幅広くpEtN修飾型セルロースが合成される可能性がある．一方，セルロースを過剰に産生する*Komagataeibacter xylinus*という細菌は，*bcsEFG*遺伝子をもたないことは興味深い．リン脂質膜の頭部に含まれるホスファチジルエタノールアミンがBcsGによって大量のセルロースのpEtN修飾に利用されてしまうと，本来リン脂質膜に使用されるべきホスファチジルエタノールアミンが枯渇してしまう．その結果，細胞膜の恒常性が破綻するため，*K. xylinus*は*BcsEFG*遺伝子をもたないことで，そのような事態を回避していると考えられる．

　以上，本論文で報告されたpEtNで修飾されたセルロースの発見，およびその生合成に関する分子基盤は，バイオフィルム破壊のための戦略の考案や，より頑丈な人工セルロースの創出にもつながると考えられる．

（東京慈恵会医科大学細菌学講座
杉本真也）

ニュース

科学の発展には何が必要か？
科学の科学的分析に基づく提言

　科学の持続的発展には，科学のシステム上の問題を同定し，対策を講じる必要がある．「科学の科学（science of science, SciSci）」は，科学研究の進み方を科学的に分析し，科学の進み方に関する普遍原理や科学が内包するシステム上の問題点を明らかにする．この度SciSciに基づく科学システムの構造改革が提案された[1)2)]．

　科学を推し進める革新的な仕事は，社会全般における根本的イノベーションの創出と同様に[3)]，分断されていた既知を分野横断的（学際的）に統合することで生まれる傾向があった．他方，個々の研究者レベルでは，自分の専門領域にとどまる研究者ほどコンスタントに成果を発表し「成功している」と評価されていた．しかし，その

ような研究者は，領域を推し進める革新的な仕事はしていない傾向があった．つまり，研究者キャリアを安定化させる個人レベルの適応戦略（効率化）は，漸進的イノベーションは生み出すが根本的イノベーションにつながらず，科学全般の発展にとっては非効率的であった，と現代の科学の現状が分析された（**図3**）．

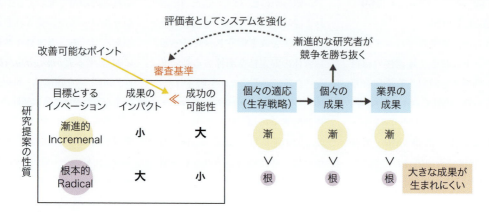

図3 部分最適が全体最適を生まないメカニズム
研究提案の成功可能性に偏重した審査システムは，根本的な成果よりも漸進的な成果をもたらす．その結果，科学の持続的な成長が鈍化する．

　科学が「部分最適は全体最適をもたらさない」というワナに陥った理由は，研究費審査システムにある可能性が考えられた．グラント評価者は，挑戦性・革新性の高い研究提案ほど低く評価するバイアスが認められた．さらに，キャリア初期グラントの獲得者と非獲得者の比較では，両者のその後の生産性に有意差がないにもかかわらず，その後の研究費とポスト獲得では前者が有意に優れていた．つまり，生産性に相関しないキャリア初期段階での実績を必要以上に重視することで，根本的イノベーションを生み出せる潜在的な人材を科学システムから時期尚早に淘汰している可能性が示唆された．また，グラント成果の評価サイクルが長いシステムにいる研究者の方が，長期的にはハイ・インパクトな成果を生んでいた．

　科学は経済と同様に「強者がより強くなる」性質をもつため，サポートが不足する若い研究者（弱者）は活躍しにくいというシステム上の問題を抱えている．他方，ハイ・インパクトな成果は，研究者の年齢（若さ）ではなく生産性の高さと相関しており，単純な若手優遇策は生産性を高めない．研究者の実績と研究提案の実現性だけではなく，プロジェクトの革新性を正当に評価し，ハイ・インパクトな成果を生むために必要な期間を確保することが，科学全般の生産性を高めることが示唆された．

文献
1) Fortunato S, et al : Science, 359 (pii: eaao0185), 2018
2) Else H : Nature, 556 : 416-417, 2018
3)「アイデアは交差点から生まれる」（フランス・ヨハンソン／著），CCCメディアハウス，2014

（群馬大学生体調節研究所　佐々木 努）

国際ヒトゲノム会議が13年ぶり日本開催
高まるデータシェアリングの重要性

　去る3月，第22回国際ヒトゲノム会議（HGM2018）が横浜で開催され，盛会裡に終了した．Chairはカルニンチ ピエロ先生（理化学研究所）で，ヒトゲノム解読間もない2005年以来13年ぶりの日本開催となった（HGM2005 Chairは榊佳之先生）．主催のHUGO（ヒトゲノム国際機構）は「ヒトゲノム計画に先導的な役割を担った組織」という認識の方が多いかもしれないが，ポストゲノムから現在にいたり，そのフォーカスは「ゲノム科学の普及と成果の社会還元」に発展してきている．HGM2018では12のシンポジウムが企画され，先進国・発展途上国の垣根を越えた情

報交換とネットワーキングの場と
して活発な交流がなされた.

HGM2018の特徴として, HVP
（ヒトバリオーム計画）との初の共
同開催という点が強調されていた.
日本ではあまり聞き慣れないHVP
だが, 公衆衛生の向上のために遺
伝的バリアント情報をシェアする
基盤づくりをミッションとした, 国
際プロジェクトだという. HUGO
とHVPのコラボレーションは, 基
本配列の理解から多様性の理解
へ, 転換期を迎えている分野の現
状を象徴するかのようだ. 本稿で
はこのHGM2018での議論の様子
を,「多様性のゲノム医学」とそれ
を支える「データシェアリング」
に焦点を絞りリポートしたい.

いま, 日本ではがんゲノム医療
の臨床実装に社会的期待が高まっ
ている. 種々ドライバー変異が同
定され, 関連パスウェイに対する
医薬品も増えた. 計測器の進歩に
より, 個人ゲノムの解読も $1,000
以下で可能な時代になっている. で
は, ゲノム医療は実用段階なのか？
HGM2018の議論からは, 答えは
YESでもあり, NOでもあると言え
そうだ. 確かにある程度において,
ゲノム情報に基づいた医療の選択
は可能になっている. しかしいま,
VUS（Variant of Unknown Sig-
nificance）の問題が現場で1つの
大きなハードルだという. ゲノム
医療では, 個々人のゲノム情報を
既知のバリアントのデータベース
と突き合わせることで, リスク診
断や治療介入を検討する. そのた
め, いわゆる"疾患の原因遺伝子"
にバリアントが見つかっても, 前
例に乏しかったり, データベース

未登録だったりするものは, VUS
＝臨床的意義不明と判定されてし
まう. 今後, ゲノム医療の精度と
可能性を上げていくには, VUSの
1つひとつをdisease-causingか
吟味し, 情報を集約していく必要
があるのだという.

このVUS問題に取り組む先進的
な事例として, BRCA Exchange
(brcaexchange.org) という国際
プロジェクトが数年前に立ち上
がっている. BRCAは遺伝性乳が
ん卵巣がん症候群の原因としてさ
かんに解析されてきた遺伝子であ
り, 新しい分子標的薬であるPARP
阻害薬の投与に際してもその変異
が鍵となっている. しかし, それ
だけ臨床における重要性の確立さ
れたBRCA遺伝子であっても, 以
前はバリアントに関する標準リファ
レンスがなかったのだという. そ
うしたなかではじまったのがBRCA
Exchangeであり, HGM2018で
の報告をもとに概要を紹介すれ
ば；①世界中のデータベースから
バリアント情報を集約 → ②専門
家集団による臨床的意義のキュ
レーション → ③誰でもインター
ネットを通じてアクセスできる形
で公開；というプロジェクトだ.
毎月のアップデートを重ねながら
もすでに利用可能な状態にあるが,
今後は④臨床から直接フィード
バックを受けるしくみをつくるこ
とで, VUSの解釈を加速する計画
だという. 1研究機関, 1国で成し
うる仕事でないことは容易に想像
されよう. このBRCA Exchange
を試金石に, 家族性心臓病に対す
るGFHC (Global Familial Heart
Challenge), GG2020 (Global

Globin 2020 Challenge) といっ
た同種のプロジェクトが世界では
じまっており, いずれもHVPの枠
組みを利用してデータシェアリン
グやノウハウの共有を進めている
そうだ. HGM2018では各プロ
ジェクト関係者が経験をもちより,
活発な議論がなされていた.

inter-personalな多様性（バリ
アント）と並行して研究のトピッ
クになっているのが, intra-per-
sonalな多様性（1個体内の細胞間
の個性）であり, Single Cell解析
の展開である. HGM2018で報告
された例で言えば, マウス脳の全
細胞をSingle Cell RNA-Seqし,
シークエンスデータをイメージン
グデータと組合わせることで, ア
ストロサイトに時空間的特異性を
もつサブタイプが見えてきた…と
いうような結果が得られてきてい
る. 細胞のダイナミクス（例えば分
化のベクトルなど）をSingle Cell
で, かつ全細胞で解析するような
試みもはじまっている.「雲の上の
話だ…」とお感じの方もいらっしゃ
るかもしれない. しかし, こうし
たSingle Cell解析のデータは,
個々人の興味や専門性に基づいて
解析可能な状態に置かれている.
物理学の世界で宇宙望遠鏡のデー
タシェアリングからたくさんの発
見がもたらされたように, いま生
命科学においてもデータサイエン
スの発想があれば, 誰でもフロン
ティアを開拓するチャンスがある
のだという. HGM2018の関連セッ
ションは, パブリックデータを活
用したSingle Cell解析という新し
い方向性を示唆するものだった.

もちろん, 本分野における日本

のリーダーシップを忘れてはならない．2000年に結成されたFANTOM（Functional ANnoTation Of the Mammalian genome）コンソーシアムの成果は，ヒトゲノム計画やiPS細胞の樹立などさまざまなブレイクスルーに貢献してきた．現在もlncRNA機能の全容解明に取り組むFANTOM6（6期目）が理化学研究所を中心に進行中である．非コード領域に存在するバリアントは多く，臨床的インパクトが大きいと予想されている．他方，前述のBRCA Exchangeに視点を戻すと，主要なデータ源の1つであるLOVD（jp.lovd.org）というデータベースへの日本からのバリアント登録は，HGM2018開催時点で0件だと言う．AMEDが2016年にGA4GH（Global Alliance for Genomics and Health：ゲノム情報のデータシェアリングを推進する国際組織）に加盟しているが，個人，研究機関単位での積極的貢献が世界から期待されている．Without sharing, no diagnostics．HGM2018の講演中で印象に残ったスローガンである．

（実験医学編集部　間馬彬大）

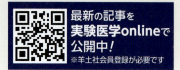

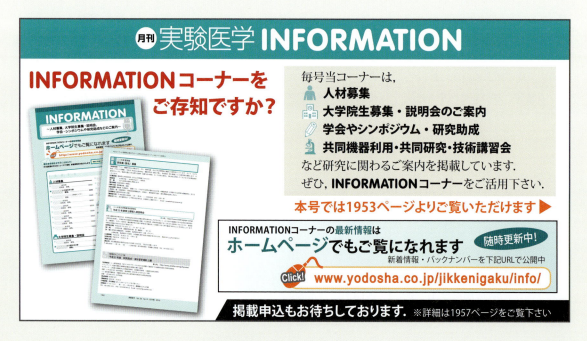

羊土社の教科書・サブテキスト

ライフサイエンス界をリードする

基礎から学ぶ
遺伝子工学 第2版
田村隆明／著
■ 定価（本体3,400円＋税） ■ B5判

基礎からしっかり学ぶ
生化学　山口雄輝／編著，成田 央／著
■ 定価（本体2,900円＋税） ■ B5判

基礎から学ぶ
生物学・細胞生物学
第3版　　　和田 勝／著　髙田耕司／編集協力
■ 定価（本体3,200円＋税） ■ B5判

理系総合のための
生命科学 第4版　【新刊】
東京大学生命科学教科書編集委員会／編
■ 定価（本体3,800円＋税） ■ B5判

演習で学ぶ
生命科学 第2版
東京大学生命科学教科書編集委員会／編
■ 定価（本体3,200円＋税） ■ B5判

生命科学 改訂第3版　■ 定価（本体2,800円＋税） ■ B5判
東京大学生命科学教科書編集委員会／編

現代生命科学　■ 定価（本体2,800円＋税） ■ B5判
東京大学生命科学教科書編集委員会／編

やさしい基礎生物学 第2版
南雲 保／編著
今井一志，大島海一，鈴木秀和，田中次郎／著
■ 定価（本体2,900円＋税） ■ B5判

Ya-Sa-Shi-I Biological Science
（やさしい基礎生物学English version）
南雲 保／編著
今井一志 ほか／著，豊田健介 ほか／英訳
■ 定価（本体3,600円＋税） ■ B5判

診療・研究にダイレクトにつながる
遺伝医学
渡邉 淳／著
■ 定価（本体4,300円＋税） ■ B5判

解剖生理や生化学をまなぶ前の
楽しくわかる生物・化学・物理
岡田隆夫／著，村山絵里子／イラスト
■ 定価（本体2,600円＋税） ■ B5判

よくわかるゲノム医学 改訂第2版
服部成介，水島-菅野純子／著　菅野純夫／監
■ 定価（本体3,700円＋税） ■ B5判

大学で学ぶ
身近な生物学　吉村成弘／著
■ 定価（本体2,800円＋税） ■ B5判

はじめの一歩シリーズ

はじめの一歩の
病態・疾患学
林 洋／編
■ 定価（本体2,700円＋税） ■ B5判

はじめの一歩の
病理学 第2版
深山正久／編
■ 定価（本体2,900円＋税） ■ B5判

はじめの一歩の
イラスト薬理学
石井邦雄／著　■ 定価（本体2,900円＋税） ■ B5判

はじめの一歩の
生化学・分子生物学 第3版
　■ 定価（本体3,800円＋税） ■ B5判
前野正夫，磯川桂太郎／著

はじめの一歩の
イラスト生理学 改訂第2版
照井直人／編　■ 定価（本体3,500円＋税） ■ B5判

はじめの一歩の
イラスト感染症・微生物学
本田武司／編　■ 定価（本体3,200円＋税） ■ B5判

発行　**羊土社 YODOSHA**　〒101-0052　東京都千代田区神田小川町2-5-1　TEL 03(5282)1211　FAX 03(5282)1212
E-mail：eigyo@yodosha.co.jp
URL：www.yodosha.co.jp/
ご注文は最寄りの書店，または小社営業部まで

Current Topics

Yachie-Kinoshita A, et al：Mol Syst Biol, 14, e7952, 2018

コンピューターシミュレーションによる
幹細胞状態遷移の予測

谷内江綾子

> 幹細胞は，異なる遺伝子発現状態を行き来しながら安定で不均一な細胞集団を形成する．この動的不均一性に着想を得て，運命決定を担う遺伝子ネットワーク動態をシミュレーションする方法を提案した．マウスES細胞モデルでは，シグナル因子の組合わせに応答して起こる状態遷移を予測することに成功した．

近年，幹細胞には不均一性が存在すること[1)2)]，個々の細胞状態は動的にゆらいでいること[3)4)]，この乱雑さ自体が環境変化への適応性を担保していること[5)]が次々と明らかになってきた．一方，細胞集団の運命決定は，遺伝子制御ネットワークへのシグナル入力で決定的に規定されて，高度に秩序だった生命機能を可能にしている．例えば，マウスES細胞（mESC）の未分化性の維持に必須の転写因子Oct4，Sox2，Nanog（以下コア遺伝子とよぶ）の発現は，白血病抑制因子（LIF）を入力としたSTAT3シグナルによって支持される．逆に，培地からLIFを除くと，細胞集団としての安定性が低下し，個々の細胞はそれぞれ別の状態へ遷移（分化）していく．複雑な分子制御ネットワークのもつ状態変数は膨大である．そこから細胞システムの制御点を発見するには，要素間の依存関係の記述（モデリング）と，その動的挙動の予測（シミュレーション）が重要である．しかしながら，幹細胞集団の動的不均一性と安定性を考慮し，さらに実測データとの比較が可能なシミュレーションの方法論はこれまでなかった．

不均一で安定な幹細胞集団をシミュレートする

本研究では，幹細胞が辿り得る状態変化を予測する手法として，ブーリアンモデルを用いた．モデルでは，遺伝子発現活性がオンかオフに二極化され，ブール制御式に基づいて，単位シミュレーション時間ごとに非同期性かつランダムに更新されるものとした．しかし，$2^{2n}-1$通り（nはネットワーク要素数）ある状態変化をすべて予測するのは現実的ではない．そこで，無作為に選んだ状態を初期状態とするシミュレーションを十分な回数くり返す戦略をとり，細胞の平均的な状態遷移を得た（図1）．

次に，予測された細胞状態の集まりから，幹細胞集団の境界を決定する方法を考える．任意の幹細胞は，自己複製能により元の不均一な細胞集団を再形成できる．そこには元の細胞状態も含まれるだろう．つまり，幹細胞とは，再帰的な状態の集まりと言える．これは，細胞状態遷移図の強連結成分（strong connected component：SCC）として定義できる．SCCを幹細胞集団の亜群と見なすと，SCC構成状態数が多いほど，また，SCC外への遷移確率が小さいほど，そこに留ま

Modeling signaling-dependent pluripotency with Boolean logic to predict cell fate transitions
Ayako Yachie-Kinoshita：The Systems Biology Institute[1)]/Institute of Biomaterials and Biomaterial Engineering, University of Toronto[2)]（システム・バイオロジー研究機構[1)]/トロント大学 生体材料・生体医用工学[2)]）

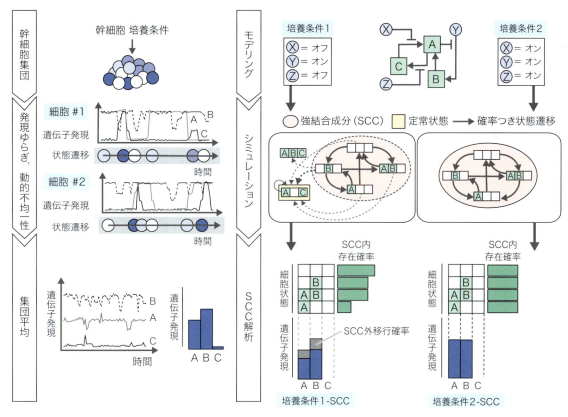

図1 安定な幹細胞集団における動的不均一性を勘案したシミュレーション
実験的にみられる幹細胞の動的不均一性(左)と,これを模擬したシミュレーション手法(右).

る可能性が大きく,安定な集団であると考えられる.本研究では,SCCの遷移確率行列の固有ベクトルに遺伝子のオン/オフ発現活性(1か0)を積算して,細胞集団レベルの遺伝子発現確率を計算する手法を確立した(図1).これにより,単純で離散的なブーリアンモデルから,定量的な遺伝子発現プロファイルを予測することが可能になった.

マウスES細胞のシグナル応答を予測する

本手法を,mESCのシグナル/遺伝子制御ネットワークに適用してデモンストレーションを行った.まず,mESCの運命決定に寄与するシグナルとして,LIF/STAT3,WNT/β-カテニン,BMP4/SMAD,Activin/Nodal,およびFGF/ERK経路を選択した.各シグナルの活性にかかわる遺伝子(受容体,サイトカインなど),未分化および分化マーカーを加えた,29遺伝子をネットワークの構成要素とした.各遺伝子間の関係を記述するプロセスでは,ラボや実験目的の異なるmESCのマイクロアレイデータを大量に収集して,大規模データマイニングによる依存関係の予測を行った.さらに,文献情報の統合による制御関係の補完と,シングルセル発現データを用いた最適モデルの選択を経て,mESC特異的なシグナル/遺伝子制御シミュレーションモデルを得た(図2).

構築されたモデルを用いて,まず,既知のmESCシグナル応答が再現できることを確かめた.例えば,bFGFとActivin添加によるエピブラスト幹細胞(EpiSC)様状態への誘導,GSK3βおよびERKの阻害剤(2i)によるLIF非依存的なコア遺伝子発現の維持が再現されることを確認した.また,転写因子の強制発現と発現抑制のシミュレーションでは,mESCの破綻と,EpiSCのmESCへの復帰を惹起する既知の転写因子群を予測した.

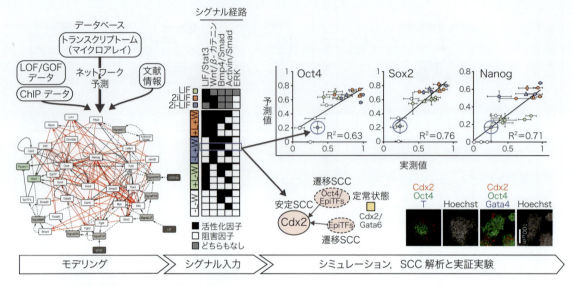

図2 マウスES細胞シグナル応答のシミュレーション
トランスクリプトームデータを用いて予測した遺伝子制御ネットワークと文献等の知見を統合し，シミュレーションモデルの構造を得た（左）．さまざまな培養条件をモデルの入力として，シミュレーションを行った（中）．2i存在下ながら未分化性を脱し，Cdx2を高発現して安定化される培養条件を予測し，これを実証した（右）．（グラフ，図は文献6より引用）

次に，細胞集団を特徴づける定量指標として，コア遺伝子発現による未分化性，SCCの安定性から導出した持続可能性，摂動への感受性を定義した．指標に基づき，LIFを欠く2i培地（2i-LIF）では，高い未分化性と低持続可能性，高感受性を併せ持つ未分化細胞集団が形成されることが予測された．検証のため，シグナル経路活性の増強または阻害因子の組合わせ培地を16種類作製して，実測と予測を比較した結果，免疫蛍光染色によるコア遺伝子発現確率の実測値と予測値が非常によく合致し，モデルが未知のシグナル培地における細胞状態の遷移を予測できることがわかった．興味深いことに，2i-LIFにActivinシグナル阻害剤とBMP4を追加した培地では，2iが含まれているにもかかわらず，未分化性スコアの著しい低下がみられた（図2）．

この新規培地に着目してシミュレーション結果を精査すると，栄養外胚葉（TE）マーカー遺伝子Cdx2を高確率で発現する安定なSCCがみられた（図2）．そこで，Cdx2発現増強により，2i-LIFの未分化性維持効果を逸脱して，栄養膜幹細胞（TSC）様の状態に遷移するのではないかと考え，実証実験を行った．その結果，予測されたCdx2の発現上昇とTSC様状態への緩やかな遷移は，RT-PCR，RNA-seq，フローサイトメトリー，免疫蛍光染色の各種 *in vitro* 実験で確かめられた．一方で，キメラ胚においてはTE誘導の確証は得られず，傾向を示すに留まった．ごく最近，Hippoシグナル経路阻害剤や小分子化合物など，特定の化合物の組合わせ培地でTE誘導に成功したという報告が相次いだ[7)8)]．シミュレーションは，細胞集団からの逸脱で起こる制御ネットワークの組換えや，そもそもモデルに存在しない要素について予測することはできない．しかし，裏を返せば，実態を模擬するのに必要な要素やシステム構造を追求することで，検証実験可能な仮説の生成と，モデルの精緻化が可能になると考えられる．

おわりに

本研究では，論理回路で表現された遺伝子ネットワークを用いて，不均一で安定な幹細胞集団の定量的な遷移動態を予測する手法を提案した．一方で，細胞リプログラミング，腫瘍形成など，さらに高次の幹細胞動態を包括的に理解するには，異なる生命階層間，細胞間の制御関係を考慮したモデリングが必要になるが，その方法論は成熟していない．多階層で多次元の

データを縦横断的に扱った，制御ネットワーク導出手法の開発が急務である．また，テキスト解析技術により，膨大な文献から分子間の依存関係を精確に抽出することが可能になれば，ネットワーク予測の確度は飛躍的に向上し，モデリングに資するコストを格段に削減できるだろう．こうしたドライ分野の発展を巻き込み，コンピューターシミュレーションを通して，幹細胞動態の包括的な理解と制御が進むことが期待される．

文献

1) Miyanari Y & Torres-Padilla ME：Control of ground-state pluripotency by allelic regulation of Nanog. Nature, 483：470-473, 2012
2) Toyooka Y, et al：Identification and characterization of subpopulations in undifferentiated ES cell culture. Dev Camb Engl, 135：909-918, 2008
3) Singer ZS, et al：Dynamic heterogeneity and DNA methylation in embryonic stem cells. Mol Cell, 55：319-331, 2014
4) Schroeder T：Long-term single-cell imaging of mammalian stem cells. Nat Methods, 8：S30-S35, 2011
5) Hara K, et al：Mouse spermatogenic stem cells continually interconvert between equipotent singly isolated and syncytial states. Cell Stem Cell, 14：658-672, 2014
6) Yachie-Kinoshita A, et al：Modeling signaling-dependent pluripotency with Boolean logic to predict cell fate transitions. Mol Syst Biol, 14：e7952, 2018
7) Yang Y, et al：Derivation of Pluripotent Stem Cells with In Vivo Embryonic and Extraembryonic Potency. Cell, 169：243-257.e25, 2017
8) Yang J, et al：Establishment of mouse expanded potential stem cells. Nature, 550：393-397, 2017

● 著者プロフィール ●

谷内江綾子：2007年，慶應義塾大学大学院政策・メディア研究科博士課程修了（冨田勝研究室）．'07同大学医学部医化学教室 特任助教（末松誠研究室）を経て，トロント大学Peter Zandstra研究室に博士研究員として留学．'15年に帰国後，NPOシステム・バイオロジー研究機構研究員．現在，同機構シニアサイエンティスト，株式会社SBXリサーチ副ディレクターを兼任．シミュレーションモデル構築，生命データマイニングのアルゴリズム開発と自動化，機械学習の応用など，多岐にわたるアプローチから生命システムの理解をめざす．

筆頭著者の つぶやき

　夫の帰国後，ふたりの子どもと留学先のトロントに残り，慌ただしく初稿を投稿したのが3年前のこと．論文は運よく査読に回り，帰国後しばらくして，10ページ近い査読コメントとリジェクトの文面とともに返ってきました．バイオインフォマティクスからvivo実験まで広範な専門見地を読み解いて検証するのは，非常に時間のかかる作業になりました．何より，新しい場所で刺激的なプロジェクトが進行するなか，時間を見つけて頭を切り替えることにエネルギーを消耗しました．その後，再審査，姉妹紙，再審査，最終的な掲載誌，それぞれの膨大な査読コメントを受けて，ストーリーを練り直し，納得のいく論文になりました．また，論文共著者とその解決方法を議論するなかで，次の研究のアイデアが生まれる副産物もありました．細胞間シグナル伝達を考慮したシミュレーションへの拡張や，ヒト幹細胞，T細胞分化への適用が共同研究としてはじまっています．

(谷内江綾子)

Current Topics

Takeda M, et al：Nat Cell Biol, 20：36-45, 2018

細胞極性，Patronin，微小管ネットワークによる上皮折りたたみ形成機構

武田美智子，Mustafa M. Sami，Yu-Chiun Wang

形態形成過程において，細胞の形態変化は力学的駆動力を必要とするが，ミオシン活性依存的な収縮力が主な力の供給源であると考えられてきた．本研究は，微小管マイナス端結合分子Patroninの制御下にある微小管ネットワークによる新しい分子力学メカニズムを明らかにし，これが細胞形態の恒常性の維持と，細胞極性の変化に応答した上皮折りたたみ形成過程に貢献することを報告した．

上皮折りたたみ形成は発生過程において重要な形態形成の基本的かつ普遍的な細胞運動の一つである．これは二次元構造であった細胞シート層が，陥入を伴い三次元構造へと変化する過程で，陥入を開始する領域で局所的な力，または近隣組織の力学的環境が不均一になり生じたストレスにより押し曲げられ陥入を開始する．いずれの場合も，ミオシン依存的な細胞収縮が最初の力学的変化を与える駆動力であると広く報告されている[1]．しかし，ミオシン変化が起こらない領域で折りたたみ形成を駆動するメカニズムはわかっていない．ショウジョウバエ原腸陥入胚が形成するDorsal Fold（DF, 図1）は，その形成過程に顕著なミオシン変化を伴わない．われわれは以前，このDF形成過程では細胞極性分子Par-1の減少に伴う細胞極性の変化が最初に起こり，その後，細胞形態が変化し頂端面が沈み込むことを報告した[2]．本研究では，極性変化と細胞形態の変化の間をつなぐメカニズムの解明をめざした．

CAMSAP/Patronin/Nezhaは微小管マイナス端結合分子である．上皮細胞において，細胞頂端に局在し，微小管の頂端-基底方向の配向性，細胞内小器官の配置を制御することが報告されている[3]．しかし，細胞形態や形態形成における役割は明らかになっていなかった．近年，ショウジョウバエの卵母細胞において，Par-1はPatroninの局在を制御することが報告[4]されたことから，われわれは細胞の極性変化からはじまる細胞形態の変化過程に，Patroninを介した微小管構造制御機構が関与し貢献する可能性を検証した．

Patroninは，アドヘレンスジャンクション（AJ）と細胞核の局在位置，細胞形態を制御する

ショウジョウバエ初期胚におけるPatroninの機能を調べるため，RNAi法によるノックダウンを行い，機能解析を行った．野生型では，上皮細胞頂端の形態，細胞核の位置は均一で，頂端-基底軸方向に長い円柱形である．一方Patronin RNAiでは頂端の形態や頂端-基底軸に沿った円柱形は不規則になり，細胞核の位置も不均一となった．また野生型では，AJとその位

An epithelial folding mechanism that depends on apical-basal polarity, Patronin and microtubule network
Michiko Takeda/Mustafa M. Sami/Yu-Chiun Wang：RIKEN Center for Biosystems Dynamics Research（BDR）（理化学研究所生命機能科学研究センター）

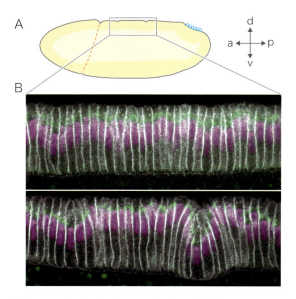

図1　ショウジョウバエ原腸陥入胚が形成するDorsal Fold（DF）
A）胚の模式図．背側に2つのDFを形成する．a：前，p：後，d：背，v：腹．　B）共焦点レーザー顕微鏡による蛍光免疫染色を施した固定胚の背側中央断面イメージ．DF形成開始時，AJは基底側に移動し（上図），続いて陥入先行細胞の細胞頂端面が沈み込む（下図）．白：細胞膜（Neurotactin），緑：AJ（Armadillo），マゼンタ：細胞核（DAPI）．

置を決定する因子Par-3タンパク質Bazooka[5]は細胞境界の頂端側に局在するが，Patronin RNAiにより，これらの局在は頂端‒基底軸方向に拡散した．したがってPatroninは上皮細胞の規則正しい円柱形細胞形態と細胞核，AJ位置を制御することが示された．もう一つのPatronin RNAiの顕著な表現型は，折りたたみ構造の過剰形成であった．

ここまでに示した，細胞形態，AJ位置，折りたたみ過剰形成の関連について遺伝子相互作用を解析した結果，Patroninは細胞形態とAJ位置を互いに独立した経路で制御し，折りたたみ過剰形成はAJ位置の異常による結果であることが判明した．また，折りたたみの形成には細胞の形態変化のみでは不十分で，AJとその局所的な位置変化が必要であることがわかった．本研究では以降，Patroninの細胞形態における機能を中心に，極性変化を起点とした折りたたみ形成過程のメカニズムを探求した．

細胞頂端に局在するPatroninは，頂端のドーム様構造を形成し，Par1に応答しドーム沈み込みを導く

PatroninがDFの形態形成に貢献するメカニズムを理解するためにPatroninの経時的な局在を追った．Patroninは原腸陥入開始前に頂端面に点状パターンで局在化し，この局在化は細胞極性を特定化するaPKC，Par-6，Bazookaの機能[6]に依存することが示された．続いて細胞頂端の形態におけるPatroninの機能の詳細を，ライブイメージングにより解析した．野生型の頂端表面は，原腸陥入前は繊維状の突起が多く荒いが，陥入開始直前に滑らかに整い細胞ごとに半球型のドーム様構造となった．この陥入開始直前の形態変化はPatronin RNAiでは進行せず，突起状の荒い構造のまま，ドーム様構造も形成されなかった．したがってPatroninは細胞頂端面の形態を制御し，陥入開始前の，細胞の極性化に続くPatroninの頂端面への局在化が頂端面のドーム形成へとつながることが示唆された．

このあと，DF形成を開始する過程の陥入先行細胞では，Par-1の減少によりAJが基底側へ移動する．この細胞のPatronin局在を解析したところ，近隣の陥入しない細胞に比べ，より基底側へ分布が移動していた．また，Par-1を胚全体で阻害するとPatroninは基底側へと拡張分布することと合わせ，Par-1はPatroninの局在を頂端側に制限することが明らかになった．このPatronin再分布が頂端面の沈み込みに貢献するか検証するために，Patroninを均一に過剰発現し，細胞間で差異がない状況を与えた．野生型と同様に，通常細胞が陥入するDF形成領域においてAJ位置は基底側に移動したが，その後の細胞頂端の沈み込みが起こらず折りたたみ形成は阻害された．したがって，陥入を先行する細胞で局所的にPar-1減少と続く極性変化が起こり，拡張した頂端面でPatroninは基底側に再分布し，近隣細胞との差異を生じて細胞頂端の沈み込みを導くことがわかった（図2A）．

頂端ドームを裏打ちする微小管ネットワークの役割

超解像イメージングと画像解析，遺伝学的解析により，Patroninが頂端形態を制御するメカニズムに迫った．頂端面下では非中心体性微小管がフィラメント状

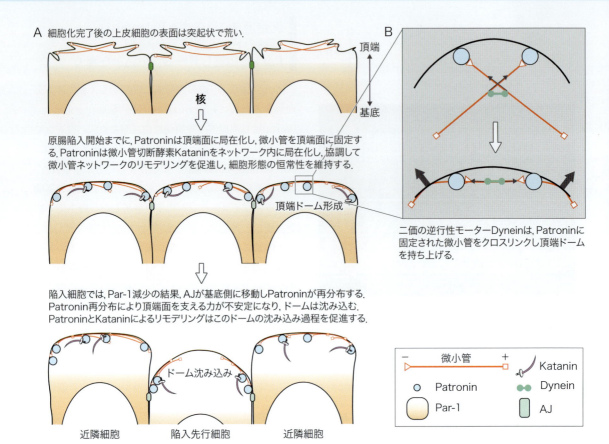

図2 Patroninと微小管ネットワークを中心に，上皮細胞の形態と折りたたみ形成を制御するメカニズム
A) 細胞化完了後，原腸陥入開始前，折りたたみ形成開始時の模式図．ドーム様頂端面の形成，陥入を先行する細胞の形態変化を制御する分子メカニズムをまとめた．B) Patroninが細胞頂端面に固定した微小管ネットワークを，Dyneinが架橋し外側に持ち上げる力を発生する力学モデルを示した．

の無秩序なネットワークを形成し，Patroninはこのフィラメントの先端に局在していた．この頂端面を裏打ちするネットワークは，主に不安定型の微小管から構成され，急速なリモデリング下にあった．Patroninと結合することが知られている微小管切断酵素Katanin[7]は，Patronin依存的にネットワーク内に点状パターンで局在化し，PatroninとKataninは協調的にネットワークのリモデリングに貢献することが示唆された．またKataninの阻害により，陥入先行細胞の細胞頂端は沈み込みが抑制され伸長し，折りたたみ形成は阻害される傾向にあった．このようにPatroninとKataninを介したリモデリングは極性変化に応答した頂端面の沈み込みを調節することが示唆された．さらに，このリモデリングは原腸陥入まえの円柱形細胞形態を正常に保つ役割を担い，細胞形態の恒常性を維持することが示された（図2A）．

最後に，ドームを形成する力学的なメカニズムに着目した．Patroninによりマイナス端を固定され，湾曲剛性を有する微小管[8]ネットワーク上をDyneinが架橋し[9]つつ移動し，頂端面を外側に押し出しもち上げる力を駆動するモデルを考えた（図2B）．微小管逆行性モーター分子DyneinのRNAiは，頂端面を滑らかに整えドーム様構造を形成する過程を阻害し，このモデルを支持する結果を得た．

おわりに

本研究は，上皮折りたたみ形成において，局所的な細胞極性の変化がPatroninを通じその制御下にある微小管ネットワークを介して細胞の形態変化をみちびく

メカニズムを明らかにした。今後はDyneinと協調したドーム形成における力学的なメカニズムの詳細，AJや細胞核の局在位置の制御など，Patroninの多様な機能の詳細を明らかにしたい。最後に，微小管などの細胞骨格が関与する細胞や組織の形態制御メカニズムを探求する上で，今後顕微鏡や画像解析技術のさらなる改善が期待され，また生物物理学的な視点や実験手法を用いた力学的な解析の発展により，形態形成における理解がさらに深まると期待される。

文献

1) Murrell M, et al : Forcing cells into shape: the mechanics of actomyosin contractility. Nat Rev Mol Cell Biol, 16 : 486-498, 2015

2) Wang YC, et al : Differential positioning of adherens junctions is associated with initiation of epithelial folding. Nature, 484 : 390-393, 2012

3) Toya M, et al : CAMSAP3 orients the apical-to-basal polarity of microtubule arrays in epithelial cells. Proc Natl Acad Sci U S A, 113 : 332-337, 2016

4) Nashchekin D, et al : Patronin/Shot Cortical Foci Assemble the Noncentrosomal Microtubule Array that Specifies the Drosophila Anterior-Posterior Axis. Dev Cell, 38 : 61-72, 2016

5) Harris TJ : Adherens junction assembly and function in the Drosophila embryo. Int Rev Cell Mol Biol, 293 : 45-83, 2012

6) Morais-de-Sá E, et al : aPKC phosphorylation of Bazooka defines the apical/lateral border in Drosophila epithelial cells. Cell, 141 : 509-523, 2010

7) Jiang K, et al : Microtubule minus-end stabilization by polymerization-driven CAMSAP deposition. Dev Cell, 28 : 295-309, 2014

8) Gittes F, et al : Flexural rigidity of microtubules and actin filaments measured from thermal fluctuations in shape. J Cell Biol, 120 : 923-934, 1993

9) Tanenbaum ME, et al : Cytoplasmic dynein crosslinks and slides anti-parallel microtubules using its two motor domains. Elife, 2 : e00943, 2013

● 筆頭著者プロフィール ●

武田美智子：2002年より理化学研究所発生・再生科学総合研究センター形態形成シグナル研究グループにてテクニカルスタッフ，'07〜'12年にドイツGoettingen大学でPhD修了．現在は理化学研究所生命機能科学研究センター上皮形態形成研究チームにテクニカルスタッフとして在籍．

筆頭著者の つぶやき

はじめに，本稿では，原論文中で詳しく解析できなかったのですが，上皮細胞におけるPatroninの興味深い機能も重点的に紹介させていただきました．本研究はかなり最近まで方向性が定まらない状況で進んできましたが，無事に一つの結論にたどり着き安堵しています．この間に，研究における視点が変わり，新たに学んだことは多いです．いろいろ困難はありましたが，画像解析が特に大変でした．AJと微小管のかかわりなど，本研究では解析できなかった課題がまだ多く残っており，今後取り組んでいきたいです．

(武田美智子)

Current Topics

Seo N, et al : Nat Commun, 9 : 435, 2018

活性化CD8⁺T細胞から放出されるエクソソームはがん間質の間葉系細胞に働きかけ，がんの進行を抑制する

瀬尾尚宏，珠玖　洋

> がん間質は腫瘍の悪性化に重要だ．今回われわれは，がん細胞傷害の中心として働くCD8⁺T細胞が放出するエクソソーム（細胞外小胞）の腫瘍内での作用について検討した．その結果，CD8⁺T細胞エクソソームには間葉系細胞で構成されるがん間質に対する傷害作用があり，これによりがんの浸潤および転移能は消失することがわかった．

腫瘍はがん細胞が密集するがん実質と，間葉系細胞〔間葉系幹細胞（MSC），がん関連線維芽細胞（CAF）〕，腫瘍関連血管内皮細胞（TEC），マクロファージ，骨髄由来抑制細胞（MDSC）などとそれら細胞が放出する細胞外マトリクスタンパク質で構成されるがん間質よりなる．がん間質は，がん細胞の上皮間葉転換（EMT）とよばれる浸潤性，全身循環，転移性の獲得やがん幹細胞の維持や増殖に重要な役割を果たす．特に，間葉系細胞で構成されるがん間質細胞の放出するトランスフォーミング増殖因子（TGF）–βやマトリクスメタロプロテアーゼ（MMP）は，がんの進行とがん幹細胞の維持に重要である[1)～3)]．

多くのヒト腫瘍でCD4⁺やCD8⁺のT細胞浸潤がみられ，マウスでもCT26大腸がんやB16メラノーマの腫瘍などは，多量のCD4⁺やCD8⁺のT細胞浸潤が観察される[4)]．また，ヒト腫瘍では，腫瘍浸潤したT細胞ががん細胞の密集する実質領域に入れず，間葉系の細胞で構成されるがん間質で停留する現象が頻繁にみられる[5)]．これまでCD8⁺のCTLやCD4⁺の制御性T（Treg）細胞によるがん細胞特異的な抗腫瘍免疫応答とその抑制機構については分子レベルで深く追求されてきたが，それらT細胞とがん間質細胞との関係については未知のままだった．

近年，T細胞と腫瘍血管との関係が少しずつ明らかになっている．例えば，CD8⁺T細胞は活性化し細胞傷害性T細胞（CTL）となり，グランザイムBを中心とした傷害物質を放出してがん細胞を攻撃するが，そのグランザイムBがCTLの腫瘍浸潤の際の血管周囲の基底膜通過に重要な働きをしていることや[6)]，CD4⁺T細胞が腫瘍血管の正常化に重要であるとする報告がある[7)]．

すべての体細胞はエクソソームとよばれる直径100 nm前後のエンドソーム由来脂質二重膜小胞を放出し，内包するマイクロ（mi）RNAをはじめとする生理活性物質で近傍もしくは遠隔の細胞とクロストークすることがここ十年で明らかとなった．エクソソームは目的の細胞の培養上清から超遠心法で分取するのが一般的なので，培養が容易ながん細胞の放出するエクソソームについての知見が多い．がん細胞のエクソソームは，遠隔の

Activated CD8⁺T cell extracellular vesicles prevent tumor progression by targeting of lesional mesenchymal cells
Naohiro Seo/Hiroshi Shiku : Department of Immuno–Gene Therapy, Mie University Graduate School of Medicine（三重大学大学院医学系研究科遺伝子・免疫細胞治療学）

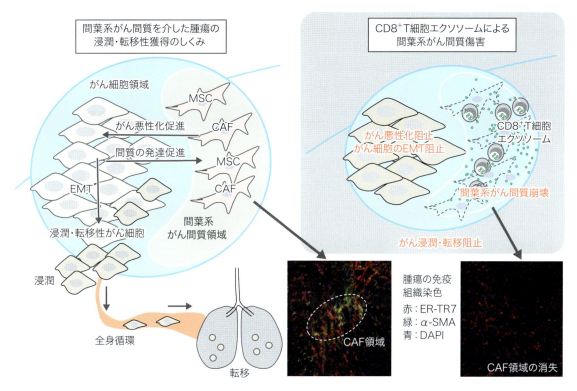

図1　CD8$^+$T細胞エクソソームによる間葉系がん間質傷害とがんの浸潤・転移性阻止
腫瘍はがん細胞と間葉系細胞で構成されるがん間質との相互作用で発達し，がん細胞はEMTをおこして浸潤および転移性を獲得する．CD8$^+$T細胞エクソソームは間葉系がん間質を傷害し，悪性化が阻止されたがん細胞は浸潤および転移性を失う．

血管に作用し血管透過性を高めることでがん細胞の血管外漏出を促進させる報告や[8]，遠隔組織の線維芽細胞やマクロファージに働きかけることにより，前転移ニッチ形成を促すという報告がある[9]．このように，がん細胞エクソソームにはがんの浸潤と転移を強力に促進させる働きがある．では，がん細胞傷害の本体で免疫学的腫瘍退縮の中心として働くCD8$^+$T細胞のエクソソームは腫瘍に対してどのような作用をもつのであろうか．

CD8$^+$T細胞エクソソームによる間葉系細胞で構成されるがん間質傷害

CD8$^+$T細胞エクソソームは，H–2K^{d}分子に提示される変異型ERK2（mERK2）ペプチド（CMS5a線維肉腫細胞はこのmERK2分子をもつ）を認識するT細胞抗原レセプター（TCR）遺伝子を導入したDUC18マウス脾細胞をmERK2ペプチド添加培地で培養し，また，BALB/cまたはC57BL/6（B6）マウス脾細胞のCD8$^+$T細胞をCD3とCD28刺激により培養し，それら培養上清から超遠心法で分取した．活性化したCD8$^+$T細胞の放出するエクソソームをCMS5a線維肉腫細胞，CT26大腸がん細胞，4T1乳がん細胞，B16メラノーマ細胞など，種々の皮下移植腫瘍内に投与すると，放出細胞の腫瘍特異性に関係なく，CD8$^+$T細胞エクソソームを投与したすべての腫瘍で腫瘍増殖の緩やかな抑制と，間葉系細胞とEMTを起こしたがん細胞のマーカーであるCD140a（血小板由来増殖因子レセプターα鎖：PDGFRa）発現の著しい減少とともに腫瘍内MSC（CD140a$^+$Sca–1$^+$）やCAF（ER–TR7$^+$ α–SMA$^+$）の消失が観察され，その後の腫瘍浸潤と転移が著しく低下した（図1）．これらの効果は，CD8$^+$T細胞を培養して7日目前後の培養上清中のエクソソームにだけ観られる現象であることもわかった．

培養した種々のがん細胞や骨髄から培養したMSCに培養7日目の培養上清から得られるCD8$^+$T細胞エクソソームを添加すると，がん細胞は直接的な変化を受けないが，MSCはAnnexin V染色性に死滅することがわ

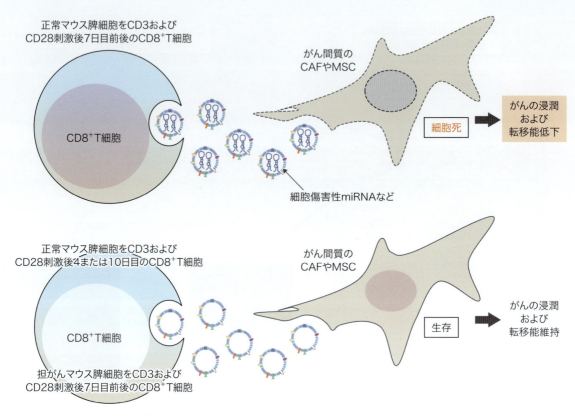

図2　機能的なCD8⁺T細胞エクソソームの放出
正常マウスの脾細胞からCD3およびCD28刺激してCD8⁺T細胞を培養すると，培養7日目前後にがん間質細胞傷害性のエクソソームを放出するが，培養4日目や10日目ではがん間質傷害性のエクソソーム放出は起こらない．また，培養7日目でも，担がんマウス脾細胞から培養したCD8⁺T細胞はがん間質傷害性のエクソソームを放出しない．

かった．CMS5a担がんMSCキメラマウスを用いた実験で，CD8⁺T細胞エクソソームは腫瘍内のMSCまたはそれが分化した間葉系の細胞を傷害することも証明した．CD4⁺T細胞やがん細胞に由来するエクソソームに包埋されているmiRNAとの比較実験から，CD8⁺T細胞エクソソームにはmiR-298-5pが優位に包埋されていて，それが間葉系細胞傷害の一部を担うこともわかった（図2）．このCD8⁺T細胞エクソソームによる腫瘍内間葉系細胞傷害には，エクソソームががん細胞よりも間葉系細胞に取り込まれやすい膜性質を有していることが大きく関係しているようだ．

マウスの脾細胞を培養して7日目に得られるCD8⁺T細胞エクソソームを分取し，種々の腫瘍への投与実験と包埋するmiRNAの探索を行った．結果，担がんマウスから得られるCD8⁺T細胞のエクソソームには，腫瘍増殖の緩やかな抑制効果，がん間質のMSCやCAFの除去効果，がんの浸潤および転移抑制作用はなく，miRNA-298-5pも全く含まれていないことが判明した（図2）．この事実は，ヒトやマウスの腫瘍でT細胞浸潤が豊富に観察されるにもかかわらず，がん細胞傷害や腫瘍退縮が起こらない現象の解明に重要な示唆を与えるものだ．

担がんマウス脾細胞由来CD8⁺T細胞が放出するエクソソームには，がん間質の崩壊作用とがん浸潤および転移抑制作用がない

CMS5a担がんBALB/cマウスまたはB16担がんB6

活性化CD8⁺T細胞の新生血管を介した腫瘍内浸潤とエクソソーム依存的な間葉系がん間質細胞傷害

正常マウスから培養して7日目に得られる活性化

CD8$^+$T細胞は腫瘍内浸潤するとエクソソーム依存的に間葉系細胞のがん間質を傷害できるのであろうか. これを証明するために, スフィンゴミエリナーゼ阻害剤 (GW4869) 処理によりエクソソーム放出阻害を起こしたCD8$^+$T細胞を用い実験を行った. CMS5a担がんマウスにGW4869処理または無処理7日間培養DUC18 CD8$^+$T細胞を尾静脈投与し, その後のCD8$^+$T細胞の腫瘍浸潤とがん間質観察を行った. GW4869処理の有無にかかわらず, CD8$^+$T細胞はどちらの群も同程度に腫瘍内浸潤するが, GW4869処理CD8$^+$T細胞投与群の腫瘍は, MSCなど間葉系がん間質が維持されるのに対し, 無処理CD8$^+$T細胞投与群の腫瘍は, 投与から3日目にMSCおよびCAF領域を完全に消失させた. この実験過程で, CD8$^+$T細胞はMSCやCAFが豊富に存在する腫瘍内新生血管領域を介して腫瘍間質部にまず侵入することも証明した.

おわりに

正常に活性化したCD8$^+$T細胞は, まず腫瘍内の新生血管を介して腫瘍に侵入し, エクソソームを介して間葉系細胞で構成されるがん間質を傷害した後に, がん抗原特異的にがん細胞を攻撃する機序が見えてきた. 担がん状態のCD8$^+$T細胞は間葉系細胞からなるがん間質に到達できても, 機能的なエクソソームを放出できないために間質傷害が起こらず, がん細胞の密集するがん実質領域に入り込むことができないのであろう. このように, ヒト腫瘍で観られるT細胞のがん間質での停留現象は[5], 機能的なエクソソーム放出の有無で説明できそうだ.

文献

1) Joyce JA & Pollard JW : Microenvironmental regulation of metastasis. Nat Rev Cancer, 9 : 239-252, 2009
2) Koh BI & Kang Y : The pro-metastatic role of bone marrow-derived cells: a focus on MSCs and regulatory T cells. EMBO Rep, 13 : 412-422, 2012
3) Nieto MA & Cano A : The epithelial-mesenchymal transition under control: global programs to regulate epithelial plasticity. Semin Cancer Biol, 22 : 361-368, 2012
4) Fridman WH, et al : The immune contexture in human tumours: impact on clinical outcome. Nat Rev Cancer, 12 : 298-306, 2012
5) Herbst RS, et al : Predictive correlates of response to the anti-PD-L1 antibody MPDL3280A in cancer patients. Nature, 515 : 563-567, 2014
6) Prakash MD, et al : Granzyme B promotes cytotoxic lymphocyte transmigration via basement membrane remodeling. Immunity, 41 : 960-972, 2014
7) Tian L, et al : Mutual regulation of tumour vessel normalization and immunostimulatory reprogramming. Nature, 544 : 250-254, 2017
8) Tominaga N, et al : Brain metastatic cancer cells release microRNA-181c-containing extracellular vesicles capable of destructing blood-brain barrier. Nat Commun, 6 : 6716, 2015
9) Hoshino A, et al : Tumour exosome integrins determine organotropic metastasis. Nature, 527 : 329-335, 2015

● 筆頭著者プロフィール ●

瀬尾尚宏：1995年, 東京大学大学院医学系研究科第三基礎医学修了, 東京大学医科学研究所で学振特別研究員ポスドク, '97年, 浜松医科大学皮膚科学教室助教, 2003年, 和歌山県立医科大学皮膚科学教室非常勤講師を経て'12年, 三重大学大学院医学系研究科特任講師およびERATO秋吉ナノトランスポータープロジェクトの一員として, '17年からCREST細胞外微粒子領域の分担研究者として免疫細胞エクソソームの研究に励む.

筆頭著者の つぶやき

代表的な細胞外小胞として, エクソソームの他に細胞膜が引きちぎれてできるマイクロベシクルやアポトーシスの最終段階にできるアポトーシス小体がある. エクソソームだけは細胞の緻密な制御機構の下, 多胞性エンドソームから放出される直径100 nm前後の小胞なので, 論文で使用した小胞がエクソソームであると自信をもって記載するためには, ナノ粒子トラッキング解析や透過型電子顕微鏡写真による正確な粒子直径の測定が必須で, 場合によってはエンドソーム由来であるかを調べなければならない. 現在の超遠心法を主軸とした分取法では, すべての細胞外小胞が含まれる可能性が高く, 論文で"エクソソーム"と自信をもって書けないのですよね….

(瀬尾尚宏)

特別記事

2018年 Japan Prize 記念インタビュー

T細胞・B細胞の発見秘話

2人の研究者の信念は長い歳月を経て患者のもとに

＜本特別記事について＞

　抗体はB細胞より産生され，この産生はB細胞とT細胞のクロストークによって調節されることは免疫系の基本として広く知られます．これらのT細胞・B細胞の発見ならびにクロストークのコンセプトの提唱は，遡ること50年ほど前の1960〜70年代にJacques Miller博士とMax D. Cooper博士によってなされました．お二人の研究によって免疫系の理解が大いに進展し，本号の特集テーマである「抗体医薬」をはじめとしたさまざまな治療法が開発されて患者のもとに届いています．これらの功績が讃えられて両博士は2018年のJapan Prize（日本国際賞）を授賞されました．Japan Prizeとは1985年に設立された「日本のノーベル賞」ともよばれる権威ある賞で，「科学技術の進歩への貢献」と「人類の平和と繁栄への貢献」を基準として受賞者を選定し，顕彰するものです．

　実験医学では，現代免疫学の開拓者が大切にされてきたマインドを教えていただくことを目的として，インタビューをさせていただきました．今では高校の教科書にも記載され広く知られるT細胞・B細胞ですが，その発見に至るまでと，革命的なコンセプトを当時の免疫学に広めていく過程には知られざる数多の困難があったことがわかりました．先生方の努力が実を結び，T細胞・B細胞の発見から半世紀程の長い歳月を経た今では，先生方が夢見た治療が実現されつつあります．

　お二人の足跡を辿りますと，「研究をはじめた動機を忘れないこと」と「目の前の現象に対して真摯に向き合うこと」は昔も今も通じる重要な心構えのように感じました．今後の医学を発展させるブレークスルーはどのようにすれば引き起こせるのでしょうか？ 皆様のヒントとなりましたら幸いです．（編集部）

現代免疫学の幕開け ― T細胞・B細胞の発見

―このたびのJapan Prize受賞を心よりお祝い申し上げます．時系列に沿いますとMiller先生がT細胞を発見されて，その数年後にCooper先生がB細胞を発見されましたね．まずは，T細胞がどのようにして発見されたのかをお聞かせください．

Miller　じつはT細胞の発見は，予想外の研究結果からもたらされました．私は1960年頃，ウイルスが原因のリンパ性白血病の病態解明をテーマに研究を行っていまして，この疾患は胸腺を起点として全身性に広がるというのが通説でした．そのため，白血病が全身に広が

る前の段階で胸腺を切除してしまえば発症を防げると予想しました．ウイルスに感染した新生仔マウスから胸腺を切除すると確かに白血病を発症しませんでした．そこで，リンパ性白血病に対する胸腺切除の有効性をさまざまな移植実験で確認していきましたが，結局のところ胸腺が白血病の発症の起点ではないことが分かりました．

　白血病発症の起点は突き止められませんでしたが，新生仔マウスから胸腺を切除すると，8〜9週齢以降は衰弱してしまう現象を副次的に見つけました．このマウスはリンパ球が正常より少なく，易感染性や他家移植への寛容を示しました．当時市販されていた細胞マーカーを用いると，正常マウスでは胸腺から放出される細胞

T細胞・B細胞の発見秘話

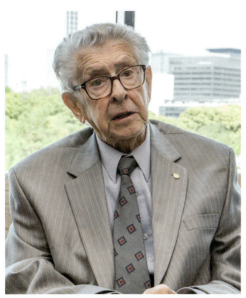

Emeritus Professor of Walter and Eliza Hall Institute of Medical Research

Jacques Miller

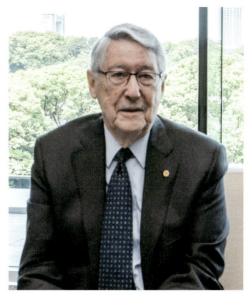

Professor of Emory University School of Medicine

Max D. Cooper

が胸腺切除マウスでは減少することで,易感染性を示すことがわかりました.この結果から,胸腺は免疫応答を支える器官であり,抗体産生や異物排除を担うリンパ球を産生する器官であると考えるようになりました.この胸腺から放出されるリンパ球を胸腺依存性リンパ球として報告しました[1].今でいうところのT細胞[※1]です.

Cooper Miller先生の解析対象は胸腺切除を行ったマウスでしたが,私はMiller先生の研究をヒントに胸腺切除を行ったニワトリを用いてB細胞の発見につながる研究に取り組んでいたのですよ.

—Miller先生の研究をその当時からご存知だったのですね.なぜCooper先生はニワトリを使って研究したのですか?

Cooper それは,ニワトリが排泄口付近に「ファブリキウス囊(図1)」という鳥類特有の器官をもっていたからです.ある先行研究において,このファブリキウス囊が抗体産生にかかわっていることが示唆されていました.

私は免疫不全患者を診ていた臨床医の頃の経験から,胸腺に由来する細胞とは別に,抗体産生細胞があることを仮説としてもっていました[※2].そこで「ニワトリのファブリキウス囊からは胸腺とは異なるリンパ球が産生されており,そのリンパ球が抗体産生を担う」と考え,これを検証する実験を行ったのです.

—ニワトリでしか行えない研究だったのですね.具体的にはどんな実験を組んだのですか?

Cooper 生まれたばかりの段階で免疫系を"再起動させる"ことを考えつきました.つまり,孵化したばかりのヒヨコがすでに備えている免疫系を,放射線照射によって一度すべて破壊してみるのです.胸腺を切除してから放射線照射を行ったヒヨコと,ファブリキウス囊を切除してから放射線照射を行ったヒヨコを用意して,両者の免疫系を比較しました.その結果,胸腺とファブリキウス囊は機能分担しており,それぞれの器官に由来する2種類の異なった細胞系統があって,抗体産生細胞はファブリキウス囊に由来することが明らかになりました.これがニワトリにおけるB細胞[※3]の発見です(図1)[3)4)].

※1 後にThymus(胸腺)の頭文字をとってT細胞と呼ばれるようになった.

※2 当時,抗体の存在はすでに知られていたが,胸腺由来のリンパ球が抗体を産生していると考えられていた.

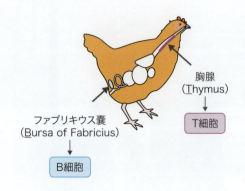

図1 Cooper博士の実験結果
文献2より引用.

哺乳類で"ファブリキウス嚢"を探す日々

—ファブリキウス嚢は鳥類固有の器官ですから、B細胞も鳥類にしかないのでは…とは思われなかったのですか？

Cooper 確信はもっていませんでしたが、哺乳類でも絶対に見つけてやるという決意はありました．哺乳類のB細胞の産生場所が骨髄であることを突き止めるまでに、なんと10年ほどの長きにわたる時間を捧げました．

最初は、ファブリキウス嚢と同様の機能をもつ器官が腸管上皮付近の内胚葉と外胚葉の接点付近にあると想定して探しましたが、哺乳類では発見されませんでした．次にファブリキウス嚢と同様の器官は、その内部でリンパ球が成熟するため、"濾胞"のような構造をもつと想像して、扁桃腺に狙いをつけましたが、扁桃腺を除去したウサギでは抗体産生に影響が出ませんでした．

今度は腸管関連のリンパ組織のなかに濾胞構造をもっていそうな組織はないかと考え、虫垂に着目しましたが、これも予想から外れました．それならばと、ウサギの腸から免疫系に関係しそうな組織を全摘して解析してみました．ウサギから虫垂およびパイエル板のすべてを取り除いてみたのです．ウサギには計8つのパイエル板があって、これらは小腸と大腸の接合部付近にあります．実験にあたって、パイエル板と盲腸を外科的に取り除いた後、小腸と大腸を結合し、そのうえで放射線照射を施す処理が必要でした．この処理がウサギに与えるダメージが大きいことは想像に難くなく、100羽中6羽しか成功しないものでした．

どうにかニワトリの実験と同様の条件にしたウサギを作成できました．このウサギから、抗体産生を行えないが、移植片に対する拒絶は示す結果を得られたため、パイエル板がB細胞の産生を担うと考察した論文を発表しました[5]．しかしながら、その後、サバティカルで出向いたロンドンで、オックスフォード大学の研究者たちと胎仔期のヒツジから腸管を全摘する実験を行ってみたのですが、ウサギの結果と異なりB細胞の発達には全く影響が出ず、哺乳類の"ファブリキウス嚢"を探す研究は振り出しに戻りました．

—想像以上に道のりは険しかったのですね．

どのような器官かはっきりとイメージできずにいましたからね．サバティカルでロンドンにいたときにユニバーシティ・カレッジ・ロンドンの研究者とも実験していまして、こちらではB細胞が造血組織でつくられる可能性に踏み込んだテーマに取り組んでいました．胎仔期の主な造血器官は肝臓であることが知られていました．同僚の一人がB細胞産生の前段階にあるマウス胎仔の肝臓を摘出してシャーレで培養したところ、そこからB細胞が産生されることが確認されました．その後、他の造血組織においても同様の実験を試していきました．例えば、大腿骨をとってきて同様の実験を行うと、全く同じようにB細胞が産生されることが確認されました．やっとの思いで最終的には、哺乳類のB細胞[※4]は造血組織で産生されることがわかり、1970年代中頃に胎仔期は肝臓で、出生後は骨髄で産生されるこ

※3　Bursa of Fabricius（ファブリキウス嚢）の頭文字にをとってB細胞と呼ばれるようになった．

※4　「Bone marrow」も「Bursa of Fabricius」と同じ頭文字だったので、名称は変わらずそのままB細胞と呼ばれるようになった．

T細胞・B細胞の発見秘話

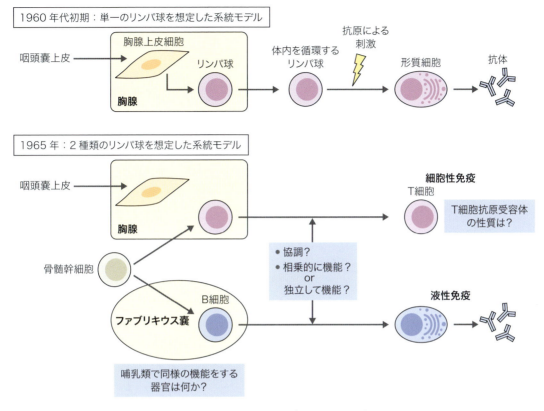

図2　1960年代のリンパ球系統のモデル
文献7より引用.

とを明らかにしました[6]．

—先生方が忍耐強く基礎的知見を積み上げられたからこそ，現在の医療に大きな果実がもたらされたのですね．

Miller　そもそも私が研究をはじめたきっかけは，白血病患者との出会いでしたからね．研修医として2年間勤務した際に，多くの白血病患者，しかも若い患者たちが亡くなっていくのを見てとても悲しい気持ちになりました．患者を救うためにも白血病を知り尽くしたいと思って，ロンドン大学でPh.D.コースに進みリンパ性白血病の研究に取り組むことになったのです．

Cooper　私も同じです．小児科医として勤務していたころ，先天性の免疫不全症の子どもを診ることがありました．この病気の子どもはあらゆる感染症に対しても抵抗できず，生まれて間もなく亡くなってしまうのです．この経験をしたからこそ，免疫の研究にこの身を捧げたのです．

T細胞・B細胞がもたらした革命

—今の日本ではT細胞・B細胞ともに高校の教科書にも載っています．これらの細胞が登場しない免疫学，というものは私には想像できませんが，先生方の発見は当時の研究者にはどれほどのインパクトを与えたのでしょうか？

Miller　「全くもって新しい世界が眼前に展開される」といった衝撃でしたよ．

Cooper　そもそも1965年より前はリンパ球には単一系統しかないと考えられていましたもんね（図2）．

Miller　私が胸腺由来のT細胞を発見した後の話をしますと，当時すでに液性免疫の概念はあって抗体の存在は知られていましたが，それを産生する細胞の正体はつかめていない状況でした．それで私は抗体を産生する細胞の同定をめざして研究したのですが，遺伝子

マーカーを使った解析でT細胞は抗体を産生しないことまでは明らかになりました．その後，Cooper先生がお話しされたように骨髄由来のB細胞が抗体産生を行うことがわかったことで，免疫系の見方を大きく変える必要が生じました．

—両博士は若い頃からすでにライバル同士であったのですね．

Miller　長らくの友達でもありますがね．T細胞・B細胞の発見は新たな研究テーマを生みました．自己免疫疾患・免疫不全症・感染症などにおいてT細胞とB細胞のクロストークの実態を把握することが重要になり，機能分担や協調，主従関係を解明する研究がさかんに取り組まれるようになりました．免疫系に端を発する疾患を治療するうえで，治療標的がT細胞かB細胞かを判定することはとても重要であったため，多くの研究者が参入することになり，免疫学は現在のような研究分野へと発展していきました．

Cooper　「リンパ球の成熟」もT細胞・B細胞の発見の後に続く研究で加わった新奇性のある概念でした．B細胞の表面抗原を標識するマーカーを用いて，成熟した骨髄でリンパ球の成熟過程を追跡する解析が他の研究者によってなされ，B細胞はもともと表面抗原がない細胞から成熟してくることが明らかになり，前駆細胞の存在が示されました．解析対象の動物種が広がったことで，さまざまな種類の抗体の産生がわかり，プロB細胞・プレB細胞・B細胞といったサブセットについても次々に明らかになっていきました．分子生物学のツールも充実していったので，成熟のステージで分けた免疫細胞の解析やそのレパトアを詳しく解析できるようになりました．

—リンパ球の成熟は今も多くの研究者が関心を寄せるテーマですね．

Cooper　全容はまだ解明されたわけではありませんが，これらの知見が蓄積したことで，B細胞の成熟過程のどのステージで小児白血病が発症するかが分かってきました．免疫系の疾患を抱えた患者を治療するためにわれわれが必要としていたヒントが50年ほどを経てやっと得られてきたのです．白血病に限らず，今後はさまざまな自己免疫疾患や，神経病理などの治療へとつながっていくことを願っています．

次なる免疫学の研究テーマは？

—T細胞・B細胞をはじめ主要な役者は出揃い，今では免疫学が「成熟期を迎えた学問」と言われることもあるようです．先生方はどのように感じていらっしゃいますか？

Miller　いや，免疫学にはエキサイティングなテーマがまだまだたくさんあると感じています．関心のあるテーマはたくさんありますが，2つ挙げておきます．

　1つは「自己寛容」です．胸腺から出てきて免疫応答を抑制するTreg細胞というものがあります．自己免疫疾患の原因として，Treg細胞の機能不全や，自己抗原を認識する受容体をもったT細胞を胸腺で除去できないことが想定されていて，病態の解明に興味があります．

　もう1つは，「がんの免疫チェックポイント」です．がん治療の医薬として使われはじめているチェックポイント阻害剤は，がんによるT細胞の不活性化を防ぐことで，T細胞ががん細胞を攻撃できるようにします．ただし，免疫チェックポイントはすべてのタイプのがんに当てはめられる機構ではありません．そこで，いまわかっている免疫チェックポイントのモデルで説明できないがんはどのタイプなのか，それらのがんはどのようにしてT細胞から逃れるのかについてたいへん関心があります．免疫チェックポイントに関連して，CMTM6という分子に注目しています．がんでCMTM6をノックアウトすると，免疫チェックポイントの回避に用いるPD-L1タンパク質が発現できなくなることが知られます．したがって，例えばCMTM6のようなPD-L1発現を誘導する分子をターゲットにした抗体を使用すれば，T細胞でがんを殺せるようになるかもしれません．

Cooper　私は現在，「適応免疫の進化」にも改めて注目しています．「抗原受容体の産生」は，適応免疫の原則であり，適応免疫の起源に近い無顎類から有顎類にいたるまで脊椎動物の共通性として捉えることができますが，無顎類はT細胞とB細胞のプロトタイプのような細胞をもっており，抗原受容体産生のメカニズムが哺乳類のそれとは全く異なります．免疫系がなぜこのように多様性をもち合わせているかについて関心があります．

　進化に注目することは好奇心を満たすだけに留まり

T細胞・B細胞の発見秘話

ません．各種の高度な分子生物学のツールがなかった時代でも，革命的なコンセプトを発想できたのは，さまざまな動物種から得られた知見をもとにした進化的な観点から免疫系疾患の病態を考察してきたからだと感じており，この観点をずっと大切にしています．

自分のデータを信じよ！

——最後に，T細胞・B細胞の発見のような成果を成し遂げたい若手研究者に，秘訣をお伝えいただくとしたらなんでしょうか．

Miller 若い研究者にはこう伝えたいです．「自分のデータの正しさに確信をもっているのなら決して諦めるな」と．

Cooper じつは，今でこそT細胞・B細胞に関連した研究者はたくさんいますが，T細胞・B細胞の考え方を研究コミュニティに受け入れてもらえるまでには大きな苦労がありました．

Miller ええ，それはもうたいへんでした．私が研究をはじめた際には誰も信じてくれませんでした．胸腺は進化の過程で痕跡的に残っただけの器官とみなされていたからです．

Cooper われわれがT細胞・B細胞を発見して新たな免疫系のモデルを立てていた1960年代は私たちの研究が科学とは認められておらず，ややもすると一種の"宗教"と思われていました．われわれの主張を「信心する人」と「しない人」といった感じです．

Miller 免疫学の教授のなかには，「"bullshit（たわ言）"の最初と最後の文字をとって，それでB細胞とT細胞ではないか」と揶揄する人もいましたよ．

——どうしてそれほどまでの反発があったのでしょうか？

Cooper われわれの主張には，「細胞集団同士が協調して免疫系を構成すること」，「免疫細胞は細胞同士のインタラクションを経て成熟すること」という2点の革命的なコンセプト[8]があったため，これらを受け入れがたいと感じる研究者が多くいました．

　当時の免疫学で主流なものに，抗体の多様性を研究する分子免疫学がありました．この分野の大御所の免疫学者が学会でT細胞・B細胞のことを一切口にしないこともあったりして，著名な免疫学者のなかにも，

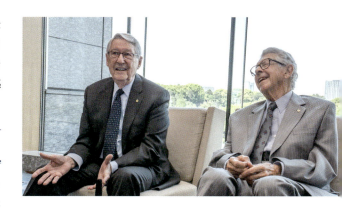

1970年代中頃になるまでこれらの細胞のことを聞いたことがなかったという人もいるほどです．

Miller あるとき私が胸腺の機能に関して講演を行った際に，ノーベル賞受賞者の権威のある先生は，「これはリンパ球がたまたま胸腺にあったにすぎない，臨床的に重要な意味はない」と言ってきました．馬小屋で実験用のマウスを育てていたため，"不潔な馬小屋で育てた汚いマウス"から得られた結果ということでとり合ってもらえませんでした．

　若い時分の私はそこであきらめませんでした．胸腺切除によって他家の皮膚移植片の拒絶反応が起こらなくなることを示した実験結果は揺るぎないと自信をもっていましたから．無菌状態で生育させたマウスから胸腺を除去し，そのマウスを使って皮膚移植実験を行いました．マウスが細菌等に感染することが絶対にない条件でもう一度やってみると，やはり移植片に対する拒絶が起こらない結果が得られて，それでやっと信じてもらえました．

Cooper 私も似たような経験がありますよ．B細胞の由来を解明する前，網状赤血球という細胞があらゆる種類のリンパ系の細胞に分化する能力があると思われていました．また，病理解析からリンパ腫が確認されるリンパ節や脾臓で網状赤血球が確認されていたこともあって，この細胞を介してリンパ腫は広がると考えられていました．

　私とMiller先生は当時の通説と異なり，リンパ腫には発生源の細胞が異なる複数の型があって，リンパ腫の発生経路を解析することでリンパ腫の分類をある程度行えるのではと考えました．これを大御所の病理学

者に言ったら，彼はだんだん顔色が変わりゆでダコのようになりながらこう言いました．「若造が何を言うか！リンパ腫の検体にそれぞれ新しい名前をつけていきたいのか！」病理学者にこちらの主張を理解してもらえるようになるのは，細胞マーカーによる解析ができるようになってからでした．

—常識を覆すようなインパクトのある研究には，戦う覚悟が必要ということですね．

Cooper そのためには，Miller先生が仰っていたように自分のデータを信じることです．私もMiller先生も自分たちの実験結果に全くもって疑いをもっていなかったから，T細胞・B細胞を発見できたのです．

　バックグラウンドが異なる研究者は，同じ現象を見ても，それぞれで違った解釈をします．そこにソリッドな，ゆるぎないデータを積み重ねることで，解釈の相違の溝が埋まり，新しい意見を受け入れるかどうかが変わってきます．

　これは，昔も今も変わらない，研究の鉄則だと思います．

—研究をはじめられた当時から今に至るまでの素晴らしいお話をいただきましてありがとうございます．先生方の願いでもあるように，免疫学で得られた知見にもとづいて，今後さらに多くの画期的な治療法が開発されますことを心より願っております．（編集部）

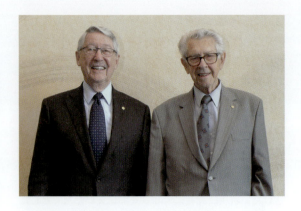

謝辞

　2018年4月末にJapan Prizeの授賞式出席のため来日された両博士にインタビューをさせていただきまして，その内容を本記事にまとめました．取材にあたりまして，公益財団法人 国際科学技術財団の中原利彦様をはじめ多くの方にご助力を賜りました．この場を借りて深謝いたします．

文献

1) Miller JF：Lancet, 2：748-749, 1961
2) The Japan Prize Foundationによる業績解説文 http://www.japanprize.jp/data/prize/2018/j_2_achievements.pdf
3) Cooper MD, et al：Nature, 205：143-146, 1965
4) Cooper MD, et al：J Exp Med, 123：75-102, 1966
5) Perey DY, et al：Surgery, 64：614-621, 1968
6) Owen JJ, et al：Nature, 249：361-363, 1974
7) Cooper MD：Nat Rev Immunol, 15：191-197, 2015
8) Mitchell GF & Miller JF：J Exp Med, 128：821-837, 1968

Interviewees 略歴

Jacques Miller

1931年フランス生まれ．'55年，シドニー大学医学部にてMB, BS取得．'56年，王立プリンス・アルフレッド病院にて勤務．'58年，Chester Beatty Research Instituteにて研究に従事．'60年，ロンドン大学にてPh.D.取得．'63年，米国国立衛生研究所にて研究に従事．'65年，ロンドン大学実験病理学准教授．'66年，ウォルター・アンド・イライザ・ホール医学研究所実験病理学ヘッド．'72年，バーゼル免疫学研究所客員研究員．'79年，INSERM-CNRS免疫学センター客員研究員．'86年，Deutsches Krebsforschungszentrum客員研究員．'90年，メルボルン大学，ウォルター・アンド・イライザ・ホール医学研究所教授（実験免疫学チェア）．'97年〜現在，同名誉教授．

Max D. Cooper

1933年米国生まれ．'57年，チュレーン大学医学部にてM.D.取得．'58年〜'60年，同大学小児科研修医．'63年〜'66年，ミネソタ大学医学フェロースペシャリスト／インストラクター．'66年，同大学小児科学准教授．'67年〜2008年，アラバマ大学バーミンガム校小児科学・微生物学教授．'73年〜'74年，ユニバーシティ・カレッジ・ロンドン客員研究員．'84年〜'85年，Institut D'Embryologie, パスツール研究所客員研究員．'87年〜2008年，アラバマ大学バーミンガム校医学病理学教授'88年〜'89年，米国免疫学会プレジデント．'88年〜2006年，ハワード・ヒューズ医学研究所研究員．'08年〜現在，エモリー大学医学部病理学・臨床検査医学教授．

各研究分野を完全網羅した最新レビュー集

実験医学増刊号

年8冊発行［B5判］
定価（本体5,400円＋税）

Vol.36 No.10（2018年6月発行）

脂質クオリティ

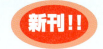

生命機能と健康を支える脂質の多様性

編集／有田　誠

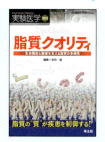

〈概論〉リポクオリティから解き明かす生命現象　　　有田　誠

1章　リポクオリティ研究とは
～その生理的意義と疾患制御～

〈1〉脂肪酸クオリティの生理的意義と疾患制御　　　有田　誠
〈2〉イノシトールリン脂質におけるリン酸化クオリティ制御の病態生理学的意義　　　高須賀俊輔, 佐々木雄彦
〈3〉リゾリン脂質のリポクオリティ　　　青木淳賢
〈4〉スフィンゴ脂質代謝と疾患制御　　　木原章雄

2章　リポクオリティの違いを生み出し識別する機構

〈1〉ホスホリパーゼA_2ファミリーによるリポクオリティ制御　　　村上　誠, 佐藤弘泰, 武富芳隆, 平林哲也
〈2〉脂肪酸伸長酵素・不飽和化酵素によるリポクオリティ制御　　　松坂　賢, 島野　仁
〈3〉膜リン脂質生合成酵素によるリポクオリティ制御
　　—リゾリン脂質アシル転移酵素　　　進藤英雄, 清水孝雄
〈4〉フリッパーゼとスクランブラーゼによる細胞膜リン脂質の分布制御　　　瀬川勝盛, 鈴木　淳
〈5〉細胞内オルガネラ機能のリポクオリティ制御　　　向井康治朗, 新井洋由, 田口友彦
〈6〉生体膜のリポクオリティとタンパク質ドメインによる認識　　　北又　学, 木田和輝, 末次志郎
〈7〉脂質-イオンチャネル相互連関　　　岡村康司, 大澤匡範

3章　リポクオリティによる疾患制御

〈1〉リポクオリティの違いに基づくプロスタノイドのがん疾患制御　　　土屋創健, 杉本幸彦
〈2〉ロイコトリエン受容体の生理・病態における役割　　　横溝岳彦
〈3〉スフィンゴシン1リン酸による生体機能の制御　　　大日方英
〈4〉脂質を認識するC型レクチン受容体と免疫応答制御　　　本園千尋

〈5〉酸化リン脂質クオリティ制御の破綻による疾患と抗がん剤治療戦略　　　今井浩孝
〈6〉腸内環境のリポクオリティと疾患制御　　　木村郁夫, 長谷耕二
〈7〉中鎖脂肪酸による疾患の制御　　　原　康洋, 平野賢一
〈8〉リポクオリティを基軸としたT細胞分化システムの新展開　　　遠藤裕介, 中山俊憲
〈9〉脂質による皮膚バリア形成と疾患制御　　　村上　誠, 木原章雄
〈10〉網羅的脂質解析によるクリスタリン網膜症の病態解明　　　畑　匡侑, 池田華子
〈11〉メタボリックシンドロームとリポクオリティ　　　菅波孝祥, 田中　都, 伊藤綾香, 小川佳宏
〈12〉ω3系不飽和脂肪酸の心血管イベントリスク低減作用　　　高島　啓, 佐田政隆
〈13〉高比重リポタンパク（HDL）機能を制御するリポクオリティ　　　篠原正和, 平田健一
〈14〉脂肪酸バランスと疾患リスク（久山町研究）　　　二宮利治
〈15〉リポクオリティに注目した臨床検査の可能性　　　蔵野　信, 矢冨　裕

4章　リポクオリティの分析，可視化技術とその応用

〈1〉リポクオリティの可視化と操作　　　堀川　誠, 瀬藤光利
〈2〉膜リン脂質クオリティの可視化　　　辻　琢磨, 藤本豊士
〈3〉リポクオリティ認識プローブの開発と応用　　　田口友彦, 小林俊彦, 反町典子, 仁木隆裕
〈4〉リポクオリティ変化を捉える脂質ラジカル検出プローブの開発と応用　　　山田健一
〈5〉リポクオリティを識別するリピドミクス解析技術　　　池田和貴, 青柳良平, 有田　誠
〈6〉脂質クオリティを捉える解析手法とデータベース　　　津川裕司, 池田和貴, 有田　誠, 有田正規

発行　羊土社　〒101-0052　東京都千代田区神田小川町2-5-1　TEL 03(5282)1211　FAX 03(5282)1212
E-mail：eigyo@yodosha.co.jp
URL：www.yodosha.co.jp/

ご注文は最寄りの書店，または小社営業部まで

Trend Review

本コーナーでは，研究を進める上での基盤となる政策，科学行政，キャリア動向やリーダーシップなどの社会的な話題の最前線についてオピニオンを交えてご紹介します．

法律

名古屋議定書？ それは研究者にも何か関係がありますか？

鹿児島 浩

2017年8月から日本は名古屋議定書の締約国になり，海外からの遺伝資源（生物サンプル）を研究する場合に，① 提供国法令の遵守，②ABSに関する手続き，の2つの項目に対してより一層の注意が必要になりました．しかし，これは研究に何か関係があるのでしょうか？ そもそもABSとは，名古屋議定書とは何なのでしょうか？ 結局，研究者は何に対してどう対応すれば良いのでしょうか？ このレビューでは名古屋議定書への対応について研究者の目線で解説したいと思います．

名古屋議定書は研究者にも何か関係がありますか？ →あります！

2017年8月20日，わが国は名古屋議定書の締約国となりました．この結果，生物多様性条約に対して，より一層の注意が必要になりました．海外からの遺伝資源（生物サンプル）の利用や持ち出しを行う場合，① 提供国の法令に従って遺伝資源を取得し，②ABSに関する手続きを行う必要があります．もしもこれらを行わず，無断で生物資源を外国に持ち出すと，どのような問題が起こるのでしょうか？

最悪の場合，起こり得る問題

あくまでも最悪の場合ですが，次のような問題が起こる可能性があります．

⑴ 提供国の法令に触れ，逮捕される
⑵ 研究が差し止められる
⑶ 研究費の申請が受理されなくなる

⑷ 投稿論文が審査で承認されなくなる
⑸ 提供国での遺伝資源の採取ができなくなる
⑹ 特許の出願ができなくなる

さらに，無断取得などの行為が重なった場合，研究者個人だけでなく機関や国単位で遺伝資源の供給停止など，日本の科学研究全体が大きなリスクを負う可能性もあります．このようなリスクを避けるためにはどうすればよいのでしょうか？

簡単に言えば，

① 提供国の法令に従って遺伝資源を取得する
② ABSに関する必要な手続きを行う

を行えばよいのですが，この2つを進めることは実はかなり困難です．法令は現地の言葉で書かれているため遺伝資源に関係する法令を見つけるのは簡単ではありません．また，ABSに関する必要な手続きは，国ごと，生物資源ごと，目的ごとに大きく異なっています．

それでは，どうすればよいのでしょう？ 以下，研究者がどのようにして名古屋議定書に対応すればよいのか，順を追って説明します．

Nagoya Protocol? Are there any consequences for scientists?
Hiroshi Kagoshima：ABS Support Team for Academia, National Institute of Genetics（国立遺伝学研究所 ABS学術対策チーム）

Trend Review

表 生物多様性条約，ABS の対象になるサンプル，ならないサンプル

● 生物多様性条約，ABS の対象になる

・動物，植物，微生物（ウイルスを含む）の個体やその一部（生死にかかわらず，凍結や乾燥したサンプルも含みます）
・生物が含まれる水や土壌などの環境サンプル
・遺伝資源の利用についての伝統的知識（薬草の効果など）

＜注意＞
・生物から抽出された DNA/RNA も ABS の対象です
・タンパク質，代謝産物などは派生物として扱われます．これらは生物多様性条約，および名古屋議定書では遺伝資源には含まれていませんが，派生物を ABS の対象として国内法の規制の対象としている国がありますので注意が必要です

● 生物多様性条約，ABS の対象にならない
（国によっては，法令によって ABS の対象としている場合がありますのでご注意ください）

・遺伝子配列情報
・人工合成された DNA/RNA
・公海の海洋生物
・ヒト（人類）の遺伝資源（ただし，腸内細菌や寄生性・感染性の生物などは ABS の対象となります）
・生物多様性条約の非加盟国の遺伝資源（ただし，これらの国にも遺伝資源を保護する法令がありますので対応は必要です）
・生物多様性条約発効（1993 年 12 月 29 日）以前に入手した遺伝資源

ABS とは何か？

まずは，いきなり出てきた謎の言葉「ABS」について説明します．ABS とは，「遺伝資源の取得の機会 およびその利用から生ずる利益の公正かつ衡平な配分」（Access to Genetic Resources and the Fair and Equitable Sharing of Benefits Arising from their Utilization）の中のキーワード Access and Benefit–Sharing の頭文字をとって作られた略語です．

大昔から人類は薬草や生薬などの病気や健康に対する効果を持つ生物を利用してきましたが，近年，これらから新薬が開発されるようになり，世界中で遺伝資源の獲得競争が始まりました．特に研究が進んでいない地域や高い生物多様性を持つ国々（主に途上国）で新規の遺伝資源の探索がさかんに進められ，外国人による遺伝資源の無断持ち出しが問題となりました．

そこで「遺伝資源の無断持ち出しは止めよう．遺伝資源を利用して得られた利益は提供国と利用国で配分しよう．またこれを生物多様性の保護に役立てよう」という機運が国際的に高まりました．こうして「生物多様性条約」が作られ，遺伝資源の取得にルールを定め，その利用による利益を利用国と提供国の間で分け合うこと，すなわち「遺伝資源の取得の機会 およびその利用から生ずる利益の公正かつ衡平な配分（ABS）」が定められました．

遺伝資源とは何か？

生物多様性条約で，遺伝資源は「遺伝の機能的な単位を有する植物，動物，微生物，その他に由来する素材のうち，現実の，または潜在的な価値を持つもの」と定義されています．要は，生物（＋ウイルス）ですが，個体の生死によらず，組織などの体の一部や抽出された DNA，RNA なども含まれます．なお，定義で気になるのは「価値」の意味ですが，研究の対象に「価値がない」ものはありませんから結局，生物（＋ウイルス）のすべてが対象となります．表に生物多様性条約，ABS の対象になるサンプル，ならないサンプルをまとめます．

生物多様性条約，名古屋議定書とは何か？

生物多様性条約は，生物の多様性の保全をめざす国際条約で，以下の 3 点を目的として掲げています．

(1) 生物多様性の保全
(2) 生物多様性の持続可能な利用
(3) 遺伝資源の利用から生ずる利益の公正かつ衡平な配分

生物多様性条約のなかではさらに「各国の遺伝資源はその国が権利をもち，その利用（Access）には政府

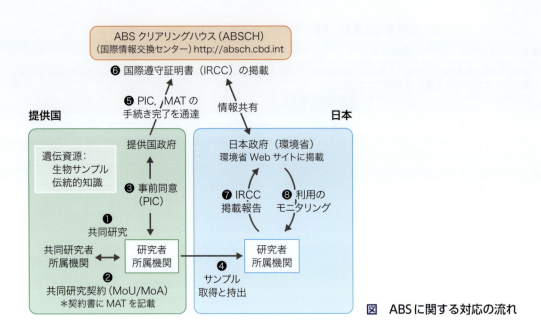

図　ABSに関する対応の流れ

の許可が必要であること」が定められており，条約の目的⑶（Benefit-Sharing）と合わせたものが「ABS」です．生物多様性条約の重要課題であるこの「ABS」の実効性を高めるためにつくられた具体的なルールが名古屋議定書であり，生物多様性条約と名古屋議定書とはそれぞれ「親条約」と「子条約」の関係にあります．

基礎研究における「利益」？

ここで少し注意していただきたいことがあります．「利益配分」と聞いて，「金銭的な利益を生じないから，基礎研究はABSとは関係ない」と誤解しておられる研究者の方もおられるかもしれません．しかし…基礎研究もABSの対象です．「商業利用ではないから問題ない」と誤解され，無断での生物持ち出しを行った場合，近年の提供国での資源保護や権利意識の高まりから，トラブルに直結する可能性がますます大きくなっています．

基礎研究の場合は金銭的な利益ではなく，共著論文の発表，実験技術の伝達，提供国での講義，実験機材や図書の提供，研究者・学生の招聘などの非金銭的利益によって利益配分を行います．利用国の研究者は，ABSのしくみによって，海外の遺伝資源によって自身の研究を進めることで科学を前進させるのみならず，非金銭的利益の還元によって，提供国の科学・教育レベルの向上，地域の発展にも貢献することになります．

ABSに関する手続きとは何か？

生物多様性条約と名古屋議定書のルールを守って遺伝資源の採取や取得を行う場合，ABSに関する手続きが必要となります．ここでは"標準的"なABSに関する対応の流れを示します（図）．

❶ ABSクリアリングハウス（ABSCH）[※1]での情報収集を行います．ABSCHはABS関連の情報を統合するネット上に置かれたバーチャルな情報交換センターで，名古屋議定書の締約国の状況，各国政府のABS窓口[※2]，所轄政府当局[※3]，ABSに関係する法令など，さまざまな情報が公開されています．遺伝資源の取得を行う場合，ABSに関する情報を集めるために，まずここを訪れておくことを勧めます．

❶ 遺伝資源提供国の共同研究者（カウンターパート）を求め，共同研究を行います．提供国政府との交渉

[※1] ABSクリアリングハウス（ABSCH）：http://absch.cbd.int
[※2] ABS窓口：National Focal Point（NFP）
[※3] 所轄政府当局：Competent National Authorities（CNA）

Trend Review

を含めたさまざまな状況で現地の言葉しか使えないことや，外国人による採取を認めない国もあるため，カウンターパートの存在は海外遺伝資源を利用する場合，必須の条件です．

❷ 共同研究者が所属する研究機関と，自身が所属する研究機関との間で共同研究契約書※4をとり交わします．共同研究契約書のなかには，ABSに関する相互合意条件（MAT, Mutually Agreed Terms）を記載します．MATには，取得条件（量や地域など），移転条件（配布，譲渡など），利用条件（転用，商用利用の可能性など）と，提供国への利益配分について明確に記述してください．基礎研究の場合の「利益」には非金銭的利益が相当します．

❸ 遺伝資源を観察，採取，国外持ち出しを行う際に，提供国政府のABS担当機関からの事前同意（PIC, Prior Informed Consent）の取得を行います．（日本，英国など，PICの取得が不要な国もあります）現状ではABS体制が未整備でPICが取得できない国もありますが，このような場合であってもABS対応に対してできるだけの努力を行った証拠となる文書を残しておくことをお勧めいたします．なおPICが取得できない場合でも，生物多様性条約の基本的理念の遵守や先住民への対応（事前説明や成果の開示など）は欠かせません．

> 生物多様性条約の基本的理念
> ・遺伝資源は各国が権利を持つ財産である
> ・利用にはその国の許可が必要である
> ・利益が生じた場合は両国で公正に配分する

❹ これらの手続き終了後に，提供国の大使館・領事館から研究者ビザを取得し，提供国に入国し，サンプルの取得を行います．この際，国によっては警察や政府の関係省庁などに手続きをする必要があります．また，日本への持ち込みの際も「植物防疫法」「家畜伝染病予防法」「感染症法」などの法令が関係します．これらの手続きに不備があると，せっかく

※4　共同研究契約書：Memorandom of Understanding/Agreement (MoU/MoA)
※5　国際遵守証明書：Internationally Recognized Certificate of Compliance (IRCC)
※6　ABS指針：http://www.env.go.jp/press/104457.html

入手した遺伝資源を廃棄することになりかねませんので注意が必要です．

以下は，日本政府の国内指針に対応する場合（＝国際遵守証明書が発行された場合）に必要な対応です．

❺ 正式な手続きに則って遺伝資源の取得が行われた後，提供国政府がABSCHに申請を行った場合，国際的な「お墨付き」である国際遵守証明書（IRCC）※5が発行されます．

❻ 国際遵守証明書がABSCHに掲載されます．

❼ 日本政府の担当部局である環境省に遺伝資源の適法取得の報告を行います（報告の内容は環境省webサイトに掲載されます）．

❽ 5年後，環境省からのモニタリングに対応（報告書の提出）します．

国内措置（ABS指針）とは何か？

名古屋議定書の締結に伴って，わが国でも海外遺伝資源の取り扱いに対する国内措置「遺伝資源の取得の機会およびその利用から生じる利益の公正かつ衡平な配分に関する指針」（ABS指針）が制定され，2017年8月20日から施行されました※6．

以下にABS指針の4つのポイントをまとめます．

(1) 遺伝資源の適法取得の報告として，遺伝資源の取得者は原則として国際遵守証明書（IRCC）がABSクリアリングハウスに掲載された日から6カ月以内に適法取得の旨を環境大臣に報告する

(2) 適法取得の国内外への周知として，環境大臣は遺伝資源の適法取得の報告内容を環境省ウェブサイトに掲載し，ABSCHに提供する

(3) 環境大臣が遺伝資源の適法取得の報告を受けた日からおおむね5年後に遺伝資源利用に関連する情報提供を求める

(4) 他の締約国から提供国法令違反の申し立てがあった場合，環境大臣は必要に応じ，遺伝資源等の取扱者に対し情報提供を求め，当該締約国に提供する

注）2017年8月20日より前に入手した遺伝資源に対してABS指針の遡及はありません

ここで注意しなくてはならないのは，以下の3点です．1) ABS指針は遺伝資源を適正に取得した後，さらに国際遵守証明書を取得した場合のみが対象です．2) ABS指針は日本の国内ルールであり，提供国法令の遵守に変わりはありません．3) ABS指針は，遺伝資源を取得する場合のルールではなく適正な取得・使用が行われていることを国際的に周知するためのルールです．

よって研究者がABS指針を遵守するためには，その前段階の「適正な遺伝資源の取得」すなわち，① 提供国法令の遵守と，② ABSに関する手続きを正しく行うことが最重要です．指針の適用の対象となる国際遵守証明書が取得されていれば，ABS指針への対応は容易です．

まとめ

名古屋議定書の実施によって，近年，ABSクリアリングハウスへの情報（提供国で必要な手続き，利用国による適法取得の報告など）の掲載が増えつつあります．今後は，国際的な「お墨付き」である「国際遵守証明書（IRCC）」が普及し，海外遺伝資源の利用がさらに進むことになると思われます．提供国の法令を守って遺伝資源を利用し，積極的に海外遺伝資源の活用を進めましょう．

Profile

鹿児島 浩：九州大学卒業，京都大学理学部博士課程修了．理学博士．スイス，バーゼル大学，生物学研究所で在外研究．国立遺伝学研究所生物遺伝資源情報研究室，新領域融合研究センターにおいて，博士研究員として勤務．2017年4月より現職．

ABS学術対策チーム：国立遺伝学研究所 ABS学術対策チームでは，文部科学省管轄の大学・研究機関の海外遺伝資源の利用や，これらの機関におけるABS対応体制の構築に対する支援を行っています．ABSに関するご質問や相談などがございましたら，電話またはメールにて，お気軽にABS学術対策チームまでお問い合わせください．（e-mail：abs@nig.ac.jp，Tel：055-981-5831，URL：http://idenshigen.jp）

column

研究者にとっての ABS の意義

ABSの主要な問題である利益配分では金銭的利益にばかり注目が集まり，非金銭的利益については重要視されない傾向にあります．確かに金銭的利益は遺伝資源の利用者にはもちろん提供国にとっても大きな恩恵をもたらします．しかし，非金銭的利益がもたらす恩恵はそれほど小さいのでしょうか？

確かに，非金銭的利益は共著論文の発表，実験技術の移転，教育の機会の提供などであり，一見，経済的な効果はないように思われます．しかし，これらには即効性の効果はありませんが，実は長期に渡って提供国に利益をもたらし続けます．提供国側の研究者の論文は直接にその研究者，所属研究機関の業績，評価につながります．実験技術はその研究室で代々受け継がれ，さらに他の研究室にも伝わります．また教育の重要さについては言うまでもありません．これらの利益は失われることなく，永く提供国を豊かにするものです．われわれは提供国政府との交渉においても，非金銭的利益の効果について十分な説明をすべきだと考えています．

また非金銭的利益の配分は大学，研究機関に対してのみならず，社会や環境に対しても（そして研究者自身にも）良い影響を与える場合があります．

ある先生が，ご専門の魚類の分類学の研究成果を図鑑にして配布したところ，サンプルを提供してくれた漁業者，魚市場の方から非常に喜ばれたのみならず，許可証発行の手続きを行った政府関係者からも「今後，あなたの大学からの申請があった場合，手続きを円滑に進めますよ」と伝えられたそうです．さらに，この研究が行われたことで，それまでは全く行われていなかった，月ごとの漁獲量の統計をとることが可能になり，近い将来には漁業資源の把握や管理にも使われるようになるだろう，とのことでした．これらは，基礎研究による非金銭的利益の配分が，社会や環境に対して直接，有効に活用された良い例だと思います．

**新時代の実験法のスタンダード！
手技・ポイントを余すところなく解説する決定版！**

実験医学 別冊

エピジェネティクス実験スタンダード
もう悩まない！ゲノム機能制御の読み解き方

牛島俊和, 眞貝洋一, 塩見春彦／編

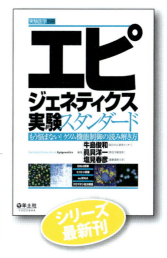

発生学から腫瘍生物学まで, 遺伝子を扱う生命科学・医学のあらゆる分野の研究者待望の一冊. DNA修飾, ヒストン修飾, ncRNA, クロマチン構造解析で結果を出せるプロトコール集. 目的に応じた手法の選び方から, 解析の幅を広げる応用例までを網羅した決定版.

シリーズ最新刊

**遺伝子みるならエピもみよう！！
結果を出せるプロトコール集**

◆定価（本体7,400円＋税）
◆B5判 ◆398頁
◆ISBN 978-4-7581-0199-8

実験医学 別冊

ES・iPS細胞 実験スタンダード
再生・創薬・疾患研究のプロトコールと
臨床応用の必須知識

中辻憲夫／監, 末盛博文／編

世界に発信し続ける有名ラボが執筆陣に名を連ねた本書は, いままさに現場で使われている具体的なノウハウを集約. 判別法やコツに加え, 臨床応用へ向けての必須知識も網羅し, 再生・創薬など「使う」時代の新定番です.

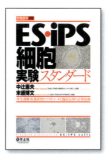

ES・iPS細胞を「使う」時代へ！
◆定価（本体7,400円＋税）
◆B5判 ◆358頁 ◆ISBN 978-4-7581-0189-9

実験医学 別冊

マウス表現型 解析スタンダード
系統の選択、飼育環境、臓器・疾患別解析の
フローチャートと実験例

伊川正人, 高橋　智, 若菜茂晴／編

ゲノム編集が普及し誰もが手軽につくれるようになった遺伝子改変マウス. 迅速な表現型解析が勝負を決める時代に, あらゆるケースに対応できる実験解説書が登場！表現型を見逃さないフローチャートもご活用ください！

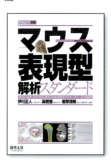

「いち早く表現型を知りたい」に応えます
◆定価（本体6,800円＋税）
◆B5判 ◆351頁 ◆ISBN 978-4-7581-0198-1

発行 羊土社 YODOSHA 〒101-0052　東京都千代田区神田小川町2-5-1　TEL 03(5282)1211　FAX 03(5282)1212
E-mail：eigyo@yodosha.co.jp
URL：www.yodosha.co.jp/
ご注文は最寄りの書店, または小社営業部まで

eppendorf

Step to The Next Stage!

エッペンドルフ デモンストレーションキャンペーン

対象製品をデモでお試し後、アンケートをご記入いただくだけで、
高品質な Eppendorf 消耗品をいずれか 1 箱プレゼント致します！

カタログ PDF

対象製品

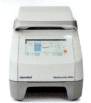

マスターサイクラー X50 シリーズ
最大 10°C ／秒の加熱速度による高速 PCR。
革新的な 2D-Gradient* 機能を備えています。
*ブロックの縦横いずれにも温度勾配がかけられる最新機能

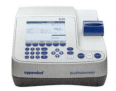

分光光度計
コンパクトかつ、容量 1.5 µL からの
微量サンプルの測定にも対応しています。

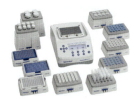

サーモミキサー
安定したミキシング機能と、優れた温度制御により、
再現性のある実験をお手伝いします。

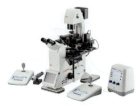

マイクロマニピュレーション関連新製品・人気製品
初心者の方も簡単に扱えます。システム一式の
デモンストレーションのご希望も随時承ります。

Twitter 連動企画！

デモ中のお写真＋ #エッペンデモキャンなう でツイートすると
全員にオリジナルマスキングテープ、抽選で毎月 3 名様に
オリジナル T シャツプレゼント！

Twitter

www.eppendorf.com・info@eppendorf.jp
エッペンドルフ株式会社　101-0031　東京都千代田区東神田 2-4-5　Tel:03-5825-2361　Fax:03-5825-2365

1912

クローズアップ実験法

series 300

細胞周期の可視化と自動追尾

阪上-沢野朝子，小松直貴，宮脇敦史

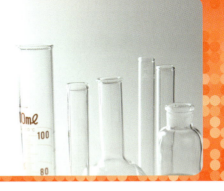

何ができるようになった？

　新規に開発したFucci(CA)は，従来のFucciとは異なる細胞周期位相を検出するFucciプローブであり，その特徴から，特にES細胞の増殖分化の観察に威力を発揮すると思われる．もちろんFucci(CA)と従来のFucciは補完的な関係にある．両者を組合わせて使えば，がん，発生，再生などにおける細胞周期の動態に関してより多角的な理解が得られると期待される[1]．

必要な機器・試薬・テクニックは？

　Fucciプラスミド・Fucci安定発現細胞株・Fucciトランスジェニックマウス等は理研バイオリソースセンターより入手できる．Fucciゼブラフィッシュやハエについてもおのおののリソースセンターより入手できる．

　Fucciのイメージングには，蛍光観察できる顕微鏡が必要．スナップショット画像の取得であれば，シンプルな倒立型蛍光顕微鏡や蛍光実体顕微鏡などで十分．ライブイメージングにはCO$_2$インキュベーションシステムや温度コントロールが要求される．三次元的に厚みのあるサンプルのイメージングには，共焦点顕微鏡システムがあるとよい．

はじめに

　細胞の増殖と分化とが絡み合うことで，組織，器官，そして個体が形成される．このように階層的に働く"生命動態システム"において，細胞周期進行はどのような時空間パターンで制御されているのか？　この問いに答えるために，われわれは細胞周期をリアルタイムに可視化する蛍光プローブFucci（<u>F</u>luorescent <u>u</u>biquitination-based <u>c</u>ell <u>c</u>ycle <u>i</u>ndicator）の開発を進めている[1〜8]．

　Fucci技術の基本原理は，細胞周期エンジンを緻密に制御する"ubiquitin-mediated proteolysis"である．細胞周期をふくめ多くの細胞内諸現象を制御するE3ユビキチンリガーゼは500種類を超えて存在が明らかとなっている．これらE3ユビキチンリガーゼに対応するデグロン（基質にある，ユビキチンリガーゼが認識する部位）を使い分けることで，さまざまな細胞諸現象を可視化するためのプローブが開発可能である．

　今回，新規に開発したFucci(CA)は，細胞周期のG1期，S期，G2期を波長（色）で分離することをはじめて可能にするFucciプローブである．M期における丸みを帯びた形態を同時に観察すれば，G1期，S期，G2

Comprehensive, quantitative imaging of cell cycle progression
Asako Sakaue-Sawano/Naoki Komatsu/Atsushi Miyawaki：RIKEN Center for Brain Science, Laboratory for Cell Function Dynamics（理化学研究所脳神経科学研究センター細胞機能探索技術研究チーム）

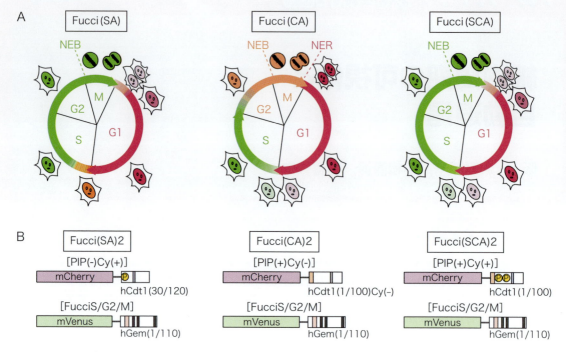

図1 Fucciレパートリー

A) Fucci(SA)：E3ユビキチンリガーゼSCF^{Skp2}とAPC^{Cdh1}の活性化状態を反映し，G1期細胞の核を赤色に，S/G2/M期細胞の核を緑色に，G1/S移行期の細胞の核を黄色にハイライトする．Fucci(CA)：CUL4^{Ddb1}とAPC^{Cdh1}の活性化状態を反映し，G1期細胞の核を赤色に，S期細胞の核を緑色に，G2/M期細胞の核を黄色にハイライトする．Fucci(SCA)：SCF^{Skp2}，CUL4^{Ddb1}とAPC^{Cdh1}の活性化状態を反映し，G1期細胞の核を赤色に，S/G2/M期細胞の核を緑色にハイライトする．NEB（核膜の崩壊），NER（核膜の再形成）．B) Fucciを構成する蛍光タンパク質に，mCherryとmVenusを用いたものをFucci(XX)2とした．SCF^{Skp2}のデグロンとしてhCdt1(30/120)，CUL4^{Ddb1}のデグロンとしてhCdt1(1/100)Cy(-)，SCF^{Skp2}/CUL4^{Ddb1}のデグロンとしてhCdt1(1/100)，APC^{Cdh1}のデグロンとしてhGem(1/110)を用いている．Cy(-)：hCdtのCyモチーフRRL（68〜70番アミノ酸）をAAAに置換したもの．

期，M期の全細胞周期を識別できる[1]．ただし，蛍光および明視野画像の読みとりについては，従来Fucci〔＝Fucci(SA)〕と同様の手法を用いることになる．そこで本稿では，Fucci(CA)とFucci(SA)に共通する実験作業として，まず，Fucciプローブ安定発現細胞の作製方法を，次に，Fucciプローブの分解／蓄積速度を定量的に解析するホームメイドの自動細胞追尾システムおよび数値解析アルゴリズムを解説する．また本稿の最後で，Fucci(CA)使用によってはじめて可能となった実験例を紹介する．

に対し，近年さまざまな細胞周期可視化技術が登場してきた．細胞周期に従って挙動が変化するタンパク質に蛍光タンパク質を連結し，その蛍光シグナルの質的・量的変化をモニターするものが多い．そもそも機能可視化プローブには，細胞本来の恒常性を阻害しないように働くことが求められる．しかしプローブの導入は，時として機能タンパク質の過剰状態をつくり出す．われわれは，細胞周期制御に一切の影響を与えない細胞周期プローブの作製および，そのプローブの細胞導入方法にこだわりながらFucci技術の開発を進行している．

Fucciが検出するのは細胞周期進行に伴うE3ユビキチンリガーゼの動態であり，それを細胞周期位相に置き換えて描出する．従来Fucci〔＝Fucci(SA)〕はE3ユビキチンリガーゼSCF^{Skp2}とAPC^{Cdh1}の活性化動態を，それぞれのデグロンを利用して蛍光の色変化とし

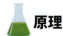

原理

細胞周期情報を得るための従来の手法（[^{3}H]-thymidine, BrdU, EdUなどの利用，薬剤同調培養法など）

右上ロゴ: クローズアップ実験法

て描出している．生きた状態でG1期にある細胞の核を赤色に，S/G2/M期にある細胞の核を緑色に，G1/S移行期の細胞の核を黄色にハイライトする[2)3)5]．一方，新規のFucci(CA)は，CUL4^{Ddb1}とAPC^{Cdh1}の活性化動態を，それぞれのデグロンを利用して蛍光の色変化として描出している．G1期の細胞の核を赤色に，S期の細胞の核を緑色に，G2/M期の細胞の核を黄色にハイライトする[1]（**図1**）．

準　備

1 実験材料

Fucciプラスミド[※1~3]〔mCherry–hCdt1(30/120)，mCherry–hCdt1(1/100)Cy(–)，mVenus–hGeminin(1/110)，tFucci(SA)2，tFucci(CA)2など〕

> ※1　Fucci関連のプラスミドは，理研バイオリソースセンター（BRC）より配布されている
> http://cfds.brain.riken.jp/Fucci.html
> ※2　Fucci関連情報は，研究室ウェブサイトにて網羅している．
> http://cfds.brain.riken.jp/Fucci.html
> ※3　蛍光タンパク質および，顕微鏡システムに搭載されている蛍光フィルターのスペクトル特性については，スペクトルマネジャーなど参照し，理解を深めることが正しい蛍光イメージングへの近道である．
> http://rikenbocc.brain.riken.jp/SpectrumManager.html
> https://searchlight.semrock.com/
> https://jp.chroma.com/spectra-viewer

2 使用機器

蛍光顕微鏡，タイムラプス蛍光顕微鏡（LCVシリーズ，オリンパス社など），セルソーター（FACSAria II，日本BD社など），画像解析ソフト〔MetaMorph，Fiji[※1]（ImageJ）など〕，数値解析ソフト（Microsoft Excel，MATLABなど），フナUVクロスリンカー（FS–1500，フナコシ社）

> ※4　Fijiにはあらかじめ次のextensionをインストールしておく：
> Trackmate extras（http://maven.imagej.net/service/local/repositories/releases/content/org/scijava/TrackMate_extras/0.0.4/TrackMate_extras-0.0.4.jar)
> リンク先からTrackMate_extras-0.0.4.jarをダウンロードし，Fiji.app/jarsフォルダにコピーしてからFijiを起動することで自動的に読み込まれる．

3 実験器具

ガラスボトムディッシュ（IWAKI社）

4 試薬

トランスフェクション試薬，Hoechst33342，EdU

プロトコール

1 Fucci安定発現細胞株の樹立（図2）

ここではFucci(CA)2を例に解説する．

❶Fucciプラスミドを細胞に導入する[※1]．

> ※1　レンチウイルスによるトランスダクションや，プラスミドのトランスフェクションなどいずれでも可能．高効率かつマイルドに遺伝子導入できる系を推奨．われわれは，レンチウイルス[1)2)3)5]や，Piggy Bacシステム（Wellcome sanger institute）の系をメインに用いている．

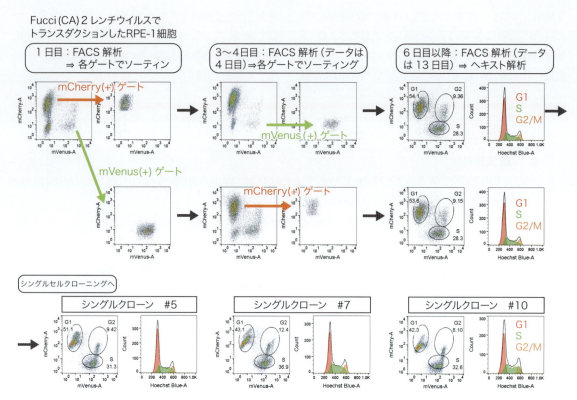

図2 Fucci(CA)2を安定発現する細胞株の樹立法

Fucci(CA)2レンチウイルス [mCherry-hCdt1(1/100)Cy(-)とmVenus-hGem(1/110)の組み合わせ，もしくはtFucci(CA)2] を細胞に感染させたあと，トリプシン処理による継代を数回行うことで，レンチウイルスの混在をゼロに近づける〔レンチウイルスを用いる実験はP2レベル（拡散防止措置区分）である．われわれが用いているFACS機器はP1レベルを要求されるため，このような手順を踏んでいる〕．mCherryとmVenusの蛍光強度でFACS展開し，mCherry(+)ゲート，mVenus(+)ゲートでそれぞれ細胞を分取する．数日間培養し，細胞周期が数回回転したところで，2回目のFACS分取を補完的に行う．例えば1回目にmCherry(+)で分取したものは，2回目ではmVenus(+)で分取する．さらに数日間培養してHoechst解析すると，ほぼすべての細胞がFucci probe positiveであること，各蛍光色が細胞周期を反映していることがわかる．これを安定発現細胞（pool clone）とする．必要に応じて，限外希釈によりシングルセルクローニングを行う．FACSで確認すると，クローンによるプローブの蛍光強度の差がわかる．ここではライブイメージング実験の結果も考慮してシングルクローン#7を以後の研究に使用することにした．

❷ FACSにて，片方の蛍光色で細胞を分取し（positive fractionの中心値周辺をゲートする），培養を行う．
❸ 数日後に，FACSにてもう片方の蛍光色で細胞を分取し，培養を行う．
❹ さらに数日後に，Hoechst33342やEdUの取り込みなどでFucciプローブの性能評価を行い，確認後Fucci安定発現細胞の完成とする．
❺ 必要に応じて，シングルセルクローニングを行う．

2 snap shotからの細胞周期情報描出[1]（図3）

❶ HeLa/Fucci(CA)2安定発現細胞をガラスボトムディッシュに播種する．
❷ 蛍光顕微鏡で，各蛍光画像のイメージングを行う．
❸ 画像解析ソフトウエアで，透過画像（DIC，PCなど）とFucciの2色の蛍光画像のoverlay（重ね合わせ，merge）を作成する．

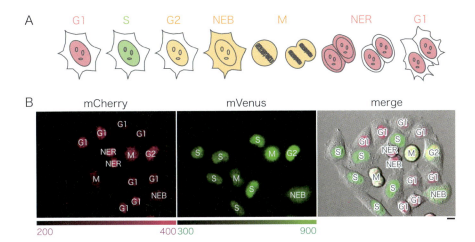

図3 スナップショットで得られる細胞周期情報
A) Fucci(CA)が描出する細胞周期情報．B) Fucci(CA)2を安定発現するHeLa細胞の画像（蛍光＋形態）．1枚の画像で個々の細胞の細胞周期位相を判別することができる．スケールバー＝10 μm．（文献1より転載）

赤色蛍光（＋）/緑色蛍光（−）⇒G1期
赤色蛍光（−）/緑色蛍光（＋）⇒S期
赤色蛍光（＋）/緑色蛍光（＋）⇒G2期 and M期

❹ M期については，NEB（核膜の崩壊），NER（核膜の再形成）のタイミングについても抽出できる．

❸ タイムラプスイメージングからの細胞周期情報描出[1]

❶ HeLa/Fucci(CA)2安定発現細胞をガラスボトムディッシュに播種する．
❷ LCV蛍光顕微鏡など，多点タイムラプス観察できる蛍光顕微鏡で経時的イメージングを実行する．
❸ 画像解析ソフトウエアMetaMorphなどで画像解析を行う．
❹ トラッキングを行い細胞周期情報を抽出する．

❹ 細胞自動トラッキング，輝度定量および統計解析によるプローブの分解／蓄積速度の定量比較[1]
（図4）

❶ FijiでFucciのタイムラプス蛍光画像（mCherryとmVenus）を開く．
❷（オプション）各画像からバックグラウンドを減算する．
❸ mCherry画像とmVenus画像の重ね合わせを作成する（これを細胞追跡用のマーカー画像として用いる）．
❹（オプション）メディアンフィルタ処理により重ね合わせ画像からノイズを除去する．
❺ mCherry，mVenus，重ね合わせの各画像からなるハイパースタックを作成する[※2]．

> ※2 例えばメニューバーからImage→Color→Merge Channelsを開いて3種類の画像を選択，さらに"Create composite"にチェックを入れて実行することで作成できる．このままでは3チャネルが重なって表示されているので，Color→Channels toolsを開き，プルダウンメニューから"Color"または"Gray Scale"を選ぶことで画像の重なりを解除できる．

❻ FijiのメニューバーからPlugins→Tracking→Trackmateを立ち上げ，❺で作成したハイパースタックに対してトラッキングをウィンドウ内の指示に従い実行する[※3]．

> ※3 細胞の性状や撮影倍率にも依存するが，筆者らはdetectorとして"LoG detector"，trackerとして"LAP tracker"をそれぞれ第1に選択し試している．細胞認識（Segment in channel）のステップではmCherryとmVenusの重ね合わせに対応するチャネルを必ず選択することが重要である．

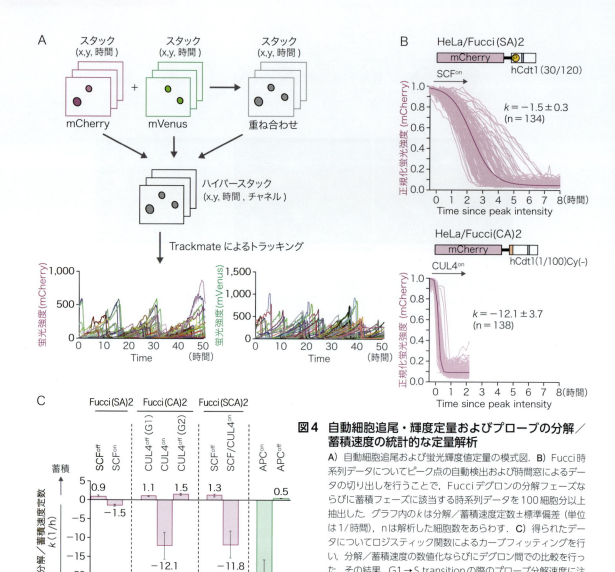

図4 自動細胞追尾・輝度定量およびプローブの分解／蓄積速度の統計的な定量解析

A）自動細胞追尾および蛍光輝度値定量の模式図．B）Fucci時系列データについてピーク点の自動検出および時間窓によるデータの切り出しを行うことで，Fucciデグロンの分解フェーズならびに蓄積フェーズに該当する時系列データを100細胞分以上抽出した．グラフ内のkは分解／蓄積速度定数±標準偏差（単位は1／時間），nは解析した細胞数をあらわす．C）得られたデータについてロジスティック関数によるカーブフィッティングを行い，分解／蓄積速度の数値化ならびにデグロン間での比較を行った．その結果，G1→S transitionの際のプローブ分解速度に注目すると，Fucci(CA)2（CUL4^{on}）およびFucci(SCA)2（SCF／CUL4^{on}）ではFucci(SA)2（SCF^{on}）と比べて8倍以上速いことがわかった．エラーバーは標準偏差を示す．（文献1より転載）

❼ TrackmateのDisplay optionsステップにて"Analysis"をクリックして解析結果を出力，保存する[※4]．

 ※4 追跡された細胞の位置情報および各チャネルの輝度情報が含まれている．

❽ 得られた数値データをExcelにインポートし，結果を可視化する．

❾ 得られた数値データをMATLABにインポートし，統計解析する[※5]．

 ※5 解析の概要については図4脚注を参照のこと．

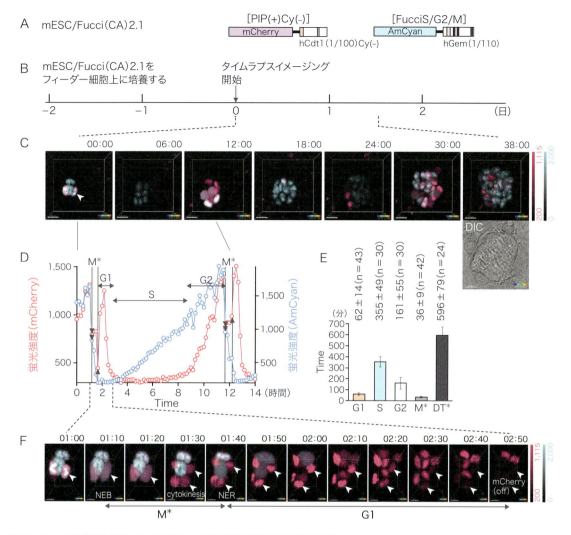

図5 マウス胚性幹細胞(mESC)の各細胞周期滞在時間を計測する

A) Fucci(CA)2.1 (mCherryとAmCyanでFucciを構成) を安定発現するmESCを用いた．波長的に，mVenusを使って，他の現象を観察することが可能．B) タイムラプスイメージングの一連のタイムテーブル．C) Fucci(CA)2.1の蛍光三次元画像 (volume-rendered images)．タイムラプスイメージング開始時 (00：00) に4つの細胞からなるmESCのコロニー成長の様子を各表示時間で抽出した．G1期は赤，S期はシアン，G2/M期は白で示す．スケールバー＝20μm．D) Cの白矢頭で示す細胞のプロファイル．縦軸：mCherry (左) もしくはAmCyan (右) の蛍光強度．下矢頭：NEB．上矢頭：NER．M*期はNEBからNERの間と規定．E) mESCの各細胞周期滞在時間を計測し，平均値を求めたところ，未分化性を維持したmESCの細胞周期は1サイクルが11時間程度であり，G1期はおよそ1時間程度であることが確認できた．( ) は計測細胞数．F) C, Dでハイライトした細胞の4Dイメージを詳細に見ると，NEB, cytokinesis, NER, mCherryの蛍光消失の一連が明確に判断できる．スケールバー＝10μm．(文献1より転載)

> 実験医学online上で関連動画をご覧いただけます

 実施例

この実験系の実施例として，マウス胚性幹細胞 (mESC) の各細胞周期滞在時間の計測について紹介する (図5)．また，Fucci(CA)2発現細胞を用いて，UVダメージ応答の細胞周期依存性を検出することもできる．詳細は文献1を参照されたい．

おわりに

統計的かつ定量的な解析により，Fucci(CA)は，従来Fucci〔＝Fucci(SA)〕に比べG1/S遷移における赤色蛍光プローブの分解速度が8倍以上早くなっており，この遷移を高い時間分解能で追跡することが解った．Fucci(CA)とFucci(SA)の比較から明らかなように，E3ユビキチンリガーゼとデグロンを巧みに使い分けることで，種々の細胞機能プローブを新規に開発あるいは多様化することが可能である．Fucci技術は，さまざまな場面で"細胞の増殖と分化（運命）との間にある協調制御"に関するわれわれの理解を深めてくれる．Fucciに別の細胞機能プローブを組合わせることで解析の多角化を図り，シミュレーションを並行させながら，生命動態システムをより包括的に理解することができると信じている．

文献

1) Sakaue-Sawano A, et al：Mol Cell, 68：626-640, 2017
2) Sakaue-Sawano A, et al：Cell, 132：487-498, 2008
3) Sakaue-Sawano A, et al：BMC Cell Biol, 12：2, 2011
4) Sakaue-Sawano A, et al：Development, 140：4624-4632, 2013
5) Sakaue-Sawano A & Miyawaki A：Cold Spring Harb Protoc, 2014：, 2014
6) Oki T, et al：Sci Rep, 4：4012, 2014
7) Yo M, et al：Biochem Biophys Res Commun, 457：7-11, 2015
8) Zielke N & Edgar BA：Wiley Interdiscip Rev Dev Biol, 4：469-487, 2015

● 筆頭著者プロフィール ●

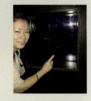

阪上-沢野朝子：1992年，東邦大学理学部卒業．'92年～'99年，東京大学医科学研究所 細胞遺伝学研究部（渋谷正史教授）技官．'99年～2007年，理化学研究所 脳センター 細胞機能探索技術開発チーム（宮脇敦史チームリーダー）テクニカルスタッフ．'04年，論文博士取得．'07年～'12年，JST ERATO 宮脇生命時空間情報プロジェクト研究員．'12年～現在，理化学研究所 脳センター 細胞機能探索技術開発チーム（宮脇敦史チームリーダー）研究員．'16年より，新学術領域「宇宙に生きる」公募班員．宮脇研究室で作製されたさまざまな細胞機能可視化プローブを用いて，生命恒常性維持に重力や宇宙放射線が与える影響を理解することを目的に，生命現象可視化（direct visualization）技術開発を進行中．E-mail：asakosawano @brain.riken.jp

次回は **細胞外からの発色団添加を必要としない赤色光／近赤外光によるシグナル伝達系の光操作（仮）**

● Connecting the Dots ●

2005年12月，福岡ヤフードームで行われた第28回日本分子生物学会会場にて，細胞周期プローブ開発の構想を練っていたところ，正井久雄先生（現 東京都医学総合研究所）との立ち話よりヒントを得る．トンボ帰りでラボに戻り，宮脇先生と二人三脚で怒涛のコンストラクションとライブイメージングを開始．ひと月も経たずに，インキュベータ顕微鏡LCVの中の細胞は，プローブの完成を示しはじめた．2008年の論文発表でFucci誕生．世界中の研究者により受け入れられ，さまざまなアプリケーションが行われるなかで，さらなる要望も出現．S期とG2期を分離したい！これに応えるために，次世代のFucci，Fucci(CA)の開発を進めた．この過程において，小松直貴博士により，幸運にもホームメイドの自動細胞追尾システムおよび数値解析アルゴリズム開発がなされることになる．Fucci(CA)を世に出すことでFucci 10周年の記念を祝うことができた．現在は宮脇研で独自に開発した蛍光タンパク質を利用したFucciを作製中．次の10年間では，宮脇研で開発されるさまざまな細胞機能可視化プローブと共に，地球上のみならず宇宙における生命恒常性維持の理解に貢献していく．

実験医学別冊 **最強のステップUp**シリーズのご案内

シングルセル
解析プロトコール

わかる！使える！
1細胞特有の実験のコツから最新の応用まで

医学・生物学研究の最新手法が今すぐ出来る！
本邦の初実験プロトコール集が登場

編集／菅野純夫

■定価（本体8,000円＋税） ■B5判 ■345頁 ■ISBN978-4-7581-2234-4

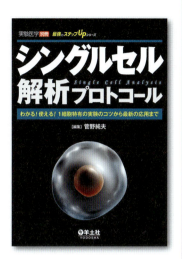

シリーズ好評既刊

新版 フローサイトメトリー
もっと幅広く使いこなせる！

マルチカラー解析も、ソーティングも、もう悩まない！

監／中内啓光，編／清田 純　　■定価（本体6,200円＋税）　■326頁　■ISBN978-4-7581-0196-7

初めてでもできる！
超解像イメージング

STED、PALM、STORM、SIM、顕微鏡システムの選定から撮影のコツと撮像例まで

編／岡田康志　　■定価（本体7,600円＋税）　■309頁　■ISBN978-4-7581-0195-0

エクソソーム解析
マスターレッスン

エクソソーム研究をあなたのラボで！基本手技が見て解る動画付録

編／落谷孝広　　■定価（本体4,900円＋税）　■86頁＋手技が動画で解るDVD付録
■ISBN978-4-7581-0192-9

今すぐ始める ゲノム編集
TALEN&CRISPR/Cas9の必須知識と実験プロトコール

ノックアウト/ノックインを自在に行う新手法で，遺伝子解析に革命を！

編／山本 卓　　■定価（本体4,900円＋税）　■207頁　■ISBN978-4-7581-0190-5

原理からよくわかる
リアルタイムPCR 完全実験ガイド

発現解析からジェノタイピング，コピー数解析までをやさしく解説！

編／北條浩彦　　■定価（本体4,400円＋税）　■233頁　■ISBN978-4-7581-0187-5

発行 **羊土社 YODOSHA**　〒101-0052　東京都千代田区神田小川町2-5-1　TEL 03(5282)1211　FAX 03(5282)1212
E-mail：eigyo@yodosha.co.jp
URL：www.yodosha.co.jp/

ご注文は最寄りの書店、または小社営業部まで

Update Review

神経回路形成因子LOTUSの挑戦
—神経発生機能と神経再生治療への展開

竹居光太郎

> 嗅覚情報の二次伝導路である嗅索（LOT）の神経回路形成因子として，LOT usher substance（LOTUS）を発見した．LOTUSは膜タンパク質である一方，分泌もされる．LOTUSは中枢神経系の再生を困難にする主要因であるNogo受容体に対する拮抗物質として機能する．成体脳ではLOTUSは豊富に発現するが，損傷や疾患によってその発現量が激減する．LOTUSの過剰発現マウスでは脊髄損傷や脳梗塞後の機能回復が顕著に誘起された．LOTUSの生理機能を利用した再生医療技術の構築をめざしている．

はじめに

発生期における神経回路形成は，最終分裂を終えた神経細胞が，細胞移動，軸索伸長，軸索誘導，シナプス形成といった一連の過程を経ることで成される．われわれは，嗅覚情報の二次伝導路である嗅索（lateral olfactory tract, LOT）の神経回路形成にかかわる分子を同定するため，光照射分子機能不活性化技術を用いた特殊な機能的スクリーニング実験を行い，LOTの神経束形成に必須の新規分子としてLOT usher substance（LOTUS）を発見した．LOTUSは中枢神経系の再生の主たる阻害要因として知られるNogo受容体の機能を完全に抑制し，この拮抗作用を介して神経回路形成に寄与することが明らかになった[1]．このことから，LOTUSは神経再生に対する促進作用を有すると推察され，LOTUSの生理作用を利用した神経再生医療技術の創成を目的とする再生医学的研究を展開するに至った．本稿では，LOTUSの発見経緯と神経回路形成における生理作用，そしてLOTUSを用いた神経再生研究について概説する．

神経回路形成因子LOTUSの発見

❶ LOTUSの発見

われわれは，自身が開発した機能的スクリーニング法[2]を用い，マウス胎生期12〜14日の2日間に大脳表層に形成される神経投射路であるLOTの形成に必須の機能分子を発見し，LOTUSと命名した[1]．LOTUSはGPIアンカー型の膜タンパク質で，C末側の複数カ所が切断されて分泌もされる．LOTUSは嗅球，大脳皮質，海馬，視床，視床下部，脊髄などの中枢神経系の広範囲に発現している．LOTUS遺伝子欠損（LOTUS-KO）マウスのLOTでは神経束がバラバラになる脱束化と異所性の異常投射がみられた[1]．

❷ LOTUSの相互作用分子Nogo受容体に対する拮抗作用

LOTUSの結合分子としてNogo受容体-1（Nogo receptor-1, NgR1）を同定した．NgR1は，LOTUSと同様のGPIアンカー型膜タンパク質で，ミエリン由来の軸索伸長阻害因子として知られるNogo, myelin-associated glycoprotein（MAG），oligodendrocyte

---

Challenge of a neural circuit formation factor LOTUS: Functions in neural development and advance in neural regeneration therapy
Kohtaro Takei：Yokohama City University Graduate School of Medical Life Science（横浜市立大学大学院生命医科学研究科）

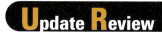

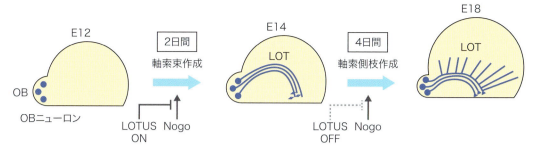

図1 嗅索形成におけるLOTUSとNogoの生理機能
マウス脳表面を左側から見た模式図．嗅球（OB）にあるOBニューロンは胎生期12〜14日（E12〜14）の2日間に軸索を大脳表面の尾側に向けて伸長させて軸索束（嗅索：LOT）を形成する．この時，LOTUSが発現してNgR1の抑制を介してNogoの作用を阻害する（LOTUSのON効果）．その後，胎生期14〜18日（E14〜18）の4日間にLOTから軸索側枝が突出する．この時，Nogoの発現上昇によりLOTUSのNgR1に対する抑制作用が減弱してNogoが作用する（LOTUSのOFF効果）．

myelin glycoprotein（OMgp），Bリンパ球の分化や炎症反応に関連するB lymphocyte stimulator（BLys），およびグリア性瘢痕由来の細胞外基質であるコンドロイチン硫酸プロテオグリカン（CSPG）に共通する受容体で，これら5種のリガンド分子とNgR1の結合はいずれも成長円錐を崩壊させたり，軸索伸長を強く阻害したりすることが知られている[3)〜6)]．この細胞内シグナルには，NgR1と共役する共受容体が必要で，神経成長因子（nerve growth factor, NGF）の低親和性受容体であるp75 neurotrophin receptor（p75NTR）とその他にLINGO-1（leucine rich repeat and immunoglobulin-like domain-containing protein）と3者複合体を形成してシグナル伝達を担う．LOTが形成される胎生期12〜14日のLOT上には，Nogo，NgR1，LOTUSの3者が発現していたため，これら3者の関係について*in vitro*再構成実験系で調べたところ，NgR1を発現させた株細胞（COS7細胞）においてNogo-66（軸索伸長阻害活性を有するNogoの66アミノ酸領域）とNgR1のリガンド・受容体結合は，NgR1とLOTUSを共発現させた株細胞ではほとんど検出されず，LOTUSはこの結合を阻止することが示された．次に，LOTUSを発現していない鶏卵胚の脊髄後根神経節（dorsal root ganglion, DRG）細胞の軸索はNogoに対する成長円錐崩壊や軸索伸長阻害を示すが，LOTUSを強制発現させた軸索ではそのような細胞応答を示さなかった．さらに，野生型マウスの嗅球（olfactory bulb, OB）ニューロンはLOTUSを発現しているため，成長円錐はNogo-66で誘起される崩壊反応を示さないのに対し，LOTUS-KOマウスの成長円錐は崩壊反応を示した．これらのことから，LOTUSは内在性のNgR1に対する拮抗物質（アンタゴニスト）であることが明らかとなった[1)]．

神経回路形成におけるLOTUSの機能

❶ 嗅索の軸索束形成

マウス胎生期12〜14日の2日間にOBニューロンの軸索が大脳表面を伸長してLOTの神経（軸索）束を形成する（図1）．前述したように，LOTUS-KOマウスではLOTの脱束化と異常投射を示した[1)]．この表現型は，LOT上に発現するNogo-NgR1結合による反発性シグナルがLOTUSの欠損によって誘起され，LOTの軸索は周囲の軸索を避けるように本来の軸索束の外側に伸長するために神経束がバラバラに脱束化すると考えられた．NgR1遺伝子欠損（NgR1-KO）マウスのLOTは正常で，LOTUSとNgR1の双方を欠損するダブル-KOマウスでは，LOTUS-KOにおける脱束化はほぼ正常にレスキューされていたことから，LOTUSがLOTの軸索上でNgR1と結合してNogo-NgR1結合を抑制することでLOT形成に寄与すると結論された[1)]．

❷ 嗅索の軸索側枝形成

神経束形成後のマウス胎生期15〜18日にかけてLOTの神経束を形成する軸索から多数の軸索側枝が突出し，嗅内野などの投射先へと軸索側枝が伸長する．

LOTUS-KOマウスでは野生型に比して軸索側枝が増加するのに対し，NgR1-KOマウスでは逆に軸索側枝が減少していた．この表現型は培養OBニューロンで再現された[7]．胎生期17～18日目のOBにおいてはLOTUSやNgR1の発現量はほとんど変化しかなったのに対して，Nogoの発現量が有意に増加していた．これらのことから，発現量が増加したNogoの作用によってLOTの軸索側枝が誘導されると結論された[7]．

マウス胎生期におけるLOT形成では，胎生期12～14日ではLOTUSの発現によってNogo-NgR1の作用を抑制して軸索束形成が起こり，その後胎生期15～18日にかけてNogoの発現増加が起こり，LOTUSによるNgR1機能の抑制が減弱してNogo-NgR1作用による軸索側枝形成が起こることが明らかになった（図1）．LOTUSはNogo-NgR1作用のON-OFF調節を担って神経回路形成機構に関与すると考えられる．

LOTUSの機能ドメイン

LOTUSはN末側からシグナルドメイン，FG-GAPドメイン，LOTUSに特異的なUnvB/ASPIC（UA）ドメイン，そしてC末端にあるEGF-calcium binding（EC）ドメインから構成される（図2）．各ドメインの欠失変異体のタンパク質を作製して分泌の有無やNgR1との結合を検討したところ，C末側のUAとECの2つのドメインがおのおの単独でNgR1と結合することが判明した[8]．このUA-ECドメインは全長LOTUSと同様にNogoとNgR1との結合を阻害し，鶏卵胚DRG細胞にUA-ECドメインだけを発現させてもNogoによる成長円錐崩壊を完全に抑制した．これらより，UA-ECドメインはLOTUSの機能ドメインであると考えられた[8]．

Nogo受容体に対する強力な拮抗作用

❶ Nogo受容体拮抗作用

前述のように，NgR1は，Nogo，MAG，OMgp，BLys，およびCSPGに共通する受容体で，これら5種のリガンド分子とNgR1の結合はいずれも軸索伸長を強く阻害することが知られている[3]～[6]．前述と同様の実験を5種すべてのリガンド分子に対して行ったとこ

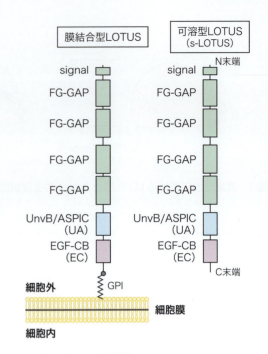

図2　LOTUSの一次構造
膜結合型LOTUSと可溶型（分泌型）LOTUS（s-LOTUS）．

ろ，COS7細胞にNgR1を発現させてAP（アルカリホスファターゼ）を融合したリガンド分子とNgR1との結合をAP活性で可視化する実験系においてCSPGを除く4種のリガンド分子（Nogo，MAG，OMgp，BLyS）とNgR1の結合が完全に阻害された（CSPGについてはAP化できないため未検討）．次に，同様に培養神経細胞においてLOTUSのNgR1に対する拮抗作用について検討したところ，前述5種のリガンド分子による成長円錐の崩壊や軸索伸長阻害に対してLOTUSは完全な拮抗作用を有することが示され，LOTUSはNgR1に対する強力な内在性アンタゴニスト（拮抗物質）であることが判明した（図3左）[9]～[11]．

❷ 可溶型LOTUSの拮抗作用

LOTUSは膜結合型とC末端が切断されて分泌される可溶型の双方が存在する．そこで，可溶型LOTUS（soluble form of LOTUS，s-LOTUS）が膜結合型LOTUSと同様の作用を有するかを詳細に調べたところ，膜結合型とは異なって，これらのリガンド分子のNgR1に対する結合を阻害しなかった．NgR1はGPIアンカー型膜タンパク質で細胞内シグナルを伝達するた

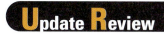

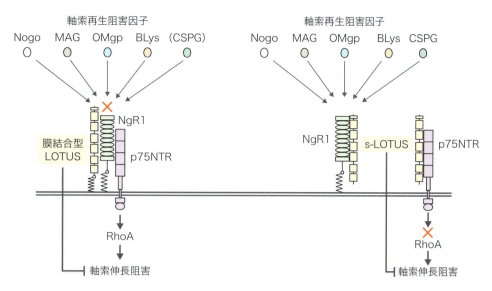

図3　LOTUSのNgR1に対する拮抗作用
左パネル：膜結合型LOTUSはNgR1と結合し，NgR1のリガンド分子（軸索再生阻害因子：Nogo，MAG，OMgp，BLyS）とNgR1の結合を完全に阻害する（CSPGについては未検討）．その結果，5種すべてのリガンド分子によるNgR1作用は完全に抑制される．右パネル：可溶型LOTUS（s-LOTUS）はNgR1およびNgR1の共受容体p75NTRのおのおのと結合し，NgR1とp75NTRの複合体形成を阻害することで5種のリガンド分子のNgR1作用（RhoAの活性化）を抑制する．この時，リガンド分子はNgR1に結合するが，その作用は現れない．

めには共受容体が存在する．s-LOTUSはNgR1のみならず，その共受容体の一つであるp75NTRとも結合することが結合実験やプルダウン実験で分かった．LOTUSとNgR1の結合，およびLOTUSとp75NTRとの結合はNgR1とp75NTRとの結合を阻害した（図3右）．胎生期18.5日のマウス培養大脳皮質ニューロンはNgR1やp75NTRを発現しているがLOTUSを発現していないので，この培養細胞にs-LOTUSを外来性に投与してNogo，MAG，OMgpによるNgR1シグナルを検討したところ，NgR1シグナルであるRhoAの活性がs-LOTUS投与によって減弱した．このことはs-LOTUSによってNgR1シグナルを抑制することを示す[12]．以上の結果から，s-LOTUSはNgR1とp75NTRの双方と結合し，NgR1とp75NTRの受容体・共受容体複合体を解離することによってNgR1シグナルを抑制することが判明した（図3）[12]．精製タンパク質による可溶型LOTUSの外来性投与は神経再生医療技術として有用であると考えられた．

神経障害に対する治療薬への展開

❶ 神経障害の問題点

哺乳類の成体の中枢神経系は，外傷や脳虚血などによって神経障害を受けると神経損傷によって失われた脳機能の回復はきわめて困難である．その理由としては，神経細胞の軸索伸長能力が成体脳では著しく低下していることと，成体脳では損傷した神経回路を再生・修復することを阻む機構が存在することの双方があげられる．特に，再生や修復を阻む機構の存在は，軸索伸長能力を神経成長因子や神経栄養因子などの補填によって回復させても依然問題となるため，この機構を打破する医療技術が必要である．神経再生を阻む主要因としてNgR1とそのリガンド分子の存在があげられる．

❷ 脊髄損傷におけるLOTUSの効能

われわれは胸椎7〜8位で背側半分を切断する脊髄損傷モデルマウスを作製し，LOTUSのNgR1に対する拮抗作用の効能を検討した．LOTUS-KOマウスを用いて脊髄損傷後の機能回復を検討したところ，LOTUS-KOマウスは野生型マウスが示す部分的な自発

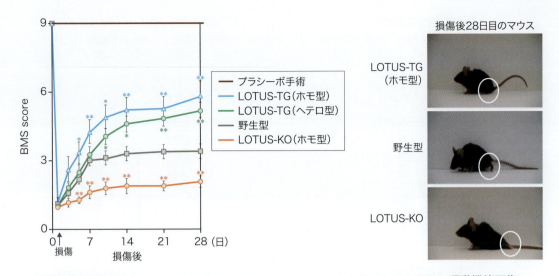

図4 脊髄損傷モデルマウスにおけるLOTUS-KOマウス，LOTUS-TGマウスにおける運動機能回復
左グラフは運動歩行スコア（BMSスコア）を指標とした脊髄損傷後の機能回復の経時的変化を示す．右パネルはLOTUS-TG（ホモ型），野生型，LOTUS-KOマウスの損傷後28日目の写真．白丸は後肢の運動歩行状態の違いを示す．尻尾の挙上状態の違いも生じている．（文献13より引用）

性機能回復が著しく失われた（図4）[13]．このことは，LOTUSは齧歯類の有する自発性機能回復能に深く関連することを示唆する．また，成体脳においてLOTUSは脳内の広範囲に高発現しているが，脊髄損傷後5〜7日でLOTUSの発現量が激減することが観察された．自発性機能回復能は損傷後7日で終焉し，その後は回復しない．すなわち，LOTUSの発現低下によってNgR1に対する拮抗作用が脆弱になり，神経再生能が失われると考えられた．そこで，神経細胞特異的にLOTUSが過剰発現するLOTUS過剰発現トランスジェニック（LOTUS-TG）マウスを作製して検討したところ，損傷患部でのLOTUS発現量は減少するものの，正常野生型マウスの発現量レベルに留まり，損傷後7日目以降も機能回復がみられて有意な機能改善を示した[13][14]．LOTUS-TGマウスのヘテロ型の回復度はホモ型と野生型の中間に位置したことから，LOTUSの発現量依存的に機能回復が誘発されたと考えられた（図4）．

❸ 視神経障害と脳虚血におけるLOTUSの効能

一方，視神経損傷モデルを作製し，硝子体に注入したアデノ随伴ウイルスを介してLOTUSを視神経に過剰発現させたり[13]，硝子体に可溶型LOTUSタンパク質（s-LOTUS）を注入してLOTUSを外来性に補填したりすると[12]，どちらの場合も有意に視神経の再生が認められた．また，中大脳動脈閉塞（脳虚血）モデル動物を作製して検討したところ，LOTUS-TGマウスでは野生型に比して皮質脊髄路の軸索側枝が梗塞巣の反対側から梗塞巣側へ多数伸展していることが認められ，行動学的にも脳虚血後の機能回復が有意に起こることが判明した[15]．すなわち，脊髄損傷のみならず，視神経障害や脳虚血における神経障害においてもLOTUSの過剰発現が神経再生に奏功することが示された．

❹ 神経障害の克服

一般に，成体の中枢神経系には神経再生を阻む機構があるために神経再生が困難であると考えられている．われわれは，それとは少し異なり，神経障害が起こると神経再生を阻む機構を抑制するLOTUSの発現が減少するために神経再生が困難になるという新たな見方をしている．したがって，LOTUSの生理機能の喪失を防ぐ方策や，失われたLOTUSの生理機能を補填する方策で神経障害の問題点を克服することが可能になると考えている．LOTUSの発現調節機構はいまだ解明されていないが，LOTUSの発現減少を阻止したり，LOTUSの発現上昇を誘起したりする方策は，遺伝子治療やタンパク質製剤投与によるLOTUSの補充療法と同様に，神経再生を誘導する治療戦略になりうると考えられる．

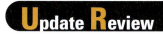

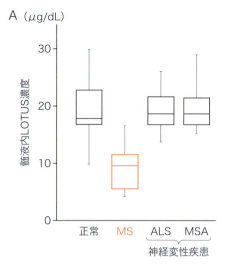
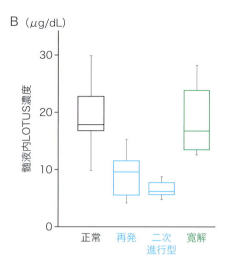

図5　病態における脳脊髄液中のLOTUS濃度の変化[16]

A）多発性硬化症（MS）における脳脊髄液中のLOTUS濃度の低下．健常人対照群（n = 27），MS（n = 33），神経疾患対照群としての筋萎縮性側索硬化症（ALS）（n = 22）と多系統萎縮症（MSA）（n = 10）のおのおのの脳脊髄液中LOTUS濃度（μg/dL）を示す．B）MSの各病勢におけるLOTUSの脳脊髄液中の濃度．再発寛解型の再発群（n = 33）と二次進行型群（n = 10）では有意に低下し，寛解群（n = 9）においては健常人対照群レベルと同等である．

神経障害に対する診断薬への展開

脊髄損傷モデルマウスにおける患部のLOTUS発現量が激減したように，LOTUSは神経障害によってその発現量が変動する．このことから，神経障害とLOTUSの発現量の変動における相関性ついて検討した．多発性硬化症（Multiple sclerosis，MS）は，髄鞘を標的として自己免疫性にさまざまな神経ネットワークが障害される国の難病指定を受けている神経疾患である．MSの病態モデル動物である実験的自己免疫性脳脊髄炎（EAE）の脳内LOTUS発現量は有意に減少していた．そこで，ヒトにおけるMS病態と脳脊髄液中のLOTUS濃度との関連性について検討したところ，MSにおいて約50％の顕著な濃度減少が認められた（図5A）[16]．MSは確定診断後にも再発と寛解をくり返しながら経過し（再発寛解型），その一部は神経障害が緩徐に進行する病型（二次進行型）に移行したり，発症初期より神経障害が緩徐に進行したりする病型（一次進行型）がある．「再発群」において脳脊髄液中のLOTUS濃度が顕著に低下していたのに対し，「寛解群」では健常人と同レベルであった（図5B）[16]．また，二次進行型に移行した患者では恒常的に再発レベルに低下することも判明した（図5B）．したがって，脳脊髄液中のLOTUS濃度は，再発と寛解の違いを反映して変化することから，再発と寛解を診断するために有用なバイオマーカーになりうると考えられた[16]．最近，細菌性およびウイルス性髄膜炎においても病勢によるLOTUSの変動が確認された[17]．

おわりに

近年になってLOTUSの研究は諸外国でも行われ論文発表されるようになった．米国ペンシルバニア州立大学のグループは加齢ラットの海馬歯状回におけるLOTUSの発現量が加齢とともに減少し，それと併行して学習能力が減少するというLOTUSの発現と学習能力の相関性を報告した[18]．スウェーデンのカロリンスカ研究所のグループはカイニン酸刺激によるシナプス活動亢進に伴って海馬歯状回でのLOTUSの発現上昇を報告した[19]．また，同グループは電気痙攣療法を施したラットの海馬で一過性に忘却が起こるときにLOTUS発現が減少するという報告[20]などLOTUSの脳高次機能との関連性を示唆する報告が相次ぎ非常に興味深い．一方，米国ハーバード大学のグループは変

形膝関節症の病態にLOTUSが関与するという報告[21]や，ポルトガルのアルガルベ大学のグループはLOTUSの構造解析を行ったβプロペラ構造と凝集性についての報告[22]もある．

　失われた神経機能の再建（機能回復）には，成体脳において発生段階で生じる神経回路形成の過程を忠実に再現する必要がある．しかも，神経損傷や神経疾患といった異常な脳内環境下においてそのような神経回路形成機構を再現させることは決して容易ではない．失われた神経細胞の補填はiPS細胞やES細胞などで賄える可能性が現実的になってきた今，正しい機能回復には，その補填後に実現させなければならない神経回路形成過程について，発生時の脳内環境のみならず，成体や損傷・病態における脳内環境下でさらに攻究する必要がある．これら双方の研究進展によって神経再生医療の基盤が構築されるものと期待する．

謝辞

　本稿に記したわれわれの研究は，横浜市立大学医学部薬理学教室の五嶋良郎教授，同脳神経外科学教室の川原信隆前教授，同神経内科学・脳卒中医学教室の田中章景教授，大阪大学医学部分子神経科学教室の山下俊英教授，Yale大学医学部神経学教室のStephen M. Strittmatter教授との共同研究によるものです．研究に協力していただいた上記教授をはじめ，横浜市立大学医学部脳神経外科学教室の横山高玲博士，高瀬創医師，同神経内科学・脳卒中医学教室の高橋慶太博士，同生理学教室の川上裕博士，および横浜市立大学大学院生命医科学研究科生体機能医科学研究室の栗原裕司特任助教，同研究室の大学院生・学部学生諸君に感謝致します．また，本稿の執筆の機会を賜った東京大学薬学部の三浦正幸教授に深謝致します．

文献

1) Sato Y, et al：Science, 333：769-773, 2011
2) 竹居光太郎：日本薬理学会雑誌（Folia Pharmacology Japan）140：226-230, 2012
3) Fournier AE, et al：Nature, 409：341-346, 2001
4) GrandPré T, et al：Nature, 417：547-551, 2002
5) Liu BP, et al：Science, 297：1190-1193, 2002
6) Wang KC, et al：Nature, 417：941-944, 2002
7) Iketani M, et al：Sci Rep, 6：39586, 2016
8) Kurihara Y, et al：Biochem Biophys Res Commun, 418：390-395, 2012
9) Kurihara Y, et al：Mol Cell Neurosci, 61：211-218, 2014
10) Kurihara Y & Takei K：Neural Regen Res, 10：46-48, 2015
11) Kurihara Y, et al：Neuroscience, 356：265-274, 2017
12) Kawakami Y, et al：J Neurosci, 38：2589-2604, 2018
13) Hirokawa T, et al：Sci Rep, 7：12119, 2017
14) Hirokawa T & Takei K：Ann Pharmacol Pharm, 2：1102, 2017
15) Takase H, et al：PLoS One, 12：e0184258, 2017
16) Takahashi K, et al：JAMA Neurol, 72：176-179, 2015
17) Takahashi K, et al：J Neuroinflammation, 15：46, 2018
18) VanGuilder Starkey HD, et al：Cell Mol Neurobiol, 33：483-488, 2018
19) Karlsson TE, et al：PLoS One, 8：e60892, 2013
20) Nordgren M, et al：PLoS One, 8：e78778, 2013
21) Yuan S, et al：PLoS One, 11：e0156518, 2016
22) Anjos L, et al：Proteins, 85：242-255, 2017

Profile　著者プロフィール

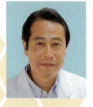

竹居 光太郎：1988年東京大学大学院理学系研究科満期退学．日本学術振興会特別研究員，慶應義塾大学医学部助手を経て，'92年ハーバード大学分子細胞生物学研究所博士研究員．帰国後，科学技術振興事業団ERATO研究員，東邦大学医学部専任講師を経て，2002年横浜市立大学医学部准教授．'13年より横浜市立大学医学部・大学院生命医科学研究科教授，現在に至る．神経回路形成機構に立脚した神経再生医療技術の創出に挑戦したい．研究室のモットー「夢を持てば理想が生じ目標が立つ．目標が立てば実行が伴い成果が出る．成果が出れば喜びとなり幸せ成り．」

創薬に懸ける
日本発シーズ、咲くや？咲かざるや？

企画／松島綱治（東京大学大学院医学系研究科）

第11話 難治性そう痒症治療薬 ナルフラフィンの創薬物語
「痒み×オピオイド」の発見が生んだ新薬

公益財団法人がん研究会　内海　潤

ナルフラフィンとは…

東レ株式会社が創製した選択的κオピオイド受容体作動薬（ナルフラフィン塩酸塩）で，既存治療で効果が不十分な場合の血液透析患者のそう痒症，腹膜透析患者のそう痒症，慢性肝疾患患者のそう痒症を適応症とする難治性そう痒症治療薬である（販売名：レミッチ® またはノピコール®）．痒みがκオピオイド系で抑制されるという新機序に基づく世界初のfirst-in-classのそう痒症治療薬である．研究開始から20年，作用発見から13年の年月を経て，2009年に日本で薬事承認を取得した．

はじめに

創薬は本当に難しい．新薬の成功確率に関係する情報を整理すると，化合物ベースで算出すると2万〜3万化合物に1つ，研究プロジェクトとしての成功確率は5％程度，臨床開発にあがってからの成功確率でも10％程度とも言われる．老舗のメガファーマが開発最終段階の第Ⅲ相臨床試験で失敗するケースも後を絶たないのが現状である．

では，成功した医薬品の共通点は何であろうか．作用機序仮説の正しさ，十分な治療効果に加えて許容しうる副作用のプロファイルというのが教科書的回答である．ただし，筆者の知る限り，そこには多くの難関を乗り越えた開発担当者や治験医師の熱意と創意工夫の「創薬開発ストーリー」が存在する．加えて，成功してはじめて気づくことも非常に多い．例えば成功に至るまでの技術開発，適応症選択，知財，薬事という必須要件に対する対応策である．これは，first-in-classの医薬品であるほど，前例がないために大きな試

練となる．こうした成功の経験知は知識知として後世には伝えたい．

本稿で紹介する2009年に世界ではじめてκ作動薬として難治性そう痒症治療薬として薬事承認を得たnalfurafine（販売名：レミッチ® カプセル）も，そのよい例であった．当時，臨床開発担当の責任者であった筆者の視点より研究開発から創薬までの道のりをまとめてみたい．

新規κオピオイド鎮痛薬の研究

痛みは原始的な苦痛であり，医薬品の創製は鎮痛薬からはじまったとも言われる．ケシの未熟果からとれるアヘン（英語名opium）はローマ帝国時代から鎮痛薬として利用され，1805年にアヘンより得られた植物性アルカロイドの塩基性結晶は，夢の神Morpheusの名にちなんで「モルヒネ」と名付けられて世界で使われてきた．1970年代にはオピオイド受容体が発見され，生体内には内因性リガンドであるオピオイドペプ

表　主なオピオイドシステムの分類とその作用

受容体タイプ	μ（ミュー）	κ（カッパ）	δ（デルタ）
内因性リガンド（アゴニスト）	βエンドルフィン	ダイノルフィンA	エンケファリン
作動薬（アゴニスト）	モルヒネ* フェンタニル* ブプレノルフィン*	ナルフラフィン* ペンタゾシン* U50448H	DPDPE デルトルフィン
拮抗薬（アンタゴニスト）	ナロキソン* ナルトレキソン*	nor-BNI	ナルトリンドール
受容体遺伝子座	染色体6q25.2	染色体8q11.23	染色体1p35.3
受容体構造	ホモダイマー ヘテロダイマー （MOR/DOR）	ヘテロダイマー （KOR/DOR）	ホモダイマー ヘテロダイマー （DOR/MOR，DOR/KOR）
主な薬理作用	鎮痛，鎮静，興奮 呼吸抑制 胃腸管運動抑制 痒み誘発	鎮痛，鎮静 利尿 痒み抑制	鎮痛 呼吸抑制 抗うつ
麻薬性（依存性・耐性）	あり	なし	不明

＊：医療用に使われている．MOR：μ opioid receptor，KOR：κ opioid receptor，DOR：δ opioid receptor.

チドも見出され，「オピオイドシステム」と言われる．主なオピオイドシステムには，μ（ミュー），κ（カッパ），δ（デルタ）があり，それぞれリガンドと受容体の関係は，「μシステム＝βエンドルフィンとμ受容体」，「κシステム＝ダイノルフィンとκ受容体」，「δシステム＝エンケファリンとδ受容体」である．表にはその概要をまとめた．

μシステムの作動薬であるモルヒネは世界最強の鎮痛薬であるが，麻薬（身体的依存性，耐性を生じる）であることが使用上の最大の問題点である．「依存性がなく，モルヒネ並みの効力をもつオピオイド鎮痛薬をつくれないものだろうか？」―この課題に世界の多くの合成化学研究者が挑戦してきた．μ作動薬では麻薬性は回避できないことから，κ作動薬に焦点が移り，1980年代から世界中で40社以上の製薬会社が合成・開発に鎬を削ってきたが，モルヒネ並みのκ作動薬は生まれてこなかった．こうした状況下で，1980年代後半に東レ社の長瀬博博士は，独自の「メッセージ・アドレス理論」でκ作動薬の設計を行った．化合物構造を受容体に結合するための行き先を決める「アドレス部分」と，結合した後に信号を伝える「メッセージ部分」の2つの部分に分け，さらに，もうひと工夫として拮抗薬は作動薬にアクセサリー部位が付加された構造が多いことを利用して，拮抗薬構造を参考に作動薬を設計する手法を開発した．

この概念を利用して延べ約600種におよぶ新規合成誘導体が設計・合成され，そのなかから，毒性や薬理等の試験を経てnalfurafine（開発コード名：TRK-820）が選ばれた．nalfurafineは，κ拮抗薬nor-BNIのアクセサリー部位を除去して作動性を発揮させ，脂溶性部位を有し，アミノ基より極性が低くて脳関門を通過しやすいアミド基の側鎖とフラン環を導入した化合物である（図1）．マウスにおける熱疼痛や機械疼痛の評価でED50（最大有効量の50％）値はモルヒネの1/10〜1/20と強い鎮痛活性を示し，毒性，副作用，安定性のプロファイルも好ましい化合物であった[1]．nalfurafineは薬効用量で薬物依存性も示さず，従来のκ作動薬に観察された有害な精神作用（重度の幻覚や幻聴）につながる薬物嫌悪作用も動物試験では観察されなかった．

新規鎮痛薬としてnalfurafineは大きな期待をもって開発が開始されたが，前期第II相試験（初期の薬効評価試験）の結果では，術後疼痛の患者で薬効の鎮痛作用と副作用の鎮静作用の分離が難しく，鎮痛効果も既存薬のペンタゾシンを勝る結果とは思えなかった．この成績から既存薬に対する優位性が疑問となり，社内では開発中止の声も上がった．

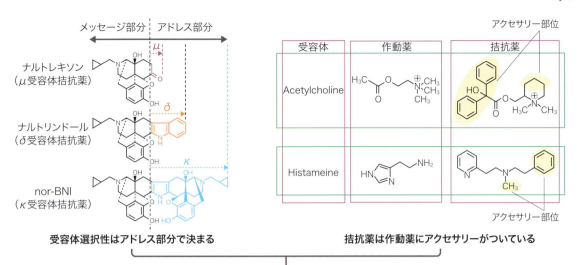

図1 nalfurafine (TRK-820) のメッセージ・アドレス理論による設計

痛みから痒みへ
（κオピオイド止痒薬の誕生）

こうした危機的状況のなか，対応策は過去のデータの精査から新たな展開策を見出すことであった．臨床開発担当責任者であった筆者（当時，東レ社に在籍）が治験医師と議論をしていたなかで，その手掛かりが見出された．すなわち，nalfurafineの安全性評価において「μ作動薬によくある痒みの惹起はないようだ．オピオイド受容体が異なるからであろうか？」という議論であった．当時，「μ作動性鎮痛薬を投与すると，鎮痛効果は十分得られるものの，数10％の患者に痒みが誘発され，その機序は不明である」という論文報告があり，また治験担当の麻酔科医も臨床現場で同様の経験をしていた．しかし，nalfurafineを投与した臨床試験の全被験者約100名のデータでは，投薬後に痒み を訴えた例は1例もなかったのである．

「痒みに対する効果は，μ作動薬とκ作動薬は本当に異なるのであろうか？」この疑問を受けて，マウスのそう痒モデル（引っ掻き行動の抑制を指標とする）で薬理評価が実施された．その結果，驚くべきことに，サブスタンスPやヒスタミンで誘起される痒みがnalfurafineで有意に抑制され，その止痒作用は既存薬であるクロルフェニラミンやケトチフェンよりも強く，しかもこの止痒作用はκ拮抗薬でブロックされることから，κ受容体を介した直接作用に由来することが示唆されたのである[2]．さらにモルヒネで誘発したマウスの中枢性の痒みモデルでも引っ掻き行動も抑制することが明らかとなった[3]．これらの結果から，κ作動薬は強い止痒作用を発揮することが示唆された．同時に，μ作動薬とκ作動薬は痛みに対してはどちらも抑制的であるが，痒みに対しては逆の作用を発揮すると

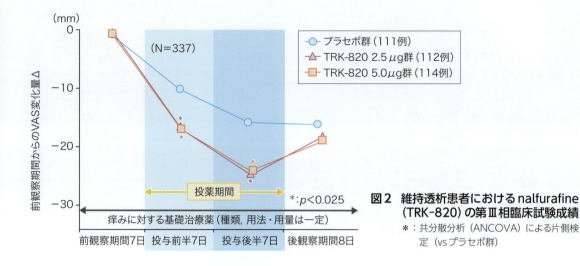

図2 維持透析患者におけるnalfurafine（TRK-820）の第Ⅲ相臨床試験成績
＊：共分散分析（ANCOVA）による片側検定（vsプラセボ群）

いう新しいオピオイドの作用機序が想定された[4].

nalfuraphineの止痒薬承認取得

事業化戦略として，nalfurafineの止痒薬用途の国際特許をすぐに出願すると同時に，医療上の意義と市場における優位性調査，薬事承認取得のための開発戦略の対応をはじめた．いわゆる医薬品開発に必要なtarget product profile（TPP）[5]の策定である．

臨床医へのインタビュー調査では，抗ヒスタミン薬とは異なる新規機序の止痒薬に対する高い関心と医薬品化への大きな期待が寄せられた．すなわち，① 従来の抗ヒスタミン薬では治療できない難治性のそう痒症（腎不全や肝不全に伴う痒み，アトピー性皮膚炎など）は多く，医療ニーズも市場も大きいこと，② 新規な作用機序の薬剤は新たな治療の選択肢を与えること，③ 剤型は全身治療のための内服剤と局所治療のための外用剤の両方が必要とされること，などである．

医薬品とは疾患治療において，「有用な物質」を「有益な使い方」とすることが鍵であるから，止痒薬としての最大の価値を引き出すためにfirst-in-classのポジションを狙った．狙うべき適応症は既存治療抵抗性のそう痒症で，抗ヒスタミン薬が効かず中枢性の痒みと考えられた腎不全透析患者のそう痒症が最初の適応症に選ばれた．治験では被験者の安全確保が最優先されため，医師の常時管理下にある難治性そう痒症の透析患者は，

安全に治験を行うには好ましい要件でもあった．さらに，透析患者のそう痒症も実際の市場としてある程度大きいこともわかった．2001年に新潟大学で実施された約2,500名の血液透析患者に対する痒みアンケート調査が実施され，少なくとも毎日痒みを感じる患者は74％，痒みでかなり掻く患者は40％，痒みによる睡眠障害は13％と報告され，当時約25万人におよぶわが国の血液透析患者の相当数は有効な治療法がない難治性の痒みに非常に悩んでいることがわかったのである[6].

一方，治験で痒みという感覚的な程度を定量化し，統計学的に有意差を検定するのは難しいと考えられた．種々検討した末，最終的なエンドポイントは，痛み評価に実績のあるvisual analog scale（VAS，視覚アナログ尺度：100 mmのスケールで左端0 mm地点を「感覚量なし」，右端100 mm地点を「考えられる最大の感覚量」と設定し，被験者自身が痒み程度の位置を決める）が使えることを，規制当局との治験相談で確認できた．

こうした準備を経て，止痒薬開発の是非を決めるべく臨床薬理試験が実施され，nalfurafineを10 μg単回経口投与された6名の透析患者全員で顕著な痒み抑制が認められ，臨床的POC（proof of concept）が確認されたのであった[7].　このときに治験担当医師が言った「オープン試験ではあるが，VAS値80の痒みがVAS値20までに低下するのはプラセボ効果をはるかに超えている．これは効いていると思う」という言葉は，今

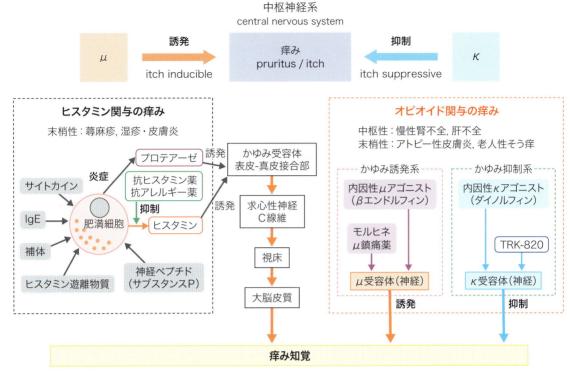

図3 オピオイドバランスによる痒みの制御（仮説）

でも忘れることができない．

続く第Ⅲ相の検証的試験（血液透析患者337例，1日1回，14日間経口反復投与，多施設二重盲検比較試験）では，nalfurafine 2.5μgおよび5μg投与群の有効性が確認された（図2）[8]．長期投与試験（同211例，52週間経口反復投与）でも有効性と安全性が確認された．ちなみに本治験は，痒みの大規模評価にVASが用いられた最初の例となった．また，依存性も認められず，麻薬のような規制薬とはならずに，nalfurafineは2009年1月に厚生労働省から世界初のκ作動性の経口そう痒症改善剤として承認された．さらに2017年には，肝不全患者の既存薬抵抗性のそう痒症にも適応拡大された．nalfurafineは，日本オリジンで世界初のfirst-in-classの選択的κ作動性止痒薬となり，研究開始から20年，止痒作用発見から13年目，臨床開発開始から11年目の成果であった．

オピオイドと痒み研究の世界状況

痒み（そう痒）は表皮（皮膚，粘膜，角膜）特有の感覚で，皮膚疾患では最も高頻度に苦痛として感じられる症状である．痒みは重度になると，日常生活に支障が出たり，睡眠障害を引き起こすなど，患者のQOL（quality of life）を著しく損なう．痒みの誘発因子は多く報告されているが，末梢で起こる痒みと痛みは同じ皮膚の求心性神経Aδ線維とC線維を介して中枢に伝わるとされているが，感覚受容器は異なり，痒みと痛みが同じ皮膚領域に起こることはなく，独立の伝達事象らしいことが次第にわかってきた[9]．

全身的な中枢性の痒み伝達システムではκシステムが痒みに抑制的に働いていることが明らかにされた．皮膚表皮にもμとκのオピオイドシステムが発現しており，アトピー性皮膚炎の患者表皮ではμシステムが亢進し，κシステムが抑制されていることが明らかにされた[10]．ただし，アトピー性皮膚炎患者表皮上でκ受容体の発現が低い状態であり，末梢型κ作動薬の外

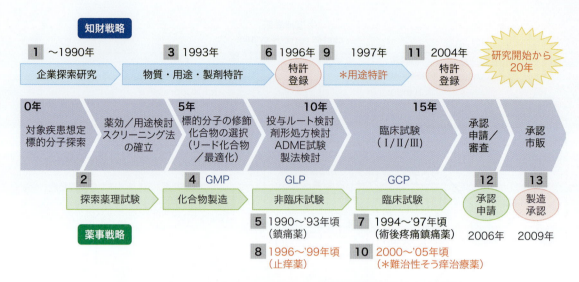

図4 nalfurafineの研究から承認までの知財と薬事のプロセスの連結
各プロセスの時期は発表論文，出願特許や審査報告書からの推定．

用剤では十分な止痒効果が得られないことが懸念されるようである．

病的な感覚として痛みと痒みは対比されることが多いが，PubMed（1956〜2017年）で調べてみると，痒み論文比率は痛み論文のわずか1/40程度で非常に少なく，筆者らが特許を出願した1996年当時は，痒みに対するオピオイドの関与を見出した研究機関は少なく，世界でも先駆けた位置にあり，しかもそれが治験薬で確認されたという幸運もあった．

nalfurafineの止痒作用の発見から，筆者らは2000年の第7回世界臨床薬理学会議（フィレンツェ）と2001年の国際痒み研究ワークショップ（シンガポール）で図3のような「オピオイドバランスによる痒み制御」の概念を発表した．この仮説では，μ拮抗薬も痒み治療には有効とされ得るが，μ拮抗薬（naloxone, naltrexone）とκ作動薬（nalfurafine）の両方を取り上げた2016年のメタアナリシス論文では，κ作動薬が最も合理的な治療結果を導いていると結論づけられた[11]．また2018年には，3,762例におよぶ血液透析患者の難治性そう痒症に対するnalfurafine（レミッチ®2.5μgカプセル）の市販後臨床調査の結果が発表された．それによれば，治療1年後の有効率は約85％にのぼり，全副作用発生率は約11％であった[12]．有用性の高い治療薬を医療現場に届けることができたと，改めて感じられた．

2018年時点で，「オピオイドバランスによる痒み制御」というコンセプトで上市されているのはnalfurafineだけであるが，ClinicalTrials.govを見ると，世界では少なくとも4種のκ作動性止痒薬が開発に入っている．競合薬の出現を許すことにはなるが，新薬開発が新規な生体内機序の解明につながり，学術的な新コンセプトとして受け入れられるのは，開発者冥利に尽きるといえる．

おわりに

医薬品の実用化には，医療ニーズを満たす技術戦略，事業を守る知的財産戦略，国家承認を取得する薬事戦略の3つの戦略が必須である．約20年に亘るnalfurafineの開発経緯を振り返ると，経時的に知財と薬事のプロセスが連結された形で進められたことがよくわかる（図4）．この創薬における連関関係を知っておくと，効率的な研究開発がデザインできるであろう．アカデミア創薬では，医療ニーズの探索から技術シーズの設定と特許出願までが実施できても，薬事と事業の視点を加えたビジネスデベロップメントの展望が足りなく，実用化に至らないケースが多いように思う．情熱に加えて知財と薬事の戦略も当初から考えておきたい．最

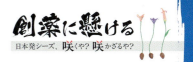

も重要な出口戦略とは薬事承認取得だからである．

　nalfurafineの場合は，鎮痛薬用途の開発が暗礁に乗り上げた際に，臨床医と何度も再開発の可能性が議論され，止痒薬用途へ転換したことが，結果的には適切な出口戦略につながり，成功したといえる．化合物創製は企業であるが，育成は熱意あるアカデミアの臨床医のご尽力の賜物と言っても過言ではない．本薬の研究開発を一緒に進めてくれた関係諸氏と多大なご指導をいただいた臨床医の方々に心より厚く御礼を申し上げる．

文献

1) Nagase H, et al：Chem Pharm Bull (Tokyo), 46：366-369, 1998
2) Togashi Y, et al：Eur J Pharmacol, 435：259-264, 2002
3) Umeuchi H, et al：Eur J Pharmacol, 477：29-35, 2003
4) Utsumi J, et al：「Itch: Basic Mechanisms and Therapy」（Yosipovitch G, et al, eds），pp107-114, CRC Press, 2004
5) Guidance for Industry and Review Staff Target Product Profile — A Strategic Development, U.S. FDA-CDER, 2007（https://www.fda.gov/downloads/drugs/ guidance-complianceregulatoryinformation/guidances/ucm080593.pdf）
6) 大森健太郎，他：日本透析医学会誌, 12：1469-1518, 2001
7) Kumagai H, et al：「Itch: Basic Mechanisms and Therapy」（Yosipovitch G, et al, eds），pp279-286, CRC Press, 2004
8) Kumagai H, et al：Nephrol Dial Transplant, 25：1251-1257, 2010
9) 冨永光俊，他：臨床免疫・アレルギー科, 69：356-361, 2018
10) Tominaga M, et al：J Invest Dermatol, 127：2228-2235, 2007
11) Jaiswal D, et al：Can J Kidney Health Dis, 3：1-9, 2016
12) Kozono H, et al：Int J Nephrol Renovasc Dis, 11：9-24, 2018

profile

内海　潤：1978年北海道大学大学院獣医学研究科修了，'78～2005年東レ株式会社にて，医薬研究・臨床開発・事業開発を担当．'06年北海道大学知的財産本部教授，'10年京都大学大学院薬学研究科特定拠点教授，'12年医薬品医療機器総合機構（PMDA）薬事戦略相談エキスパート，'13年公益財団法人がん研究会知財戦略担当部長，'15年日本医療研究開発機構（AMED）シニア知的財産コンサルタントを歴任し，'18年5月より現職．ナルフラフィンの創薬成功により，平成22年度日本薬学会創薬科学賞と平成24年度大河内記念技術賞を受賞．産・学・民・官で医療製品研究開発を経験し，技術・知財・薬事の連結戦略による効率的研究開発と支援をライフワークとする．

運命の分かれ道—臨床医との議論がセレンディピティを導きナビゲーターとなった

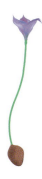

運命の分かれ道は，まぎれもなく，nalfurafineの鎮痛用途の臨床POC（proof of concept）を確認する前期第Ⅱ相臨床試験で望ましい結果が得られず，開発中止の危機に陥ったときであった．第Ⅰ相臨床試験をクリアしたので，適切な適応症が見つかれば新薬にできると思い，何としても開発を進めたかった．全治験データのなかに，副作用を含めて新規適応症につながる薬物応答反応がないかどうかを調べるなかで，「μ作動薬のような痒みの惹起がない」という治験医師との議論がヒントとなった．あえてマウス痒みモデルで評価したところ，実に幸運なことにnalfurafineの著明な止痒効果を見出すことができた．ただし，社内では止痒薬開発に懐疑的な見方もあったので，実際の血液透析患者の臨床薬理試験で開発の是非を決めることになったが，これも好成績を得て，本格開発に移行できた．振り返れば，止痒用途へのヒント，血液透析患者の難治性そう痒症の情報，臨床薬理試験の実施など，岐路ではいつも臨床医との深い議論が礎となり，現場主義で開発が進められた．特に開発当時の，花岡一雄（東京大学），熊谷裕生（慶應義塾大学，現 防衛医科大学），髙森建二（順天堂大学），鈴木洋通（埼玉医科大学，現 武蔵野徳洲会病院），中元秀友（埼玉医科大学），江畑俊哉（東京慈恵医科大学）の諸先生の指導なくして，成功はなかったであろう．改めて深謝いたしたい．

実験医学別冊
細胞・組織染色の達人
実験を正しく組む、行う、解釈する免疫染色とISHの鉄板テクニック

高橋英機／監，大久保和央／著
ジェノスタッフ株式会社／執筆協力

■ 定価（本体6,200円＋税）　■ AB判　■ 186頁　■ ISBN978-4-7581-2237-5

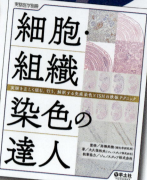

今日から使える免疫染色・ISHの鉄板テクニックが満載！

新しい抗体を取り寄せて「いざ免疫染色！」と意気込んだのもつかの間，「固定法はどう選ぶのか」「切片が剥れてしまう」「見えたシグナルが本当にpositiveか自信がない」…など，ステップが多くお悩みの方も少なくないのではないでしょうか．このたび発行となりました単行本『細胞・組織染色の達人』ではそのような問題に答えるべく，動物の解剖・固定から染色までの各ステップにつき，成功のコツや落とし穴を，豊富な写真とともに紹介します．ぜひご活用ください！　　　　（編集部）

免疫組織化学染色：染色結果を検討する
（以下，本書5章-5より抜粋，一部改変）

2　免疫染色の答え合わせ

■の条件検討では，ポジティブコントロール組織で目的の抗体とネガティブコントロール抗体と同時に染色をして，目的の抗体のみで特異的に染色される条件を選定します．しかし，ここで得られた結果は，「抗体特異的」であって，「分子特異的」かどうかはわかりません．できる範囲で以下のような実験を行い，ターゲットのタンパク質に対して特異的な結果であることを確認しましょう．

① **条件検討のサンプルに，強制発現細胞と非発現細胞を用いて検討する**（図8）

野生型（WT）マウスの組織と同等の発現量の培養細胞も準備をして，それに強制発現細胞と非発現細胞を加えた3種類の細胞で同時に条件検討を行うと結果がわかりやすくなります．その際，1枚のスライド上に3種類の細胞のブロックを載せたものを作製すると効率よく作業を行うことができます．

② **連続切片でISH（mRNA）と免疫染色を行い，シグナルの得られた領域を比較する**（図9）

条件検討で染色結果が割れてしまった場合には，非常に有効な手段です．

③ **ウエスタンブロットなどでネガティブコントロールの組織が確認できている場合，その組織を同時に染色して，染色されないことを確認する**（図10）

④ **ノックアウト（KO）動物が入手できる場合は，WTと同時に染色を行い，特異性を確認する．**

抗体の特異性を確認するためには，この方法が最適です．特定のエキソンのみのKO動物の場合は，抗原部位がKO動物においても欠失していることを確認する必要があります．

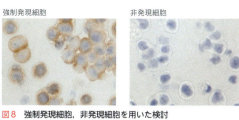

図8 強制発現細胞，非発現細胞を用いた検討

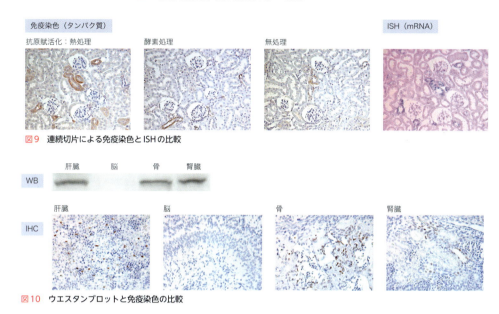

図9 連続切片による免疫染色とISHの比較

図10 ウエスタンブロットと免疫染色の比較

　民間企業の研究者の方々とお話ししていると，免疫染色について論文などの情報で，本当に信頼できるデータは2〜3割程度という話をよく聞きます．できるだけ信頼性の高いデータをとるために，いろいろな方向から特異性を確認することをおすすめします．

➡続きは本書で！

本書の構成と内容

序章 染色をはじめる前に考えること

第1章 動物の解剖と固定
1. 動物実験をはじめる前に
2. 切片・固定液の種類と器具の準備
3. 解剖，灌流固定法の実際 ●

第2章 組織のサンプリング
1. 灌流固定を必要とする組織 ●
2. 灌流固定を必要としない組織
3. どちらでもよい組織
4. 培養細胞のサンプリング

第3章 ブロック作製
1. 組織の前処理
2. パラフィンブロックの作製（包埋）●
3. 凍結ブロックの作製

第4章 薄切
1. パラフィン切片の作製と保存 ●
2. 凍結切片の作製と保存

第5章 免疫組織化学染色
1. 抗体を選ぶ
2. 染色の流れ
3. 免疫染色の準備
4. 免疫染色プロトコール（LSAB法）
5. 染色結果を評価する

第6章 in situ ハイブリダイゼーション（ISH）
1. ISHの原理
2. プローブの設計
3. プローブを作製する
4. ISH染色

第7章 多重染色，その他の染色
1. ISH（発色）＋免疫染色（発色）
2. 免疫染色＋免疫染色
3. HE染色
4. TUNEL染色

コラム
- 溶剤の使い回しはほどほどに
- 使える抗体はGoogle先生に聞こう
- プローブのアルカリ処理に要注意
- 臨床検体でのISH　…など

●の項目は解説用動画をWEBでご覧いただけます

★「実験医学online」でも詳しく紹介しております．http://www.yodosha.co.jp/jikkenigaku/ ★

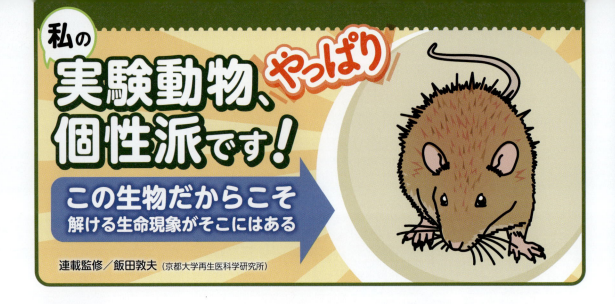

第6回　Yをもたない不思議な哺乳類―トゲネズミ

黒岩麻里（北海道大学大学院理学研究院）

トゲネズミを知っていますか？

　トゲネズミ属は日本の固有種で，3種が分類されています．和名には，それぞれの種が生息する島の名称がつけられており，奄美大島にはアマミトゲネズミ（*Tokudaia osimensis*），徳之島にはトクノシマトゲネズミ（*Tokudaia tokunoshimensis*），沖縄島にはオキナワトゲネズミ（*Tokudaia muenninki*）が生息しています（図1）．また，その名の通り，背側にはトゲ状の被毛が生えていますが，鋭くて頑丈なトゲではなく，薄くて扁平な形をした比較的柔らかなトゲです．身を守る武器，というよりは高温多湿な島の気候への適応（哺乳類の被毛は暑いから？）なのではないかと私は勝手に推測しています．トゲの進化を考えるのもとてもおもしろいのですが，残念ながら研究報告はおそらく存在しません．

　トゲネズミ属3種すべてが国指定天然記念物で，種の保存法の国内希少野生動植物種にも指定されています．トゲが生えている日本固有種で，しかも天然記念物で絶滅危惧種，とにかく希少で珍しいネズミ達であることはご理解いただけると思います．ですが，彼ら彼女らのすごさはこれだけではないのです．トゲネズミには性染色体と性決定メカニズムにきわめて不思議な特徴があり，私はすっかり魅了され，かれこれ15年近くトゲネズミ研究を続けています．

　有胎盤哺乳類の性は遺伝的に決定され，性染色体の構成がXX型であればメス，XY型であればオスになるのはみなさまご存知の通りです．分子メカニズムとしては，Y染色体上の*SRY*遺伝子が未分化な生殖腺で転写因子として働き精巣分化を引き起こします．この*SRY*がきっかけとなる性決定のメカニズムは，有胎盤哺乳類に広くかつ高度に保存されています．しかし，アマミトゲネズミとトクノシマトゲネズミ（以下アマミ，トクノシマ）はY染色体を失い，雌雄ともにX染色体1本のみをもつXO/XO型です[1,2]（図2）．YがないのでオスがXOなのは何となくわかるのですが，なぜだかメスもXOです．そして，*SRY*を完全に消失しています[3,4]．Y染色体や*SRY*なしにどうやってオスが産まれてくるのか？アマミとトクノシマは，哺乳類の性決定の常識から大きく外れる存在なのです．

ひと目ぼれから苦難の道

　私がトゲネズミの存在を知ったのは，まだ博士課程

生物のプロフィール

- **和名**　アマミトゲネズミ
- **学名**　*Tokudaia osimensis*
- **分類**　脊椎動物門／脊椎動物亜門／哺乳綱／齧歯目／ネズミ科／トゲネズミ属
- **分布**　奄美大島
- **生息環境**　森林
- **体重・体長**　頭胴長：103〜160 mm　尾長：83.5〜135 mm
- **寿命**　不明
- **主食**　シイの実，アリとその幼虫など雑食？
- **天敵**　昔はハブ．今はマングース，ノネコ．
- **その他**　1972年より国指定天然記念物，国際自然保護連合（IUCN）および環境省レッドリスト絶滅危惧IB類指定

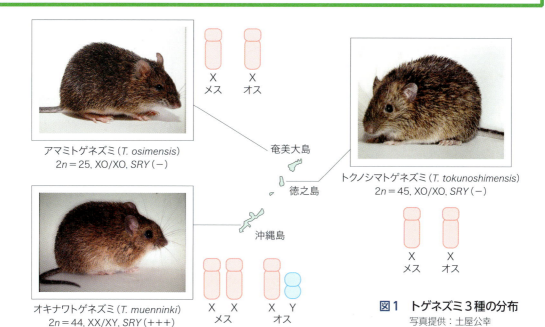

図1　トゲネズミ3種の分布
写真提供：土屋公幸

の学生だった頃です．師匠の松田洋一先生（現 名古屋大学）が，トゲネズミの染色体研究を手掛けておられ，Yがないというその不思議さに私はすっかり虜となりました．学位取得後，研究室の講師に着任した私は松田先生に懇願し，トゲネズミ研究をはじめました．当時の北海道大学理学部附属動物染色体研究施設には，アマミとトクノシマの線維芽細胞が保存されていたのです．しかし，私のなかで大きなブレークスルーとなったのは，保全生態調査を行うグループから共同研究の声をかけてもらったことです．トゲネズミは天然記念物であるため，実験材料を入手することは通常ならほぼ不可能です．私は，共同研究者により捕獲等の許可申請を行ってもらったうえで，捕獲個体の尾の先端5 mmほどを切って北海道大学に送ってもらいます．そして尾の皮膚から線維芽細胞を培養し，染色体標本やDNAを得ています．

こうしてXO型のトゲネズミについては，細々とではありますが，研究をはじめることができました．し

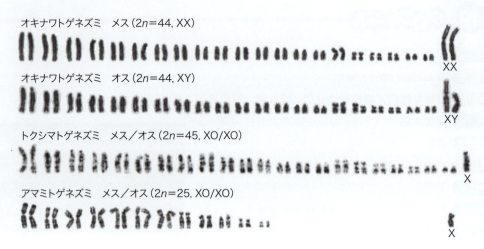

図2 トゲネズミ3種の染色体

かし，私が研究を開始した2004年当時は，オキナワトゲネズミ（以下，オキナワ）は，すでに絶滅したと考えられていました．オキナワは一般的な哺乳類と同様に，XX/XY型の性染色体をもちます[5]．ですので，同じトゲネズミでもYをもつのは普通のネズミ，私にとってのオキナワはさほど興味をそそられる対象ではなかったのです．しかし，XO型トゲネズミを研究するうえで，Yをもつ近縁種は比較対照としてとても重要でした．マウスやラットを用いても，同じ齧歯類とはいえ遠縁なので，やはりオキナワを使って研究したいなあと何度も考えたものです．一番の興味は，SRY遺伝子の配列でした．YをもつオキナワはSRYをもつはずなので，トゲネズミ属のSRY配列がどのようなものなのか，確認したかったのです．

しかし，オキナワはDNAさえもどこにも保存されていない状況でした．そこで，東京の国立科学博物館の川田伸一郎氏の協力を得て，博物館に保存されているオキナワの剥製標本と骨標本から，サンプリングをさせてもらいました．標本はとても貴重なもので，表立って傷をつけることはもちろんできないため，剥製標本からいわゆる肉球の一部を，骨標本は注射針で頭骨の裏側を丁寧に削らせてもらいました．サンプリング中，グローブの隙間から汗がしたたり落ちるほど，ものすごく緊張したのをおぼえています．苦労して得た標本サンプルからDNAは抽出できたものの，断片化がすすみ，どんなに工夫してもPCRがかかることはありませんでした．核DNAはあきらめて，なんとかミトコンドリアDNAだけでもとふんばりましたが，結局それさえもかないませんでした．

そんな状況のなか，オキナワの生態調査が開始されました．仮に絶滅しているにしても，しっかりと調べて絶滅宣言をしなければならない—ここでは多くを書くことはできませんが，トゲネズミの保全生態にかかわる方々の強い思いがきっかけとなり，さらにそれに賛同してくれた方々の努力が実り，2008年3月にオキナワは発見されます[6]．個体としての発見はおよそ30年ぶり，「幻の哺乳類再発見」と全国ニュース，新聞記事で一斉に報道されました．オキナワが30年ぶりに捕獲された日，私の携帯電話にも連絡がありました．休日の昼で，私は自宅におりました．当時私が住んでいた北海道大学の宿舎は携帯電話の電波が届きにくかったため，一報があってからは次の連絡に備え，その日は確実に電波が届く南側の部屋の角から動くことができませんでした．

進歩するトゲネズミの性染色体研究

ここには書ききれないほどの多くの苦労があります．私の一番知りたいことは，SRYなしにどうやってオスが生まれてくるのか，その性決定のメカニズムです．性決定とは胚の未分化生殖腺で起きるイベントですので，胚を得ることができなければまずアプローチができません．ですので解析手段は限られるのですが，な

んだかんだと苦労を積み重ね，少しずつ，そのあらましがわかってきました．

まず，Yをもたないアマミとトクノシマでは，*SRY*は消失していますが，それ以外のY染色体上のいくつかの遺伝子はX染色体に転座していることがわかりました[7]．これら元Y遺伝子のなかに精子形成に働く遺伝子が含まれていて，Y染色体がなくてもオスは精子を産生できることがわかりました．また，これら元Y遺伝子は，メスも同じくもつことがわかっています．さらに，比較対照としか考えていなかったオキナワは，なんと巨大なXとYをもつことがわかりました（図2）．一対の常染色体が性染色体と融合し，哺乳類では比較的珍しいneo-Xとneo-Y染色体をもつことがわかったのです[8]．また，*SRY*が過剰重複していることもわかりました．Yや*SRY*が消失するという進化を遂げた一方で，Yが巨大化し*SRY*も増えるという，両極端な進化が同じ属内で起きていたのです．

実験材料に制限があるのは変わりませんが，最近ではアマミのゲノム配列を決定することができ，トゲネズミ研究は大きく展開しています．私の目標達成まであと少し（だといいな）というところまで，進めることができました．日本にはこんなにめずらしい哺乳類がいるんだなと，少しでも多くの方々に知ってもらえれば嬉しいです．

文献

1) Honda T, et al : An usual sex chromosome constitution found in the Amami spinous country-rat. *Tokudaia osimensis osimensis*. Jpn J Genet, 52：247-249, 1977
2) Honda T, et al : Karyotypical differences of the Amami spinous country-rats, *Tokudaia osimensis osimensis*, obtained from two neighbouring islands. Jpn J Genet, 53：297-299, 1978
3) Sutou S et al : Sex determination without the Y chromosome in two Japanese rodents *Tokudaia osimensis osimensis* and *Tokudaia osimensis* spp. Mamm Genome, 12：17-21, 2001
4) Murata C et al : Multiple copies of SRY on the large Y chromosome of the Okinawa spiny rat, *Tokudaia muenninki*. Chrom Res, 18：623-634, 2010
5) Tsuchiya K et al : Taxonomic study of *Tokudaia* (Rodentia: Muridae)：I. Genetic differentiation. Memoirs Nat Sci Museum, Tokyo, 22：227-234, 1989
6) Yamada F et al : Rediscovery after thirty years since the last capture of the critically endangered Okinawa spiny rat Tokudaia muenninki in the northern part of Okinawa Island. Mammal Study, 35：243-255, 2010
7) Kuroiwa A et al : The process of a Y-loss event in an XO/XO mammal, the Ryukyu spiny rat. Chromosoma, 119：519-526, 2010
8) Murata C et al : The Y chromosome of the Okinawa spiny rat, *Tokudaia muenninki*, was rescued through fusion with an autosome, 20：111-125, 2012

プロフィール

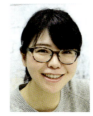

黒岩麻里
北海道大学大学院理学研究院

京都市出身．名古屋大学大学院生命農学研究科にて博士号を取得．日本学術振興会特別研究員，北海道大学先端科学技術研究センター講師，同大大学院理学研究院准教授を経て現職．鳥類の性決定メカニズム研究も手掛けており，ニワトリ，ウズラ，エミューなども材料としています．

コラム　天然記念物を材料にするということ

私はトゲネズミ3種のうち，アマミしか見たことがありません．この「個性派」連載でも，材料となる動物を実際に見たことがない研究者はいないのではないかと思います．また，自分で材料を得ることもできません．すべてを保全生態調査を行う共同研究者に依存しています．自分で材料をとることもできない人間が研究をする資格があるのかと考え，素人ながら捕獲調査に参加してみたりと，自身の立ち位置に悩んだ時期も長くあります（今も）．結論として，餅は餅屋，プロにフィールドは任せる．私のフィールドは実験室．少しでも多くの研究成果を出すことが，協力してくれる方達への恩返しだと考えています．コラムというより謝辞になってしまいますが，捕獲調査を通して私のトゲネズミ研究を支えてくださっている方々へ，この場をお借りしてお礼を述べさせてください．山田文雄（森林総合研究所），城ヶ原貴通，越本知大（宮崎大学），三谷匡（近畿大学），中家雅隆（滋賀医科大学）（敬称略），その他多くのみなさまのご協力に感謝いたします．

見せる、魅せる！研究3DCGアニメーション入門

第4回 GPCRシグナル，アニメ化の巻―前編

太田 将（米国国立衛生研究所）

学会発表でときどき見る，かっこいい3DCGアニメーション．「ずいぶんお金がかかるんだろうなぁ…」いえ，今では自分でつくることもできます！本コーナーでは，研究に使える3DCGの初歩をお教えいただきます．

　Cinema4D（C4D）を使ったシグナル分子アニメーション作成も第3回までが終了し，大雑把ではあったが，C4DとePMVの基本的な使い方とアニメーション作成の手順について解説した．これまで記述したことをオサライすると，C4Dはオールインワン型（モデリングからレンダリング＋アニメーションまでを1つのアプリケーションでできる）3DCGソフトである．ePMVはProtein Data Bank（PDB）タンパク質の構造データを取得して，C4D上にその3Dモデルを表示するためのプラグインである．シグナル分子の3DCGによるアニメーションはC4D上に表示したタンパク質のモデルに対して，キーフレームアニメーションを設定するか，またはMographを適用して作成する．

　そこで，今回はここまで述べてきた事柄をすべて使って，シグナル分子アニメーションを作成してみようと思う．早い話が応用編だ．どのシグナル分子のアニメーションを作成するかだが，タンパク質の構造データをPDBに依存しているため，コンポーネント分子がなるべく多く登録されているシグナルを選択すべきだろう．さもなければ，一つひとつのコンポーネントを手作業で作成しなければならず，たいへんな労力だ．また，他のシグナルのアニメーション作成に対してもある程度応用の効く汎用性の高いものを選ぶべきだろう．というわけで，GPCRシグナルが適当かと思う．GPCRシグナルは外部からの刺激を細胞内シグナルへと変換する典型的なリガンド刺激依存的シグナルカスケードである．研究の歴史も長く，研究者も多いので，PDBにほぼすべて（今回のアニメーション作成に使う分は）のコンポーネントの登録がなされているので，今回の応用編には適当だろう．

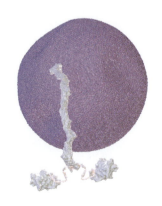

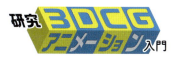

絵コンテでまずアニメーションの流れを把握しよう

今回のアニメーションの流れを明確にするために，簡単ながら絵コンテを描いた（**図1**）．アニメーションの流れは，まず，ゆっくりとカメラをPAN UP（カメラを下方から上方へ移動させる）しながら，アドレナリンレセプターとGタンパク質複合体（α，β，γサブユニットから構成される）を示す．この際，アノテーションを入れて，各コンポーネントを明示する．カメラが十分に上方に上がりきったアングルで，リガンド（アドレナリン）が登場する．アドレナリンはブラウン運動をシミュレートしたランダムな動きをするものとした．リガンドがレセプターへ結合した後にシーンを切り替えて，αサブユニットで生じるGDPからGTP変換を示す．次に，αサブユニットがβ，γサブユニットから離脱し，アデニル酸シクラーゼと相互作用するシーンへと移る．ここで，各サブユニットの構造をわかりやすくするために，タンパク質の三次構造が透過して見えるようにテクスチャを調整する．そして最後に，αサブユニットがアデニル酸シクラーゼに結合し，アデニル酸シクラーゼによるATPからcAMPの生産がはじまる．

もっとざっくりした，丸にパーツの名前を入れただけのような絵でも問題ない．絵コンテの目的は①頭の中にあるイメージをしっかり定着させること，②各シーンに登場するオブジェクト

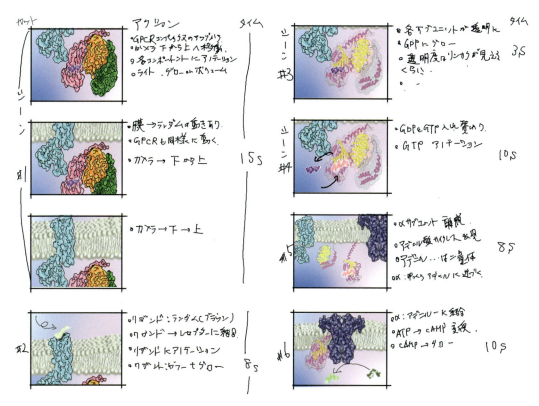

図1　絵コンテの作成
GPCR分子カスケードアニメーションの絵コンテ．鉛筆やペンなどで紙に描いてもいいが，デジタルペインティングの方がコピー＆ペーストや拡大縮小，ぼかし処理などが使えるので，遥かに楽できる．この絵コンテはペンタブとAdobe Photoshopを用いて作成した．GPCRとGタンパク質複合体をシーンに登場させた後，リガンドの結合をトリガーとして，一連の反応が起こり，ATPからcAMPの生産が行われるまでを絵コンテにした．

を把握すること，③ライティングやカメラワークを記載しておくこと，④オブジェクトの動きなどを記載しておくこと，などである．

データは軽く，見栄えは美しく―リン脂質のモデリング

さて，絵コンテができたらアニメーションの各パーツをつくってゆこう．

リン脂質はポリゴン（多角形）モデリングで作成する．ポリゴンモデルというのは，CGで立体を表現するのに最も用いられている手法であり，多角形の面の集合で立体を表現する．ポリゴンモデリングは慣れないと少々難しい作業だが，これができるようになるとなんでも自由に3Dオブジェクトを作れるようになる．C4Dのポリゴンモデリングは基本的に三角ポリゴンか四角ポリゴンあるいはその両方を構成単位とすることを前提としている．それ以外の多角形も使え

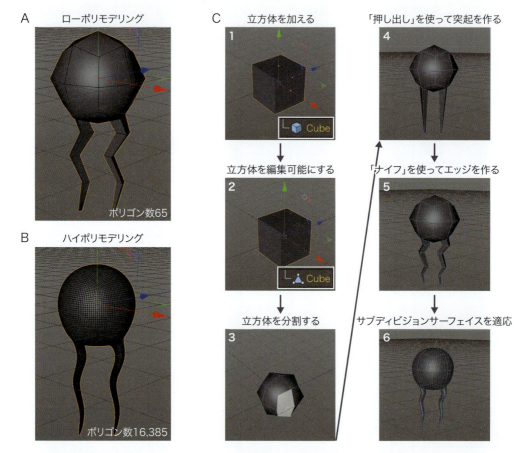

図2 ローポリモデリングとハイポリモデリングの比較とローポリモデリングを用いたリン脂質モデルの作成
A）ローポリモデリングで作成したリン脂質モデル（構成ポリゴン数65）．B）ハイポリモデリングで作成したリン脂質モデル（構成ポリゴン数16,385）．ハイポリモデリングになればなるほど曲面は滑らかになるが，アニメーションの描画処理に時間がかかる．C）工程1～6のようにローポリモデリングを行った後に，サブディビジョンサーフェイスを適用して，必要最低限のスムージングを行う方が現実的な方法である．リン脂質のモデリングは第1回チュートリアルビデオ「リン脂質のポリゴンモデリング」を参照．

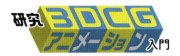

ないことはないが，うまく働かなくなるプラグインもあるので，使わないのが無難だ．

　ポリゴン数を抑えたモデリングの方針をローポリモデリングといい（図2A），反対に非常に多くのポリゴンを使ってモデルする方針をハイポリモデリングという（図2B）．両者の間に厳密な線引きはないが，一般的に数百から数千のポリゴンモデルをローポリ，数万以上のものをハイポリということが多い．ハイポリは構成ポリゴンが多いので，非常に滑らかな表面を作成できる．第一感としては，リン脂質などの有機的なオブジェクトはハイポリを使用したほうが良いように思われるが，後々，クローナーを使って，多数のリン脂質モデルを複製して脂質二重膜を作成することを忘れてはいけない．頂点数が16,385のハイポリリン脂質は，頂点数65のローポリリン脂質の約250倍のリソースを消費する．ここは単純な立方体をベースにローポリモデリングでリン脂質をモデルし，描画の際にCPUに掛かる計算量をなるべく小さくした方が良いだろう（図2C）．3DCGアニメーションにおいては，リソース消費と見栄えとがトレードオフの関係にあることを，常に念頭においておきたい．

　表面がカクカクして見えてしまう問題については，カメラに近いリン脂質のみに「サブディビジョンサーフェイス」を適用し，カメラから遠いものには「Phong」タグのみで対応する（図3A）．後述するが，フィジカルカメラを使用することで，焦点深度を設定し，カメラの焦点位置から遠いリン脂質にボケを入れて角付きを判別しにくくする方法もある．

ePMVでタンパク質を呼び出し

　ePMVの具体的な使用方法については第2回のビデオチュートリアルで解説しているので，そちらを参照してほしい．今回のアニメーションに用いるタンパク質はアドレナリン受容体（PDB ID：4GPO），Gタンパク質複合体（PDB ID：1GG2），アデニル酸シクレース（PDB ID：3MAA）である．これらのタンパク質の3DモデルをC4Dのビューアー上に呼び出すのだが，ePMVは非常にユーザーフレンドリーな設計だ．これらのPDB IDをePMVのGUIに入力して[Fetch]のボタンを押すだけで，タンパク質の3Dモデルを取得できる．ただし今回作成するアニメーションでは，タンパク質のサーフェイスモデルも使用するので，[Surface Representations]のタブを開いて，MSMSurfにcheckを入れる．

　この際に注意してほしいことは，デフォルトでは，probe radius（3Dモデルの描画の詳細さ，値が小さいほどモデルが詳細に描画される）が1.4に設定されている．この値のまま使用すると，相当なハイポリサーフェイスモデルが呼び出されてしまう．お使いのコンピュータのCPUが3.0Ghz以下ならprobe radiusの値を3以上に設定して，モデルを呼び出したほうが無難である．さもなければ，描画できずにクラッシュするか，描画に相当な時間がかかってしまうだろう．ちなみに，C4Dのビューアー上での描画はマルチコアをサポートしていない．つまり，コアが何個あろうとも，C4Dは描画にたった1つのコアしか使わない．また，ローポリのサーフェイスモデルの呼び出し方法にCoarseMolSurfを使って呼び出す方法もある．MSMSurfに比べて，CoarseMolSurfはかなりポリゴンが荒いが，ポリゴン数を大幅に削減できるため，シーンが非常に軽くなる．そのため，アニメーション作成も非常にスムースに進めることができる．

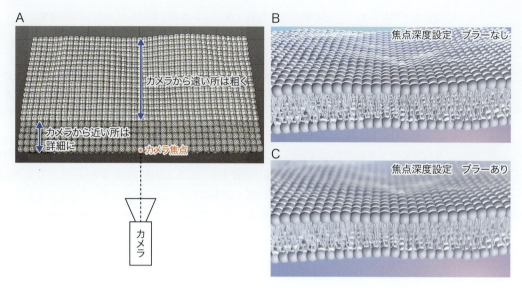

図3　リン脂質二重膜の作成
リン脂質二重膜はリン脂質モデルのクローナーで複製して作成する．［ローポリモデリング＋サブディビジョンサーフェイス］で作成したリン脂質モデルであっても，大量に複製するとビューアー上での描画がかなり重くなる．このような場合には，カメラの焦点位置に近いリン脂質は詳細なポリゴンモデルを使用し，遠くになるものは荒いポリゴンモデルを使用する（**A**）．通常カメラ使用．カメラから遠くになるリン脂質モデルがカクついているのが見えてしまっている．**B**）フィジカルカメラ使用．焦点深度の設定を行うとその範囲外にあるモデルにはブラー（ボケ）がかかるので，荒いポリゴンモデルのカクつきは見えなくなる．

サイズの調整

　次に，呼び出した3Dモデルのサイズをシーンに合わせて調整する．タンパク質のサイズの情報はPDBに登録されているが，C4D上に呼び出した時点で，それらは無視されてしまう．なので，通常は何かサイズの判明しているものを指標として，サイズの再設定，リサイズを行わなくてはならない．多くの場合，リン脂質を基準としてリサイズを行なっている．タンパク質の大きさの情報は，PDBのExperimental Dataに記載されているUnit Cellを参照する．今回のアニメーションで用いるタンパク質を例に挙げて説明すると，アドレナリン受容体はUnit Cellのy軸方向の長さ（高さ）は133.722Åなので13.4 nm程度ということになる．リン脂質がおよそ2.0〜2.5 nmであることを考えると，アドレナリン受容体はリン脂質のおよそ6〜7倍の高さになるよう調整する（チュートリアルビデオ「リン脂質二重膜にタンパク質を配置する」を参照）．このように，3DCGといえど，形状・サイズなどすべてを計算で自動的に行える場合は少ない．特に生命科学の場合，対象の形状・サイズ感など基礎的知識が役に立つ場合が多いと思われる．

ライト，カメラ設定で3Dワールドに奥行きを出す

　ライトの設定は基本の三点照明を使う（三点照明の設定の仕方は第2回を参考に）．ライトは陰影をつけることで，オブジェクトの凹凸を際立たせるという役割の他に，シーンの三次元空間に奥行きを与えるという重要な役割もある．C4Dでは前回のチュートリアルで使用した不可視

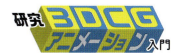

ライトの他に，可視ライトであるボリューミックライトやビジブルライトが用意されている．これらのライトの特徴は光源とその光線が可視化されるため，光源からオブジェクトまでの距離感が生まれ，3D空間に奥行きがつく．さらにレンダリングモードをスタンダードからフィジカルに変更すると，フィジカルカメラを設定できるようになる．フィジカルカメラは実際のカメラを物理的にシミュレートしたもので，F値（絞り），シャッタースピード，焦点距離などのパラメータをシーンに反映することができる．対象にフォーカスを合わせ，背景にボケを入れると奥行きが強調され，また視点を自然に対象へと誘導する効果もある（**図3B，C**）．

今回の応用編はこの辺りで．次回は絵コンテで説明したようなアニメーションをつけていこうと思う．

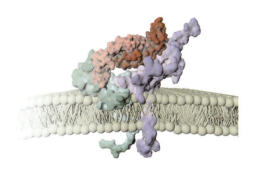

太田　将（Sho Ohta）

2006年，熊本大学医学部博士課程卒業．'07〜'17年，州立ユタ大学Gary Schoenwolf研究室所属．'18年から米国国立衛生研究所（NIH），Doris Wu研究室リサーチフェロー．内耳形態形成の分子メカニズムの研究をメインに行い，その傍らで，発生現象や細胞の分子経路などを解りやすく，3DCGを使って映像化する試みを行っている．

チュートリアル動画のご案内

本連載で紹介しているCinema4Dについて，初学者向けのチュートリアル動画（各10分程度）を太田先生に作成いただきました！本文では紹介しきれなかった，ポリゴンモデリングやモデルのサイズ調整についてご解説いただいています．

---

① TurboSquidからポリゴンモデルをダウンロードする
② リン脂質二重膜にタンパク質を配置する

連載進行に応じて追加される予定ですので，お楽しみに！

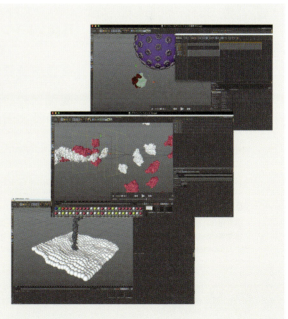

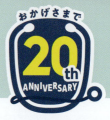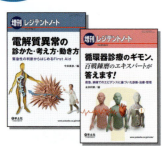

Opinion 研究の現場から

本コーナーでは，研究生活と社会に関する意見や問題提起を，現在の研究現場からの生の声としてお届けします．過去掲載分は右のQRコードからウェブでご覧いただけます→

第97回 がんゲノム医療の臨床現場と基礎の現場に身を置いて

「医療従事者として，研究者として，がん患者の役に立てる臨床検査技師になる」―20年来の親友を大腸がんで亡くした．これが生前の彼女に送った最後のメッセージとなった．この直後，私は病理検査技師として長年勤めた神戸の大学病院を退職し，北海道の大学病院でがんゲノム検査の世界に入った．彼女の死後2年が経過した今は現職に就き，臨床の現場で外来に出てがん患者に医療面接し，患者さんの検体を用い，次世代シークエンサーを利用したがん遺伝子パネル検査を行っている．同時に基礎の現場でオルガノイドを使ったがんゲノム研究も行っている．臨床検査技師として検査業務に従事しながら基礎研究に勤しむ検査技師は国内では少数派であり，外来で直接患者さんと対峙もしている臨床検査技師は数人，いや私一人かもしれない．

私の土台は病理学であり，病理診断用の標本を作製する業務に約15年間従事していた．目に見える組織や細胞の世界から目に見えないゲノムの世界へ…臨床の現場でしか生きて来なかった技師が研究の現場へ…臨床現場と研究現場はあまりにも大きな隔たりがあり，技術的なレベルや価値観，思い描く近い未来への期待にもかなり大きな差を感じる．臨床現場では手持ちの技術と知識だけで目の前の患者さんや検体をルーティーン通りに処置していく．「患者さんの生死」のため，限られた時間内で検査の早さと正確さが要求される．だからこそ新しい技術や価値観の導入には消極的または否定的である．

一方，基礎の現場では，いかに研究計画通りに進められるのか，新しい技術の確立やデータの収集のため時間が費やされる．「患者さんが医療に求めていること」を把握することが難しく，臨床現場を知らないことによる「現実」との乖離がとても大きい．しかし，基礎研究なくしては医学の発展はありえない．

「誰かの役に立てるなら，私の細胞を使って研究を」友人が口にした言葉が私を基礎の現場にも身を投じる決意をさせてくれた．

日本の臨床検査技師は専門学校や短期大学出身が多く，その場合は研究をした経験も論文を書いた経験も持たない．臨床でしか生きてこなかった私が基礎の現場に身を投じることは，そう簡単なことではないと理解しているつもりであり，現在はPhD取得と医学研究のイロハを学ぶために社会人大学院生となり，終業後に大学院の講義を受け，勉学にも励んでいる．

私が業としているがんゲノム医療の現場では，医師，看護師，薬剤師，がん研究者，バイオインフォマティシャンなどさまざまな職種とともに患者さん一人ひとりの命のためにチームを結成し医療を提供している．これも臨床現場でしか経験できないことであり，臨床検査技師としての誇りと責任を感じられる瞬間である．同時に，臨床検査技師は生理学，生化学，病理学，微生物学，薬理学，免疫学等すべての分野にかかわる検査データを読み，理解し，診断や病態と結びつけることができる知識と技術を持っており，このスキルを研究に活かすことができれば，臨床検査技師も研究者として基礎の現場での存在を許されるのではないかと信じている．これからも臨床の現場で患者さんを感じながら，患者さんの命のために正確な検査を行いながら，未来の患者さんのために研究に励もうと思う．

臨床の現場と基礎の現場には大きな隔たりや乖離があるのは認めざるをえない．ただ「患者さんのために」という志は共通だ．基礎研究は臨床のためにあり，現在の臨床もまた基礎研究なくしては存在していないことを理解し，双方が協力しあい患者さんの命を救うこともまた，「チーム医療」とよべるのではないだろうか．

柳田絵美衣
(慶應義塾大学医学部病理学教室／慶應義塾大学医学部腫瘍センターゲノム医療ユニット)

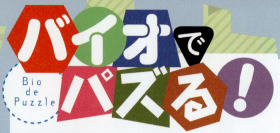

第12問 バラバラ漢字

Profile 山田力志（アソビディア）

2006年, 京都大学大学院理学研究科修了（博士）. '09年, 名古屋大学大学院理学研究科助教. '12年, 同特任助教. '14年に研究の道を離れ, パズル・トリックアートを中心にしたデザイン集団"ASOBIDEA（アソビディア）"を設立. 「面白いをカタチに. 」を合言葉に, イベントの実施や広告の制作などを行っている. 三重県在住.
ウェブサイト: lixy.jp（個人）, asobidea.co.jp（アソビディア）

問題にチャレンジ！

14個のピースをならべかえて正方形2つ作ってください. うまく並べると, それぞれの正方形に漢字が現れます. それら2つの漢字でできる単語を答えてください.

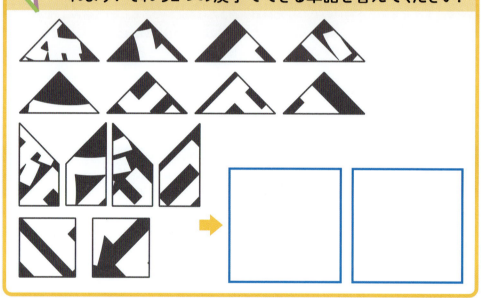

バランスをとってもらった先月から, 今月は2文字の漢字をバラバラにしたものを復元するパズルをお届けします. 鋭い人はジーッと見ていると2文字の漢字が見えてくるかもしれませんが…？ 紙をコピーしてピースを切りぬき, 実際に並べてみるのが早道だと思います.

前回のこたえ

先月のチャレンジ問題「バランスをとろう」の答えはこちら. ◯1つと☆1つと釣り合う□の個数は『3個』です. 問題はそれほど難しいものではなく, 方程式を立てたら簡単に解けた, という方も多くいらっしゃると思います. ただ, せっかくなので, 方程式を使わないパズル的な解き方を解答に記しておきました. ちなみに, 重さの比を出すことができまして, 今回の問題では□: ☆: ◯ = 3: 4: 5となります.

上皿天秤といえば…小学校の頃に, まずは使用する前に左右のバランスを調整し, 左側の皿に分銅を乗せ, その後右側の皿に計りたい試料を乗せていくといったお作法を学んだ記憶がかすかにあります. そこからしばらく日常で触れることもなく大学へ. 研究室では毎日のようにさまざまな試料を量りとる機会がありましたが, 電子天秤を使っていました. ただ, 遠心分離機にかける試

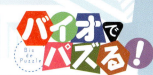

解答

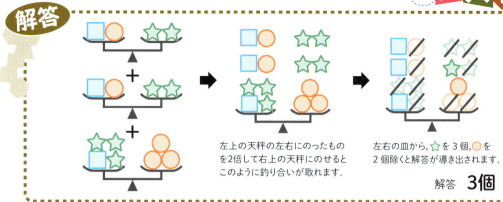

左上の天秤の左右にのったものを2倍して右上の天秤にのせるとこのように釣り合いが取れます．

左右の皿から，☆を3個，○を2個除くと解答が導き出されます．

解答 **3個**

料のバランスを取るためにはもっぱら上皿天秤を使ったので，研究室時代も，上皿天秤を活用していたことが思い出されます．

パズルの世界で天秤が登場する問題として有名なのは沢山のコインのなかから決められた回数で贋金（にせがね）を見つける"贋金と天秤"パズル．有名なパズルなので，ご存知の方も多いかもしれませんが，2題紹介します．

まずは，"贋金と天秤"パズルの原点，1945年にAmerican Mathematical Monthly誌にE. D. Schellが投稿した問題です．

「全く同じ形をした金貨8枚と天秤が1台ある．金貨のうち1枚は贋金で，他のものより重さが軽い．天秤を2回使うだけで，贋金を見つけだしてください」

その後，さまざまなバリエーションが登場したのですが，そのなかからもう1つ．

「全く同じ形をした金貨13枚と天秤1台がある．金貨のうち1枚は贋金である．ただし，贋金は本物より重いのか軽いのか分からない．天秤を3回だけ使って贋金を見つけ出してください」

「重いのか軽いのか分からない」というのがポイントです．さて，どのように天秤を使いますか？

では，また来月．

パズルに解答してプレゼントをもらおう

◆ **正解者プレゼント**
正解された方の中から抽選で，単行本『**時間と研究費（さいふ）にやさしいエコ実験**』と小社オリジナルマスコット**ひつじ社員（仮）**をセットで**1名様**にお送りします．

◆ **応募方法**
下記のいずれかの方法でご応募ください．ご応募期限は次号の発行までとなります．

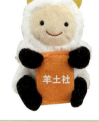
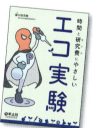

① **実験医学onlineからご応募**
小誌ウェブサイト**実験医学online**（www.yodosha.co.jp/jikkenigaku/）にある「**バイオでパズる**」のページからご回答いただけます．
※ご応募には羊土社会員への登録が必要となります．

② **Twitter**または **Facebook**からご応募
Twitterは「@Yodosha_EM」，Facebookは「@jikkenigaku」よりご応募いただけます．
詳しくは，いずれかの実験医学アカウントをご覧ください．

※プレゼント当選者の発表はプレゼントの発送をもって代えさせていただきます．

実験医学 編集日誌

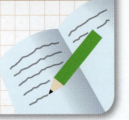

「実験医学」を編集していると，科学のことや本のことなど興味深い話題に数多く接します．本コーナーでは，編集部員が日々の活動の中で感じたこと，面白かったことをご紹介いたします．ぜひお付き合いいただけましたら幸いです．

編集部より

📖 連休に実家に帰って書棚を整理していると，古い装丁の新潮文庫『しろばんば』が出てきました．これは作者の井上靖の幼少期をモデルとした半自伝的な小説で，私が5〜6歳の頃，毎晩，枕元で父が音読してくれていたものでした．懐かしさにページを開いてみると，舞台となる湯ヶ島の村落風景や砂っぽい足元，土蔵の湿った空気が経験したものとして思い出されるようでした．

少しおもしろいと思ったのは，私は主人公の洪作と同じ年頃だったわけですが，折にふれて洪作がみせる素直ではない態度や，粗暴な振る舞いに全く共感できていませんでした．ところが今読んでみると，自分も洪作に似た考え方や行動をしていたし，その理由もよく理解できるのです．おそらく周囲との関係の中で生まれる感情は，それを客観視できないうちは自分でも理解できないということなのだろうと思いました．

それにしても，幼いころの心中を思い出し，それをこんなに平易な言葉で書ける気がせず，やはり名の残った小説家はすごいなあと実感した次第でした．そしてこんなに分厚い本を音読し通した父の根性にも敬服しました．（本）

📖 先月号の編集後記でもふれましたが，私が編集を担当した実験書『細胞・組織染色の達人』がこのたび発行となりました（内容は本誌1936〜1937ページをご覧ください）．

著者の大久保和央様は，免疫染色やin situハイブリダイゼーション（ISH）の受託解析を手がける企業の創業メンバーですが，実は10年前，私が羊土社に入る以前にお会いしたことがありました．当時の私は薬学系の大学院生で，研究室のメンバーが実験のディスカッションを大久保様と行った過程を，間近で見ていました．実験の手技も教えていただき，プロの技に感心すると同時に，固定液の組成や抗体濃度など染色の各条件を丁寧に検討する過程を目の当たりにし，1枚の免疫染色の向こうにある"論文には見えない過程"の大切さを痛感しました．

それから10年が経ち，今回の単行本のプロジェクトがはじまった際は，当時の経験も活かそうと真っ先に編集担当を志願しました．原稿の編集にあたっては，10年前の自分の気持ちになり，これから実験をはじめる立場から知りたいことをあれこれと質問しながら，充実の内容になったと自負しております．そして今から10年後，本書との出会いがきっかけで実験が成功したという読者がいらっしゃれば，編集者としてこの上ない喜びです．（早）

📖 編集日誌の原稿締切が近づくと，いつも編集部では誰が最初（最後）に脱稿するか，お互いに探り合っています．今月号は，私が堂々のビリとなりました．申し訳ないと恐縮しながらも，他の人の原稿を先に見ることができてなかなか最後も役得だなどと不遜な想いを抱いております．

前の二人の日誌を読んで，私自身も自分が編集者になったばかりのことを思い出しました．本とデザインが好きで，でも編集業務や生命科学の詳細をほとんど知らない新人でした．初めて担当した書籍の編者を訪問する時は，緊張でガチガチになりました．ですが，p53研究で有名なその先生から研究者としての喜びや感動を聞かせていただいて，本をつくる楽しさに気付きました．編集はただ紙に文字を乗せるのではなく，人の想いを繋ぐ仕事なのだ．その実感が，今も自分の中の核になっています．

実験医学にも今春，新しい編集者が仲間入りしました．いま，次号（8月号）の制作に全力を注いでいます．編集という仕事を通じて日本の研究を支えていけるように，編集部も成長していきたいと思います．次号もぜひご期待ください．（一）

本誌へのご意見をお寄せください

編集部では，読者の方からの「実験医学」へのご意見・ご感想をお待ちしております．件名を「編集部まで」として，em_reader@yodosha.co.jp宛にEメールにてお送りください．いただきましたご意見・ご感想は今後の誌面の参考とさせていただきます．

INFORMATION

~人材募集, 大学院生募集・説明会, 学会・シンポジウムや研究助成などのご案内~

INFORMATIONコーナーの最新情報は
ホームページでもご覧になれます　随時更新中!

新着情報・バックナンバーを下記URLで公開中

Click! **www.yodosha.co.jp/jikkenigaku/info/**

● 新着情報をお手元にお知らせ!　月4回配信の羊土社ニュースで 随時, 新着情報をお知らせします

掲載ご希望の方は本コーナー1957ページをご覧下さい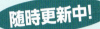

INDEX

人材募集

- 埼玉医科大学ゲノム医学研究センター遺伝子情報制御部門
『ポスドクの募集』 …………………………… 1954
- 大阪大学大学院 医学系研究科
『特任准教授(常勤)・特任助教(常勤) 募集』 … 1954

大学院生募集・説明会

- 京都大学大学院 医学研究科 創薬医学講座は, 京都大学と支援企業が一緒になって今後の薬づくりに必要な人材を養成する講座です
『平成31年度入学 学生募集説明会』 …………… 1954
- 大阪大学大学院大阪大学・金沢大学・浜松医科大学・千葉大学・福井大学連合小児発達学研究科
『平成31年度　大学院生募集(博士後期)』 …… 1955
- 関西医科大学大学院 医学研究科
『平成31年度前期　大学院生(博士課程) 募集』
 …………………………………………………… 1955
- 九州大学大学院 医学系学府 医科学専攻 (修士課程)
『平成31年度　大学院生募集』 ………………… 1955

学会・シンポジウム・研究助成

- 株式会社医学生物学研究所 後援
『第30回 高遠・分子細胞生物学シンポジウム~細胞生物学の再構成~』 …………………………… 1956
- 基礎生物学研究所ゲノムインフォマティクストレーニングコース (GITC)
『BLAST自由自在~配列解析の極意をマスターする~』
 …………………………………………………… 1956
- The 6th International Conference on Biology and Pathobiology of KLF/Sp Transcription Factor (KLF-2018)
『KLF-2018開催のご案内』 …………………… 1956
- Bone Biology Forum
『15th Bone Biology Forum開催のご案内』 …… 1957
- 一般社団法人 日本骨代謝学会
『Skeletal Science Retreat開催のご案内』 …… 1957
- 公益財団法人 小野医学研究財団
『2018年度 小野医学研究助成及び研究奨励助成応募要領』 ……………………………………………… 1958
- 上原記念生命科学財団
『2018年度助成公募から助成対象を拡大』 …… 1958
- (公財) 加藤記念バイオサイエンス振興財団
『加藤記念研究助成・国際交流助成・学会等開催助成公募』 ……………………………………………… 1958

★本コーナーに情報をお寄せ下さい！お申込方法は本コーナー1957ページ参照★

募集：埼玉医科大学ゲノム医学研究センター遺伝子情報制御部門
ポスドクの募集

■URL：http://www.saitama-med.ac.jp/genome/Div02_GRST/index.html

【研究内容】当部門では，がんや疾患におけるホルモン作用の分子メカニズムの解明と診断・治療への応用を目指し，①老化とミトコンドリア，②ホルモン依存性がん，③骨・筋肉におけるステロイド作用の解明に焦点を当てた研究を進めています．最近では，老化とミトコンドリア呼吸鎖超複合体の解析に加え，三次元培養法とPDXを活用した がん幹細胞の解析や，非コードRNAであるmiRNAやlncRNAも対象とした全ゲノム情報などを組み合わせることによる新しい遺伝子ネットワークの体系的解析を進めています．
【着任時期】2018年7月1日（日）以降，御相談ください．
【勤務形態】非常勤（任期あり）
【応募資格】博士の学位を有する者または着任時までに取得見込の者
【待　遇】学内規定に基づきます．応相談
【募集期間】2018年7月1日（日）～適任者の採用が決まり次第，募集を締め切ります．
【応募方法】①履歴書，②論文目録，③現在までの研究内容の概略（A4判2枚程度）と抱負及び，④E-mailアドレスを明記し，下記の「連絡先住所」へお送りください．書類選考の上，面接実施者にはE-mailにてお知らせ致します（その際，推薦状の作成をお願いします）．
【連絡先住所】350-1241 埼玉県 日高市山根1397-1　埼玉医科大学ゲノム医学研究センター遺伝子情報制御部門　部門長　井上 聡
【問合先】E-mail：ikeda@saitama-med.ac.jp

募集：大阪大学大学院 医学系研究科
特任准教授（常勤）・特任助教（常勤）募集

■URL：http://www.cgt.med.osaka-u.ac.jp/　および
http://www.cgt.med.osaka-u.ac.jp/vme/index.html

大阪大学大学院医学系研究科臨床遺伝子治療学および健康発達医学寄附講座では連携しながら遺伝子治療や治療ワクチンの基礎研究から実用化研究を進めております．この度，研究をさらに加速させるため，特任准教授・助教の募集をいたします．分野は問いませんが，特に再生治療・遺伝子治療・血管生物学・免疫・ワクチンの分野での研究経験があり，その臨床開発に興味がある方を募集します．
【応募条件】生物系分野の大学院卒（修士，博士）を対象とし，再生治療・遺伝子治療・血管生物学・免疫・ワクチンの分野の研究経験のある方．新しい治療法を一緒に開拓していく気持ちのある方．　【業務内容】治療標的分子に対する遺伝子治療や治療ワクチンなどの治療法の設計を行い，動物実験での薬効評価，治療薬の分子メカニズムの解明から実用化を目指した研究を行っています．これまでの研究での専門性や適正・能力に応じて業務は勘案します．　【給　与】本大学規定に則り決定します．健康保険等 文部科学省共済組合に加入．　【応募方法】①履歴書 様式自由1通（顔写真添付，高等学校卒業以降を記入）　②業績目録1通（英文原著，著書，総説，学会発表）　メールタイトルを「特任准教授・助教応募」とし，下記のE-mailアドレスまで送付してください
【応募締切】2018年7月31日（火）（雇用開始時期は流動的に相談可能）　【選考方法】書類選考及び面接（書類選考後，随時面接の必要な方に連絡いたします）　【勤務地】〒565-0871 大阪府吹田市山田丘2-2　大阪大学最先端医療イノベーションセンター6階
【応募書類送付先】大阪大学大学院医学系研究科 健康発達医学寄附講座教授　中神啓徳　E-mail：kenkouhattatsu@cgt.med.osaka-u.ac.jp

大学院生：京都大学大学院 医学研究科 創薬医学講座は，京都大学と支援企業が一緒になって今後の薬づくりに必要な人材を養成する講座です
平成31年度入学 学生募集説明会

■URL：http://www.mic.med.kyoto-u.ac.jp/dddm/

本講座では，将来，製薬会社やアカデミアで創薬に従事する医学部以外の学部出身者に対して，①基礎医学知識の系統的な理解と実験手技の修得，②最新創薬に必要な医学関連領域のリテラシー修得，③ヒトの各疾患を対象とした病理・病態から薬物開発までの演習，④iPS創薬を含む製薬技術から始まり，バイオバンク，ビッグデータ，バイオマーカー，治験，知財，薬事行政，ビジネスモデルまでに至る創薬基盤教育，の4つのレイヤーの教育を行います．医学専攻（博士課程）の4年では，それぞれの経歴，キャリアパスに合わせて4つのレイヤーの中の必要な部分を修得し，さらにそれぞれの領域分野にて研究を行い，博士論文を作成します．なお，医学専攻（博士課程）には社会人特別選抜が設けられています（医学及びその関連領域に関する研究等に従事している原則として常勤の正規職員対象，医師免許を持たない方に限ります）．
【開催日時】2018年7月21日（土）14：00～16：00　【会　場】京都大学 メディカルイノベーションセンター1階セミナー室
【参加対象】医学専攻（4年制・博士課程）受験希望者［6年制学士課程（医学／歯学／薬学／獣医学）卒業（見込）者・修士課程修了（見込）者・製薬企業研究員等］
【募集人員】医学専攻の募集要項によります．講座としての定員数は設定しません．
【申込方法・期限】次の①～⑤を添えて，7/19（木）17:00までに下記メールアドレス宛てにお申し込みください．　①氏名　②所属　③連絡先　④興味のある研究分野（個別相談希望の場合はその教員名）　⑤質問（任意）
【問合先】京都大学大学院 医学研究科 創薬医学講座　TEL：075-366-7417，E-mail：contact@ddm.med.kyoto-u.ac.jp

INFORMATION

大阪大学大学院 大阪大学・金沢大学・浜松医科大学・千葉大学・福井大学連合小児発達学研究科
平成31年度　大学院生募集（博士後期）

■ URL：http://www.ugscd.osaka-u.ac.jp/

【研究科概要】5大学連合の「子どものこころ」を研究する博士課程後期3年のみの研究科です．現代社会では，こころの破綻が引き起こす青少年の犯罪，広汎性発達障害や注意欠如・多動性障害等の発達障害を持つ子どもの増加など，子どもたちのこころは深刻な危機にさらされています．このような問題に対処するために，脳科学と心理学，教育学などとの統合的観点に立ち，系統だった教育を行い，科学的な視点から対処できる研究者・指導者層や高度専門家の育成を目指しています．
【募集対象・人員】博士課程（後期）・15名
【入学資格】修士課程修了または平成31年3月で修了予定の方　※修士課程を修了していなくても，出願資格審査に合格することで受験資格が得られます．
【選考方法】外部の外国語（英語）試験のスコア及び口述試験［プレゼンテーション］
【事前面談受付時期】［第1回入試］2018年6月18日（月）～8月17日（金）　［第2回入試］2018年10月22日（月）～12月7日（金）
【出願期間】［第1回入試］2018年8月13日（月）～8月24日（金）　［第2回入試］2018年12月7日（金）～12月19日（水）
【試験日程】［第1回入試］2018年9月15日（土）　［第2回入試］2019年1月26日（土）
【問合先】〒565-0871 大阪府吹田市山田丘2-2　大阪大学医学系研究科 総務課連合研究科担当
TEL：06-6879-3026 もしくは3445，E-mail：office@ugscd.osaka-u.ac.jp
【備　考】入学希望者は志望する研究領域に連絡を取り，事前面談を受けてください．募集詳細はホームページをご覧ください．

関西医科大学大学院 医学研究科
平成31年度前期　大学院生（博士課程）募集

■ URL：http://www.kmu.ac.jp/admissions/index.html

当研究科では，多様なバックグラウンドを持つ研究志向の高い方の入学をサポートする以下のような体制が整っています．
◆授業料免除制度：基礎社会系専攻学生，社会人学生，がんプロフェッショナルコース生は授業料が免除されます．（※1）
◆社会人コース：各種医療機関，官公署・民間会社等に在籍しながら学ぶことができます．
◆長期履修制度：社会人等，研究時間に制限のある方は5年間かけて学位を取得することができます．（※2）
枚方学舎には最新鋭の共同実験施設と実験動物飼育施設が設置され，また，その実力が高く評価されている附属病院とも直結していることから，臨床研究・トランスレーショナルリサーチが進めやすい環境です．
※1 収入の審査がありますが，臨床医以外の殆どの学生が授業料免除されています．※2 授業料の合計は通常の4年間のコースと同額です．
【募集定員】医科学専攻50名【出願資格審査受付期間】2018年6月27日（水）～7月11日（水）【出願期間】2018年7月25日（水）～8月29日（水）※外国人入試は9月14日（金）まで．【試験日程】2018年9月15日（土）【募集要項】上記URLから学生募集要項，出願書類をダウンロードしてご利用ください．希望者には教員や事務からの説明も受付けますので，お気軽にご連絡ください．
【問合先】〒573-1010 大阪府枚方市新町二丁目5番1号　関西医科大学 大学事務部医学部教務課大学院係 TEL：072-804-0101（代表）または072-804-2305

九州大学大学院 医学系学府 医科学専攻（修士課程）
平成31年度 大学院生募集

■ URL：http://www.grad.med.kyushu-u.ac.jp/

「学府」とは，九州大学における大学院教育組織の呼称です．大学院医学系学府医科学専攻は，4年生以上の大学卒業者を対象に，先端的な生命科学研究者や医療に関する高度専門職業人の育成を目指す大学院修士課程（2年課程）です．学生は原則として博士課程に進学するものとし，修士2年・博士課程4年の一貫教育を行います．
【募集対象】修士課程　　【募集人数】20名　　【入学資格】4年生以上の大学卒業者
【選考方法】学力試験（外国語筆記試験），生物学全般及び面接試験
【試験日程等】［配点および出題］外国語（英語）100点（英文読解），生物学全般200点，面接100点　＊生物学は以下の分野を含みます．①基礎生物学分野：広く基礎的で基本的な医学生物学的知識を問います．参考図書：「Essential細胞生物学（原書第4版）」（南江堂）中村桂子，松原謙一／監訳，ISBN 978-4-524-26199-4　②生物学統計分野：以下の2項目に関して，基礎的基本的知識を問います．・記述統計（代表値と散布度，データ図示）・確率と確率分布（正規分布，二項分布，ポアソン分布）参考図書：「医療統計学の基礎」（1章～3章），（医学出版）2004年 井上克己，岡本博之，城戸照彦／著，ISBN 4-7578-0021-5　（注意点）生物学全般については4問中3問（配点150点）を基礎生物学から出題し，残り1問（配点50点）については基礎生物学または生物学統計学のどちらかの選択となります．　【出願期間】2018年6月29日（金）～7月5日（木）　【試験日程】2018年8月10日（金）
【合格発表】2018年9月19日（水）　　【連絡先】〒812-8582 福岡県福岡市東区馬出3丁目1番1号　九州大学医学部等学務課大学院係　TEL：092-642-6025, FAX：092-642-6189, E-mail：ijgdaigakuin@jimu.kyushu-u.ac.jp

★本コーナーに情報をお寄せ下さい！お申込方法は本コーナー1957ページ参照★

株式会社医学生物学研究所 後援
第30回 高遠・分子細胞生物学シンポジウム～細胞生物学の再構成～

■URL：http://takato-sympo.com/

南アルプスのふもとでの夏合宿．研究生活の新たな扉が開く出会いが待っている！
【プログラム】・中心小体複製の基本原理とその理論化／北川大樹［東京大学］ ・おコメの数を決めるメカニズム／経塚淳子［東北大学］ ・生物機能を活用した疾患治療の新時代／嘉糠洋陸［東京慈恵会医科大学］ ・機械学習・数理科学で疾患の多様性と個別性に迫る／川上英良［理化学研究所］ ・かおりの生態学 －我々の認識を超えて今そこにあるかおりの世界を解読する－／高林純示［京都大学 生態学研究センター］ ・次世代オルガノイド医療の展望／武部貴則［シンシナティ小児病院，東京医科歯科大学，横浜市立大学大学院先端医科学研究センター，タケダCiRA（T-CiRA）Program］ ・ヒト生殖細胞試験管内誘導研究の現状と展望／斎藤通紀［京都大学］ ・宇宙における地球外生命探査／山岸明彦［東京薬科大学］ ※ポスターセッション：今年も開催予定です．詳細は専用ウェブサイト（http://takato-sympo.com/）をご確認ください．
【開催日時】2018年8月23日（木）～8月24日（金）
【開催場所】高遠さくらホテル（長野県伊那市高遠町勝間217番地）
【申込方法】2018年7月27日までに高遠・分子細胞生物学シンポジウム専用ウェブサイトから，あるいは，参加申込書にて下記事務局までe-mailでお申込みください．参加申込書は上記URLよりダウンロード可能です．
【参加費】9,000円（宿泊代，夕朝食込み）
【問合先】（株）医学生物学研究所内 高遠シンポジウム事務局 TEL：052-238-1904, FAX：052-238-1441, E-mail：takato@mbl.co.jp

基礎生物学研究所ゲノムインフォマティクストレーニングコース（GITC）
BLAST自由自在～配列解析の極意をマスターする～

■URL：http://www.nibb.ac.jp/gitc/2018-3rd/

【場　所】自然科学研究機構 基礎生物学研究所（愛知県岡崎市）
【オーガナイザー・講師】重信秀治（基礎生物学研究所・特任准教授），内山郁夫（基礎生物学研究所・助教）
【コース概要】基礎生物学研究所では生物情報学を専門としない生命科学研究者を対象に，インフォマティクスの基礎的技術と考え方の習得を目指したゲノムインフォマティクストレーニングコース（GITC）を定期的に開催しています．今回，中級者向けに，配列解析ツール「BLAST」を使いこなすためのコースを開催します．BLASTは，DNAやタンパク質の配列をアライメントに基づいて比較し，データベース（DB）検索を高速に行うソフトウェアで，生物情報学の世界で最も広く使われているプログラムの1つです．従来，実験生物学者がBLAST解析を行うには，WEBブラウザ上のGUIで行うことが一般的でした．しかし，シーケンシング技術の進歩により数千～数万個の遺伝子を対象とする大規模解析が行われるようになり，ローカル環境で自らDBを構築し，システマティックに配列解析を行う技術が望まれています．本コースでは，大規模配列解析においてBLASTを使いこなすノウハウの習得を目指します．この目的で，普段は気に留めないであろうBLASTの内部（アルゴリズムなど）も解説します．さらに，BLASTを使ったゲノム解析の応用例について，スクリプトを書きながら実習します．講義とコンピュータを用いた演習を組み合わせて行います．
【日程と実習内容】2018年9月6日（木）～7日（金）BLAST基礎，コマンドラインによるローカルBLAST検索，BLAST inside-配列検索の理論的背景，大規模なBLAST検索，遺伝子のアノテーション・オーソログ解析，BLASTを越えて
【受講料】無料（懇親会費4,000円程度を別途集金予定）　【申込方法】コースHPをご覧ください．申込締切：7月29日（日）
【募集人数】16名

The 6th International Conference on Biology and Pathobiology of KLF/Sp Transcription Factor(KLF-2018)
KLF-2018開催のご案内

■URL：http://www2.convention.co.jp/KLF-Kyoto2018/

本会は，生体の発生分化，恒常性維持，病態形成，iPS細胞の誘導に重要な役割を担う転写因子KLFファミリーをテーマに，京都市内で4日間の国際研究会を開催いたします．今回は海外から18名の演者を招き，京都大学 山中伸弥教授に特別講演をいただきます．皆さまの奮ってのご参加をお待ちしております．　会長　永井良三（自治医科大学 学長）
【日　時】2018年10月28日（日）～31日（水）　【場　所】京都ガーデンパレス
【参加方法】ホームページよりご登録ください．※事前参加登録締切日：2018年9月14日（金）
【演題募集】ホームページよりご登録ください．※演題登録締切日：2018年7月20日（金）
【特別講演】山中伸弥教授（京都大学 iPS細胞研究所，京都）　【招待講演】James Bieker（KLF1と造血系，米国），Ceshi Chen（KLF5と乳がん，中国），Eugene Chen（KLF11と心血管系，中国），Merlin Crossley（KLF3の遺伝子制御，豪），Kostantinos Drosatos（KLF5と心血管代謝系，米国），Jie Du（KLFと心血管系，中国），依馬正次（KLF5とpERK，滋賀），藤牧克仁（KLF5と心腎連関，東京），等 誠司（KLFと神経分化，滋賀），Mukesh Jain（KLF15とAging，米国），Stephen C. Jameson（KLFとリンパ球分化，米国），Jonathan Katz（KLFとストレス応答，米国），Zhihua Liu（KLF4とがん，中国），Goutham Narla（KLFと創薬，米国），丹羽仁史（KLFと幹細胞，熊本），大石由美子（KLF5と筋分化，東京），Andrew Perkins（KLFとゲノム研究，豪），鈴木 亨（KLF6と心血管系，英国），Raul Urrutia（KLFとエピゲノム，米国），Ping Wang（KLF分解，中国），Jin-kun Wen（KLF5と大動脈解離，中国），Vincent Yang（KLFと腸管幹細胞，米国），Bin Zheng（KLFとmiRNA，中国）
【問合先】KLF2018運営準備室　日本コンベンションサービス株式会社内　E-mail：KLF-Kyoto2018@convention.co.jp

Bone Biology Forum

15th Bone Biology Forum 開催のご案内

■ URL：http://www.bone-biology.com/

【日　時】2018年8月17日（金）13：00～18日（土）15：00
【会　場】クロスウェーブ幕張
【招聘演者】Dr.Sundeep Khosla（Mayo Clinic）「Targeting cellular senescence prevents age-related bone loss」，
岡村 均 先生（京都大学）「How clock ticks at the heart of the cell: Genes, signals and rhythms」，
山本 卓 先生（広島大学）「Basics and topics of genome editing with programmable nucleases」
【参加費】5,000円（一般），無料（学生），宿泊費＋5,000円
【参加申込み】締め切り：2018年8月3日（金）　※参加方法の詳細はHPをご確認ください．
【ポスター発表申込み】締め切り：2018年7月13日（金）　※優秀ポスター賞の受賞者にはトラベルグラントとして旅費の一部が支給されますので，奮ってご応募ください．応募方法の詳細はHPをご確認ください．
【共　催】帝人ファーマ株式会社
【問合先】Bone Biology Forum 運営事務局　TEL：075-468-8772，E-Mail：bbf@ac-square.co.jp

一般社団法人 日本骨代謝学会

Skeletal Science Retreat 開催のご案内

■ URL：http://jsbmr.umin.jp/ssr/

Skeletal Science Retreat（SSR）は，骨代謝をはじめとした運動器科学研究に携わるアカデミアまたは企業等に在籍する，基礎あるいは臨床の若手研究者を対象に，研究概念や最新技術についてのセミナーに加え，座学のみならず各自の研究テーマをディスカッションし，相互交流を目的とした能動的参加型・合宿形式のミーティングです．
【日　時】2018年11月17日（土）13：00～18日（日）12：00
【会　場】マホロバ・マインズ三浦（神奈川県）
【特別講演】特別講演 ①「遺伝子発現機構の研究においてNGSでできること・分かること・分からないこと」大庭伸介 先生（東京大学）
特別講演 ②「骨代謝學事始（こつたいしゃがくことはじめ）」田中 栄 先生（東京大学）
【参加費】10,000円（食費・参加費含む．交通費は自己負担）　【定　員】30名
【参加申込】締め切り：2018年8月17日（金）　※HPの「参加（演題）申込み」のページからお申込みください
【参加要件】1）日本骨代謝学会会員であること（新規入会者も対象ですので，この機会に是非，日本骨代謝学会にご入会下さい）
2）若手研究者（アカデミア，企業，基礎，臨床を問わず）　3）グループディスカッションで発表可能なこと
4）全日程参加すること
【問合先】一般社団法人日本骨代謝学会事務局　TEL：075-468-8772，E-Mail：ssr@ac-square.co.jp
【その他】HPではプログラムの詳細や過去の開催報告が掲載されていますので，ぜひご覧ください．

本コーナーにあなたの情報をご掲載ください

お申込はコチラから ➡ www.yodosha.co.jp/jikkenigaku/info/

■ 申込要項 ■

［掲載料金（税別）］
① 1ページ広告　掲載料金：4色1ページ　150,000円，1色1ページ　90,000円
② 1/2ページ広告　掲載料金：1色1/2ページ　55,000円
※広告原稿をお持ちでない場合は，1色広告に限り弊社が用意するひな形を使った簡単な版下制作を承ります．
制作費［1色1P：10,000円，1色1/2P：6,000円］（制作期間を2週間程度いただきます）
③ 1/3ページ広告　※掲載可能文字数は全角800字以内（本文 1行57字 × 最大14行 まで）
人材などの募集のご案内　掲載料金：40,000円
大学院生募集・大学院説明会のご案内　掲載料金：20,000円
シンポジウムや学会，研究助成などのご案内　掲載料金：20,000円
共同機器利用・共同研究・技術講習会のご案内　掲載料金：20,000円
得 複数月連続 でお申し込みいただきますと，掲載料が割引となります．詳細は，下記担当者までお問い合わせください．
［申込締切］毎月 15日（翌月20日発行号掲載）
※お申込いただける最も早い掲載号は上記お申込ページでご確認いただけます．
［問合せ先］羊土社「実験医学」INFORMATION係
TEL：03-5282-1211，FAX：03-5282-1212，E-mail：eminfo@yodosha.co.jp

★本コーナーに情報をお寄せ下さい！お申込方法は本コーナー1957ページ参照★

公益財団法人 小野医学研究財団
2018年度 小野医学研究助成及び研究奨励助成応募要領

■URL：http://www.ono.co.jp/jp/zaidan/

【助成テーマ】脂質代謝異常に伴う疾患の病態生理に関する研究
① 基礎医学　　② 臨床医学　　③ 疫学　　④ 薬学　　⑤ その他の領域
【助成金】① 研究助成金：1テーマにつき200万円．研究助成総数は12件以内
　　　　　② 研究奨励助成金：1テーマにつき100万円．研究奨励助成総数は16件以内
　　　　　（研究奨励助成者は，2018年6月1日現在，満40歳以下の研究者に限る）
【研究助成期間】1ヶ年
【応募資格】下記の①，②をともに満たすこと
①上記の研究テーマに従事するとともに，今後の医療に貢献し，国民の福祉の向上に寄与しうると認められる研究者．基礎研究，臨床研究を問わない．
②日本国内の国立・公立・私立の大学及び研究機関に所属する研究者
※企業出捐により設立された財団法人の研究所に所属する場合は応募できない．但しその法人が収益事業を行っておらず，且つ科学研究費助成金の申請資格のある場合は応募できる．
【応募期間】2018年6月1日（金）～7月31日（火）
詳しくは小野医学研究財団のホームページにてご確認ください．　URL：http://www.ono.co.jp/jp/zaidan/，E-mail：zaidan@ono.co.jp

上原記念生命科学財団
2018年度助成公募から助成対象を拡大

■URL：http://www.ueharazaidan.or.jp/

当財団では，これまで生命科学領域を大きく3領域（注）に区分し助成を行ってまいりました．
（注）①健康科学・薬学領域，②基礎医学・基礎生命科学領域，③臨床医学領域
2018年度より，生命科学と他分野の融合領域（生体情報学，生体医工学，生体材料学など）を研究助成領域として新設しました．
新領域を含めた2018年度の各種助成金の募集は，本年6月より開始します．

【上原記念生命科学財団　2018年度募集内容（予定）】
上原賞　　　　　　　　　1件　　3千万円　　2件
研究助成金　　　　　　　1件　　5百万円　　100件
研究推進特別奨励金　　　1件　　4百万円　　10件
研究奨励金　　　　　　　1件　　2百万円　　110件
留学助成金（1件最大450万円）　　　　　　140件
来日研究生助成金　　　　　　　　10件
国際シンポジウム開催助成金　　　30件
【公募期間】2018年6月8日～9月5日

（公財）加藤記念バイオサイエンス振興財団
加藤記念研究助成・国際交流助成・学会等開催助成　公募

■URL：http://www.katokinen.or.jp/

【研究助成】［募集分野］「メディカルサイエンス分野」ならびに「バイオテクノロジー分野」
［応募資格］国内の大学・公的研究機関に所属する40歳以下（または博士号取得10年以内）の研究者（産休育休等による延長可）
［助成金額等］1件200万円，28名程度．審査成績により300万円まで増額の場合あり
［助成期間］2019年4月から2年間
［応募期間］2018年7月2日（月）～9月28日（金）
【国際交流助成（下期）】［応募資格］2018年10月1日～2019年3月31日に海外の学会等で発表する35歳以下の研究者
［助成金額等］渡航地域により1件10万円から30万円．17名程度
［応募期間］2018年7月2日（月）～8月31日（金）
【学会等開催助成】［助成対象］2019年度（2019年4月～2020年3月）に国内外で開催される基礎的研究に関する学会等
［助成金額等］1件30万円（減額の場合あり），13件程度
［応募期間］2018年11月1日（木）～30日（金）
【問合先】応募要領等は財団ホームページをご覧ください．募集開始1週間前頃に情報更新します
〒194-8533 東京都町田市旭町3-6-6　（公財）加藤記念バイオサイエンス振興財団　事務局
TEL：042-725-2576，FAX：042-729-4009，E-mail：zaidan@katokinen.or.jp

実験医学 online 公開中コンテンツのご案内

実験医学特集企画者インタビュー

企画の先生方に, 特集の「見どころ」を紹介するメッセージをいただいています！

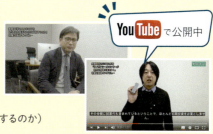

- 西川博嘉先生（2018年6月号 がんは免疫系をいかに抑制するのか）
- 荒川和晴先生（2018年1月号 ナノポアシークエンサー）

www.youtube.com/user/YodoshaEM

Smart Lab Life

- 科研費速報
- 超基本の英文法
- ひつじの書棚―編集部員による書評コーナー

…ほか, 続々コンテンツ更新中！

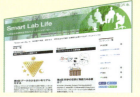

www.yodosha.co.jp/smart-lab-life/

 www.yodosha.co.jp/jikkenigaku/　 twitter.com/Yodosha_EM　 www.facebook.com/jikkenigaku

---

〈ア行〉		〈ナ行〉	
岩井化学薬品㈱	後付 8	㈱夏目製作所	後付 7
エッペンドルフ㈱	記事中 1912	㈱ニッピ	後付 1
〈サ行〉		ニュー・イングランド・バイオラボ・ジャパン㈱	表 2
Gmep㈱	後付 5	ノバ・バイオメディカル㈱	前付 1
十慈フィールド㈱	表 3	〈ハ行〉	
ソニーイメージングプロダクツ＆ソリューションズ㈱	表 4	プロメガ㈱	前付 4
〈タ行〉			
㈱ダイナコム	後付 3		
㈱東京化学同人	後付 2		
東京化成工業㈱	後付 4		

実験医学onlineの「本号詳細ページ（www.yodosha.co.jp/es/9784578125093/）」→「掲載広告・資料請求」タブより, 掲載広告を閲覧および資料請求いただけます.

FAX 03(3230)2479　**MAIL** adinfo@aeplan.co.jp　**WEB** http://www.aeplan.co.jp/

広告取扱　エー・イー企画

実験医学 バックナンバーのご案内

生命を科学する 明日の医療を切り拓く

月刊ラインナップ

● 毎月1日発行　● B5判　● 定価（本体2,000円＋税）

最先端トピックを取り上げ，第一線の研究者たちが，それぞれの視点から研究を紹介！

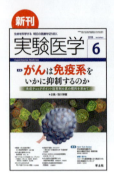
【新刊】2018年6月号　がんは免疫系をいかに抑制するのか

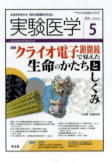
2018年5月号　クライオ電子顕微鏡で見えた生命のかたちとしくみ

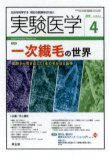
2018年4月号　一次繊毛の世界

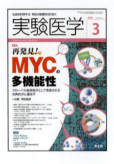
2018年3月号　再発見！MYCの多機能性

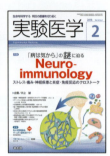
2018年2月号　「病は気から」の謎に迫るNeuro-immunology

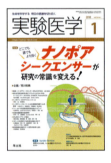
2018年1月号　ナノポアシークエンサーが研究の常識を変える！

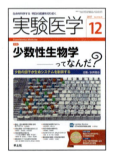
2017年12月号　少数性生物学ってなんだ？

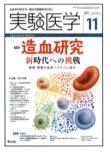
2017年11月号　造血研究 新時代への挑戦

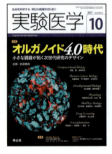
2017年10月号　オルガノイド4.0時代

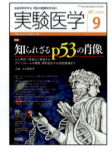
2017年9月号　知られざるp53の肖像

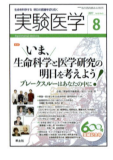
2017年8月号　いま、生命科学と医学研究の明日を考えよう

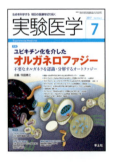
2017年7月号　ユビキチン化を介したオルガネロファジー

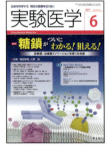
2017年6月号　糖鎖がついにわかる！狙える！

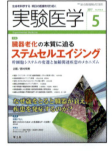
2017年5月号　臓器老化の本質に迫るステムセルエイジング

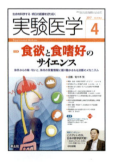
2017年4月号　食欲と食嗜好のサイエンス

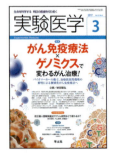
2017年3月号　がん免疫療法×ゲノミクスで変わるがん治療！

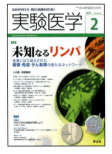
2017年2月号　未知なるリンパ

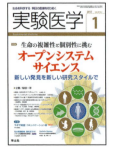
2017年1月号　オープンシステムサイエンス

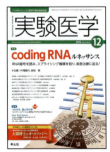
2016年12月号　coding RNAルネッサンス

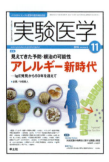
2016年11月号　アレルギー新時代

増刊号ラインナップ

●年8冊発行　●B5判　●定価（本体 5,400円＋税）

各研究分野のいまを完全網羅した約30本の最新レビュー集！

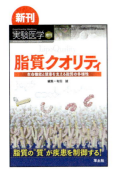 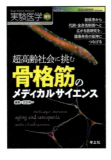 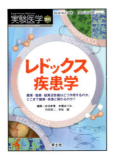 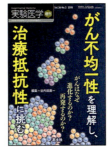 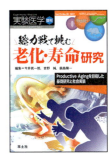

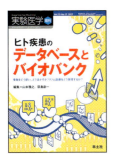 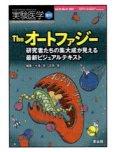 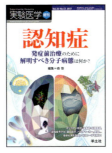 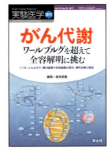 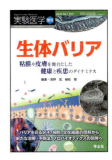

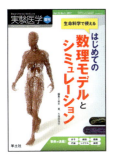 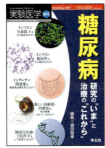 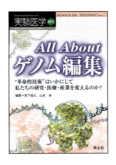 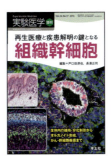 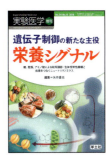

定期購読をご活用ください

冊子のみ	通常号のみ	本体 24,000円＋税
	通常号＋増刊号	本体 67,200円＋税
冊子＋WEB版（通常号のみ）	通常号	本体 28,800円＋税
	通常号＋増刊号	本体 72,000円＋税

※WEB版の閲覧期間は、冊子発行から2年間となります
※「実験医学 定期購読WEB版」は個人向けのサービスです．図書館からの申込は対象外となります

バックナンバーのお申し込みは最寄りの書店，または弊社営業部まで

羊土社　http://www.yodosha.co.jp/

〒101-0052　東京都千代田区神田小川町2-5-1
TEL：03(5282)1211　　FAX：03(5282)1212
E-mail：eigyo@yodosha.co.jp

次号・8月号（Vol.36 No.13）予告

2018年8月1日発行

特集/ サイズ生物学
生命が固有のサイズをもつ意義と
それを決定する仕組み（仮題）

企画／山本一男，原　裕貴

- ■ 概論—サイズで斬る生物学への誘い　　山本一男
- ■ バクテリア細胞のサイズ調節　　　　　加藤　節
- ■ 核のサイズ　　　　　　　　　　　　　原　裕貴
- ■ ゴルジ体のサイズと形態の制御　　　　立川正志
- ■ 細胞内構造のサイズ　　　　　　　　　宮﨑牧人
- ■ 組織・器官のサイズ　　　　　　　　　平島剛志
- ■ 臓器と個体のサイズ　　　　　　　　　梅園良彦
- ■ 個体と個体群のサイズ　　　　　　　　八木光晴

－連載その他－ ※予告内容は変更されることがあります

[最終回] 研究3DCG入門
- Next Tech Review
- カレントトピックス
- クローズアップ実験法
- 創薬に懸ける
- News & Hot Paper Digest
- ラボレポート留学編　ほか

実験医学増刊号 最新刊

Vol.36 No.10（2018年6月発行）

脂質が支えるバイオロジー

編集／有田　誠　　　　詳しくは本誌1905ページへ

実験医学

Vol. 36　No. 11　2018〔通巻619号〕
2018年7月 1日発行　第36巻　第11号
2019年5月30日第2刷発行
ISBN978-4-7581-2509-3

定価　本体2,000円＋税（送料実費別途）

年間購読料
　24,000円（通常号12冊，送料弊社負担）
　67,200円（通常号12冊，増刊8冊，送料弊社負担）
郵便振替　00130-3-38674

© YODOSHA CO., LTD. 2018
Printed in Japan

◆編 集 後 記◆

いま改めてアカデミア創薬の可能性が広がっています．本特集『次世代抗体医薬の衝撃』では，抗体医薬の標的枯渇が憂慮される昨今において，抗体医薬の高機能化ツールや次世代の創薬に向けた戦略，さらに上市間近の新薬の創製状況まで，まさに現状を打破する「衝撃」を紹介します．

特集では免疫学の知見を医薬品として活かす研究の最先端をお届けしますが，特別記事（本誌1898～1904ページ）では免疫学の歴史を遡り，T細胞とB細胞の発見秘話を，発見者であるMiller先生とCooper先生にお話を伺い，インタビュー記事として掲載しています．ぜひ特集と合わせてご覧いただき，つながる研究の歴史をご体感ください．

（山口恭平）

先日，実験医学増刊『脂質クオリティ』が発行を迎えました．脂質は三大栄養素のひとつとして，生体膜の構成成分・エネルギー源・シグナル分子などさまざまな役割をもっていますが，一口に脂質といっても構成する脂肪酸や極性頭部の種類は多岐にわたっており，その多様性は脂質の機能に不可欠となっています．

このような脂質の"質"（クオリティ）に着目した本書では，質の違いや多様性が重要な役割を果たす生命現象や疾患の制御から最新の分析技術まで，幅広くご紹介しました．ぜひお手に取ってご覧いただけますと幸いです．（岩崎太郎）

■ お詫びと訂正

実験医学2018年5月号（Vol.36 No.8）「カレントトピックス」コーナーにて，下記に間違いがございました．ここに訂正いたしますとともに，謹んでお詫び申し上げます．
・1361ページ 図2右下
（誤）*S. gordonii* Δ cbe株　　（正）*S. gordonii* 野生株

発行人	一戸裕子
編集人	一戸敦子
副編集人	蜂須賀修司
編集スタッフ	山口恭平，本多正徳，間馬彬大，早河輝幸，藤田貴志
広告営業・販売	永山雄大，丸山　晃，近藤栄太郎，安藤禎康
発行所	株式会社 羊 土 社
	〒101-0052　東京都千代田区神田小川町2-5-1
	TEL　03（5282）1211／FAX　03（5282）1212
	E-mail　eigyo@yodosha.co.jp
	URL　www.yodosha.co.jp/
印刷所	昭和情報プロセス株式会社
広告取扱	株式会社 エー・イー企画
	TEL　03（3230）2744㈹
	URL　http://www.aeplan.co.jp/

本誌に掲載する著作物の複製権・上映権・譲渡権・公衆送信権（送信可能化権を含む）は（株）羊土社が保有します．
本誌を無断で複製する行為（コピー，スキャン，デジタルデータ化など）は，著作権法上での限られた例外（「私的使用のための複製」など）を除き禁じられています．研究活動，診療を含む業務上使用する目的で上記の行為を行うことは大学，病院，企業などにおける内部的な利用であっても，私的使用には該当せず，違法です．また私的使用のためであっても，代行業者等の第三者に依頼して上記の行為を行うことは違法となります．

JCOPY ＜（社）出版者著作権管理機構 委託出版物＞本誌の無断複写は著作権法上での例外を除き禁じられています．複写される場合は，そのつど事前に，（社）出版者著作権管理機構（TEL 03-5244-5088，FAX 03-5244-5089，e-mail：info@jcopy.or.jp）の許諾を得てください．

Collagen Powder
粉末コラーゲン [研究用試薬]

溶液または凍結乾燥品しかなかったコラーゲンを
ネイティブな構造(三重らせん)を保ったまま、ニッピ独自の製法で、
取り扱いやすい粉末にすることに成功しました。(各国に特許出願中)
お好きな濃度、お好きな溶媒が選べます。

凍結乾燥品、スプレードライ品に比べ、
表面積が大きく溶けやすくなっております。

スプレードライ品

本製品

・濃度の調整が容易です。
・さまざまな溶媒を選べます。
・ネイティブな構造(三重らせん)を保っています。

研究用
コラーゲン線維シート
体内にほぼ近い状態のコラーゲンシート

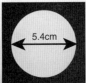
製品写真

[製品特長]
・高度に精製したコラーゲン(純度95%以上)を原料とする。
・生体と同等の線維構造を保持。
・生体と同等の高密度(膨潤後で約20%の濃度)。

サイズ：直径5.4cm、厚み0.2mm（膨潤後1.0mm）

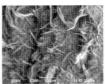
本製品(断面200倍)
微細な線維構造を持ち、緻密である

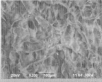
従来の凍結乾燥品(断面200倍)
隙間が多く、線維を形成していない

低エンドトキシンゼラチン

■ 豚皮由来
■ 無菌
■ 低エンドトキシン (10EU/g以下)

● 従来のゼラチンに比べて、大幅にエンドトキシンを低減
させています。
● エンドトキシンと強く反応する免疫系に対して不活性です。

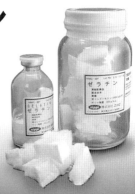

 株式会社ニッピ バイオ・ケミカル事業部

〒120-8601 東京都足立区千住緑町1-1-1　TEL 03-3888-5184　https://www.nippi-inc.co.jp/inquiry/pe.html

研究者として生きるとはどういうことか
科学のとびら 63

杉山幸丸 著
B6判　160ページ　本体1300円

科学研究は天才や特別な秀才だけのものではない．いかに「好き」から「成果」へと導くか．「サルの子殺し」を発見した著者が，自身の研究人生と重ね，これから科学を目指そうとする若者に科学研究で生きる道を説く．

科学者の研究倫理
化学・ライフサイエンスを中心に

田中智之・小出隆規・安井裕之 著
A5判　128ページ　本体1200円

実験科学に取組む研究者の姿勢について具体的に解説し，研究倫理を学ぶための資料やグループで議論を行う際に有用な事例を提供することを目的とした教科書．研究不正が生じる背景や，研究公正を維持するための仕組みについて解説．

マクマリー 生化学反応機構 第2版
ケミカルバイオロジーによる理解

J. McMurry, T. Begley 著／長野哲雄 監訳
A5判上製　カラー　496ページ　本体5400円

主要な生体分子の代謝反応を反応機構に基づいて有機化学の視点から説明した学生向け教科書の改訂版．すべての反応機構が見直され，最近の文献を含む数百の参考文献を掲載．

図説 免疫学入門

D. Male 著／山本一夫 訳
A5判　カラー　168ページ　本体2300円

免疫学の基本原理から実験手法までを網羅したコンパクトな入門書．豊富なカラーのイラスト・写真が理解を助ける．各章では，基本となる専門用語のリストとその概要がわかりやすく記述されており，容易に専門用語の定義を正確に知ることができる．

基礎講義 遺伝子工学 I
アクティブラーニングにも対応

山岸明彦 著
A5判　カラー　184ページ　本体2500円

遺伝子工学の基礎を学ぶための教科書．各章の最初に章の概要，重要な語句，行動目標を掲げ，行動目標を達成したかどうかを章末の演習問題で確認できるようになっている．付属自習用講義ビデオと演習問題で学生の主体的学習を後押しする．

ノーベル賞の真実
いま明かされる選考の裏面史

E. Norrby 著／井上 栄 訳
四六判上製　336ページ　本体2800円

50年間ノーベル文書館で非公開とされるノーベル賞の選考記録文書．近年公開された文書をもとに，DNA二重らせん構造の発見をはじめとする1960年代の代表的な生理学・医学賞，化学賞の選考過程の裏側を描く．報道では表に出なかったノーベル賞の選考秘話が満載．

続 狂気の科学
真面目な科学者たちの奇態な実験

R. U. Schneider 著／石浦章一 監訳
大塚仁子・原田公夫 訳
B6判　272ページ　本体2100円

ドイツでベストセラーとなり世界7ヵ国で翻訳された"狂気の科学"の続編．論文からはけっしてうかがい知ることのできない実験の奇想天外な裏話，科学者たちのユニークなエピソード満載の知的冒険選集．

愛と分子
惹かれあう二人のケミストリー

菊水健史 著
B6判上製　カラー　128ページ　本体1500円

異性はなぜ惹かれあうのか．絆を育む生物たちの魅力的な写真を前半部に掲載し，後半ではそれらを科学的に研究した興味深い結果をやさしく解説．生物が進化の過程で獲得してきた美しく洗練された愛と絆の分子メカニズムを紹介する．

〒112-0011 東京都文京区千石3-36-7　　**東京化学同人**　　Tel 03-3946-5311　定価は本体価格+税
http://www.tkd-pbl.com　　info@tkd-pbl.com

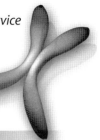

抗体-薬物複合体(ADC)によく使われるクロスリンカー

近年，抗体医薬から発展した，抗体-薬物複合体(ADC)が盛んに研究開発されています。弊社ではよく利用される下記のクロスリンカーをラインナップし，基礎研究から前臨床まで対応できるよう，ミリグラムからグラム単位でご提供しています。

GMBS [S0399]

EMCS [S0428]

SPDP [S0819]

BMPS [S0427]

SMCC [S0853]

GMBS, EMCS, SPDPについては，数百グラムスケールでの製造や，GMP対応による受託製造も承ります。

抗体-薬物複合体 (Antibody-Drug Conjugates) の例

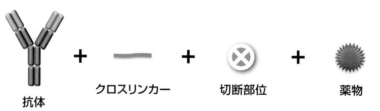

抗体 + クロスリンカー + 切断部位 + 薬物

GMBS	100mg 7,500円 / 1g 22,000円 / 5g 65,000円 / 25g 180,000円	[S0399]
EMCS	100mg 5,900円 / 1g 12,500円 / 5g 40,500円 / 25g 136,500円	[S0428]
SPDP	100mg 19,800円 / 1g 36,500円 / 5g 120,000円	[S0819]
BMPS	100mg 6,300円 / 1g 18,900円 / 5g 56,700円	[S0427]
SMCC	100mg 6,700円 / 1g 21,700円	[S0853]

上記以外のクロスリンカーについても取り揃えています。各製品の詳細はTCIのウェブサイトで ▶▶▶ クロスリンカー

 東京化成工業株式会社

お問い合わせは　本社営業部　Tel: 03-3668-0489　Fax: 03-3668-0520
　　　　　　　　大阪営業部　Tel: 06-6228-1155　Fax: 06-6228-1158

facebook.com/tci.jp　　TCIchemicals.com/ja/jp/　　twitter.com/TCI_J

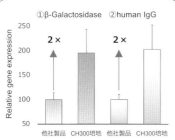
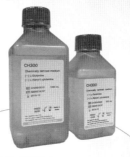

CHO cell line
CHO-S, CHO-K1, DG44, DXB11, etc.

浮遊培養から接着培養、フィード培地、シングルセルクローニング用の培地、粉末培地まで揃えています。

① β-Galactosidase　② human IgG

① CHO-S細胞、② CHO-K1細胞に対して、一過性遺伝子発現量がCH300培地を用いた場合、2倍となりました。

CH300 Medium
Chemically Defined Medium
High-level Expression & Production

¥ 9,100 / 500 mL / Cat No. CH300-0005
¥ 12,900 / 1000 mL / Cat No. CH300-0010

Made In Japan

タンパク質 発現&生産 のための 無血清培地

もっと創造力を豊かに
未来の優れた培地・試薬の創出へ

Gmep 株式会社
〒839-0864 福岡県久留米市百年公園1番1号
お問い合わせ先：info@gmep.co.jp
TEL：0942-65-4463　WEB：http://gmep.co.jp

gmep check

Book Information

こんなにも面白い医学の世界
からだのトリビア教えます

好評発売中

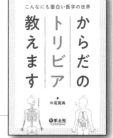

著／中尾篤典

お酒を飲んだあと〆のラーメンが食べたくなるワケ，バンジージャンプは失明を引き起こす？マリンスポーツと納豆アレルギーの意外な関係性とは？など，思わず誰かに教えたくなる医学の雑学「トリビア」を1冊にまとめました．

◆定価（本体 1,000 円＋税）
◆フルカラー　A5 判　88 頁
◆ISBN978-4-7581-1824-8

へぇーそうだったんだ！と誰かに教えたくなること必至！

発行　羊土社

総合診療のGノート

羊土社がお届けするプライマリ・ケアや地域医療のための実践雑誌

患者を診る　地域を診る　まるごと診る

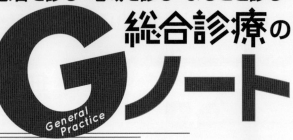

年間定期購読料（国内送料サービス）
- 通常号（隔月刊6冊） 定価（本体15,000円+税）
- 通常号+WEB版 定価（本体18,000円+税）
- 通常号+増刊（隔月刊6冊+増刊2冊） 定価（本体24,600円+税）
- 通常号+WEB版+増刊 定価（本体27,600円+税）

※WEB版は通常号のみのサービスとなります

あらゆる疾患・患者さんを**まるごと診たい！**
そんな医師のための「**総合診療**」の実践雑誌です

通常号
■ 隔月刊（偶数月1日発行）　■ B5判　■ 定価（本体2,500円+税）

- **現場目線の具体的な解説**だから、かゆいところまで手が届く
- 多職種連携，社会の動き，関連制度なども含めた**幅広い内容**
- 忙しい日常診療のなかでも，**バランスよく知識をアップデート**

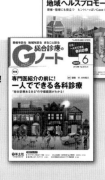

特集
▶ 2018年6月号（Vol.5 No.4）【最新号】
専門医紹介の前に！
一人でできる各科診療
"総合診療あるある"の守備範囲がわかる！
編集／齋藤 学，本村和久

▶ 4月号（Vol.5 No.3）
何から始める!?
地域ヘルスプロモーション
研修・指導にも役立つ ヒントいっぱいCase Book
編集／井階友貴

▶ 2月号（Vol.5 No.1）
「薬を飲めない、飲まない」問題
～処方して終わり、じゃありません！
編集／矢吹 拓

連載も充実！
▶ どうなる日本!? こうなる医療!!
▶ 薬の使い分け
▶ 優れた臨床研究は，あなたの診療現場から生まれる
▶ 在宅医療のお役立ちワザ
▶ 思い出のポートフォリオ
▶ ガイドライン早わかり
▶ ヘルスコミュニケーション
▶ 誌上EBM抄読会
▶ みんなでシェア！ 総合診療Tips

など

※内容は変更になることがございます

増刊号
■ 年2冊（3月，9月）発行　■ B5判　■ 定価（本体4,800円+税）

- 現場目線の解説をそのままに，1テーマまるごと・じっくり学べる1冊

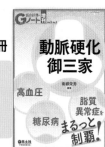

▶ Gノート増刊　Vol.5 No.2
動脈硬化御三家　高血圧・糖尿病・脂質異常症をまるっと制覇！　編集／南郷栄秀

▶ Gノート増刊　Vol.4 No.6
本当はもっと効く！ もっと使える！ **メジャー漢方薬**　編集／吉永 亮，樫尾明彦

詳しくはホームページへ!!　www.yodosha.co.jp/gnote/

発行　**羊土社 YODOSHA**
〒101-0052　東京都千代田区神田小川町2-5-1　TEL 03(5282)1211　FAX 03(5282)1212
E-mail：eigyo@yodosha.co.jp
URL：www.yodosha.co.jp/

ご注文は最寄りの書店、または小社営業部まで

KN-1071 NARCOBIT-E（Ⅱ）

マウス・ラット等小動物実験用簡易吸入麻酔装置
豊富な周辺機器を取り揃えております。

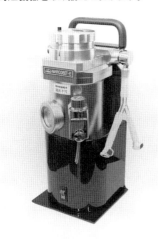

KN-58 SLA Ventilator

マウス・ラット等小動物実験用人工呼吸器
エアーポンプ・電磁弁方式の小動物用人工呼吸器です。
マイコン制御と液晶表示により、各種の設定が簡単に行えます。

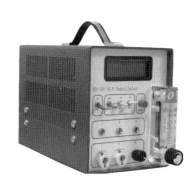

「あったらいいな」を製品化

KN-659-M マーモセットケージ シリーズ

実験・繁殖等それぞれの目的に応じて、多岐にわたる活用が可能なケージシリーズです。

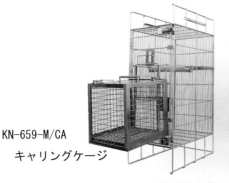

KN-659-M/CA　キャリングケージ

KN-659-M/S　シングルケージ

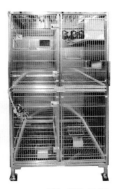

KN-659-M/H　繁殖ケージ

※ 詳細は当社までお問合わせください。実験内容や飼育頭数、施設スペースに合わせてご提案いたします。

http//www.nazme.co.jp

●理化学器械　●基礎医学器械　●薬学研究器械　●実験動物飼育管理機器　●医科器械一般

株式会社 夏目製作所

本社　〒113-8551
東京都文京区湯島 2-18-6
TEL：03-3813-3251
FAX：03-3815-5002

大阪支社　〒567-0085
大阪府茨木市彩都あさぎ 7-7-18
彩都バイオヒルズセンター 3F
TEL：072-646-9311
FAX：072-646-9300

免疫チェックポイント研究用試薬

PD-1 / PD-L1 免疫チェックポイント分子
～がん治療の新時代～

アクロバイオシステムズ社

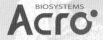

- 高品質リコンビナントタンパク質
- ヒト全長 PD-1 リコンビナントタンパク質（タグフリー）
- PD-1/PD-L1 経路阻害剤スクリーニングキット

バイオエクセル社

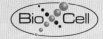

- 大容量モノクローナル抗体
  5mg, 25mg, 50mg, 100mg
- InVivoMab™
  低エンドトキシン、アザイドフリー
- InVivoPlus™
  InVivo 用 最高品質抗体

シノバイオロジカル社

 Sino Biological Inc.
Biological Solution Specialist

- 多動物種・高精製度リコンビナントタンパク質
  （ヒト・マウス・ラット・イヌ
  アカゲザル・カニクイザル）
- ウサギモノクローナル抗体

詳しくは「免疫チェックポイント関連試薬」WEB サイトへ
http://www.iwai-chem.co.jp/products/immune-checkpoint/

国内輸入販売元

岩井化学薬品株式会社

本　　社：〒103-0023 東京都中央区日本橋本町 3-2-10
営業本部：〒101-0032 東京都千代田区岩本町 1-5-11
営 業 所：筑波・多摩・三島・横浜・柏

▶資料請求・製品に関するお問合せは
テクニカルサポート課
TEL：03-3864-1469　FAX：03-3864-1497
http://www.iwai-chem.co.jp/